Kohlhammer

Der Autor

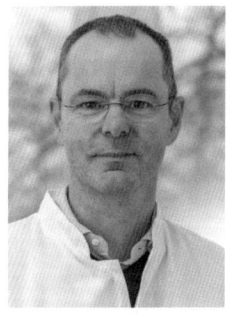

Prof. Dr. med. Ludger Tebartz van Elst studierte Medizin und Philosophie an den Universitäten Freiburg im Breisgau, Manchester (UK), New York (NYU/USA) und Zürich. Die Weiterbildung erfolgte in den Fächern Neurologie, Psychiatrie und Psychotherapie an den Universitäten Freiburg, Abteilung für Neurologie, Institute of Neurology, University College London/UK und Klinik für Psychiatrie und Psychotherapie, Albert-Ludwigs-Universität Freiburg im Breisgau.

Nach dem Facharzt in Psychiatrie und Psychotherapie (2002) habilitierte er sich 2004 im Fach Psychiatrie und Psychotherapie. Seit 2006 ist er außerplanmäßiger Professor für Psychiatrie und Psychotherapie an der Albert-Ludwigs-Universität Freiburg. Seit 2010 ist er stellvertretender Ärztlicher Direktor der Klinik. Er erhielt einen Ruf auf eine Professur für Psychiatrie und Psychotherapie der Heinrich-Heine-Universität in Düsseldorf (2005) und auf das Ordinariat für Psychiatrie und Psychotherapie der Christian-Albrechts-Universität Kiel (2014), die er beide ablehnte.

Seine klinischen Interessen gelten vor allem der Neurobiologie und Psychotherapie der Entwicklungsstörungen (Autismus, ADHS und Tic-Störungen) sowie der organischen und schizophrenen Syndrome. Seine Forschungsschwerpunkte liegen in den Bereichen Differenzialdiagnose, Neurobiologie und differenzielle Therapie der Entwicklungsstörungen (Autismus, ADHS, Tic-Störungen) und der organischen Differenzialdiagnostik und differentiellen Therapie affektiver, psychotischer und schizophrener Syndrome. Seine methodischen Schwerpunkte stellen dabei die Hirnbildgebung, Neuroimmunologie, Sehforschung und visuelle Elektrophysiologie dar.

Er ist Autor von über 230 englischsprachigen Fachpublikationen und 40 Buchkapiteln und Büchern darunter sieben Monografien. Neben seinen klinischen und neurowissenschaftlichen Tätigkeiten beschäftigt er sich seit seinem Studium mit erkenntnistheoretischen und medizintheoretischen Fragen sowie Themen der Philosophie des Geistes und hat dazu bislang drei Monografien vorgelegt.

Ludger Tebartz van Elst

Autismus, ADHS und Tics

Zwischen Normvariante,
Persönlichkeitsstörung und
neuropsychiatrischer Krankheit

3., erweiterte und überarbeitete Auflage

Verlag W. Kohlhammer

Dieses Werk einschließlich aller seiner Teile ist urheberrechtlich geschützt. Jede Verwendung außerhalb der engen Grenzen des Urheberrechts ist ohne Zustimmung des Verlags unzulässig und strafbar. Das gilt insbesondere für Vervielfältigungen, Übersetzungen, Mikroverfilmungen und für die Einspeicherung und Verarbeitung in elektronischen Systemen.

Pharmakologische Daten, d. h. u. a. Angaben von Medikamenten, ihren Dosierungen und Applikationen, verändern sich fortlaufend durch klinische Erfahrung, pharmakologische Forschung und Änderung von Produktionsverfahren. Verlag und Autoren haben große Sorgfalt darauf gelegt, dass alle in diesem Buch gemachten Angaben dem derzeitigen Wissensstand entsprechen. Da jedoch die Medizin als Wissenschaft ständig im Fluss ist, da menschliche Irrtümer und Druckfehler nie völlig auszuschließen sind, können Verlag und Autoren hierfür jedoch keine Gewähr und Haftung übernehmen. Jeder Benutzer ist daher dringend angehalten, die gemachten Angaben, insbesondere in Hinsicht auf Arzneimittelnamen, enthaltene Wirkstoffe, spezifische Anwendungsbereiche und Dosierungen anhand des Medikamentenbeipackzettels und der entsprechenden Fachinformationen zu überprüfen und in eigener Verantwortung im Bereich der Patientenversorgung zu handeln. Aufgrund der Auswahl häufig angewendeter Arzneimittel besteht kein Anspruch auf Vollständigkeit.

Die Wiedergabe von Warenbezeichnungen, Handelsnamen und sonstigen Kennzeichen in diesem Buch berechtigt nicht zu der Annahme, dass diese von jedermann frei benutzt werden dürfen. Vielmehr kann es sich auch dann um eingetragene Warenzeichen oder sonstige geschützte Kennzeichen handeln, wenn sie nicht eigens als solche gekennzeichnet sind.

Es konnten nicht alle Rechtsinhaber von Abbildungen ermittelt werden. Sollte dem Verlag gegenüber der Nachweis der Rechtsinhaberschaft geführt werden, wird das branchenübliche Honorar nachträglich gezahlt.

Dieses Werk enthält Hinweise/Links zu externen Websites Dritter, auf deren Inhalt der Verlag keinen Einfluss hat und die der Haftung der jeweiligen Seitenanbieter oder -betreiber unterliegen. Zum Zeitpunkt der Verlinkung wurden die externen Websites auf mögliche Rechtsverstöße überprüft und dabei keine Rechtsverletzung festgestellt. Ohne konkrete Hinweise auf eine solche Rechtsverletzung ist eine permanente inhaltliche Kontrolle der verlinkten Seiten nicht zumutbar. Sollten jedoch Rechtsverletzungen bekannt werden, werden die betroffenen externen Links soweit möglich unverzüglich entfernt.

3., erweiterte und überarbeitete Auflage 2023

Die 1. und 2. Auflage erschienen unter dem Buchtitel »Autismus und ADHS«.

Alle Rechte vorbehalten
© W. Kohlhammer GmbH, Stuttgart
Gesamtherstellung: W. Kohlhammer GmbH, Heßbrühlstr. 69, 70565 Stuttgart
produktsicherheit@kohlhammer.de

Print:
ISBN 978-3-17-041158-6

E-Book-Formate:
pdf: ISBN 978-3-17-041159-3
epub: ISBN 978-3-17-041160-9

Geleitwort zur 1. Auflage

Das Fachgebiet der Psychiatrie und Psychotherapie tut sich in den letzten Dekaden erkennbar schwer, mit überzeugenden ätiologischen Erkenntnisgewinnen oder pharmakologischen Innovationen aufzuwarten. So lassen sich trotz der enormen methodischen Fortschritte im Bereich der Genetik und bildgebenden Hirnforschung zu keinem der großen psychiatrischen Krankheitsbilder entscheidende genetische, hirnmorphologische, neurochemische oder funktionelle Befundmuster erkennen. Damit fehlt auch die theoretische Grundlage dafür, echte kausale somatische Therapiestrategien zu entwickeln.

An der Freiburger Klinik für Psychiatrie und Psychotherapie wurde dieser Entwicklung insofern Rechnung getragen, als dass die Therapieforschung auf die Entwicklung und Validierung von psychotherapeutischen, störungsspezifischen Methoden konzentriert wurde. Dieser Ansatz hat es erlaubt, symptom- bzw. syndromorientierte Therapiekonzepte zu entwickeln und empirisch zu validieren unter Aussparung der meist nicht definitiv zu klärenden Frage nach der Erstursache (Ätiologie) des Störungsbilds. Ausgehend vom Aufbau störungsspezifischer Behandlungsformen für Zwangsstörungen, Depressionen und die Borderline-Persönlichkeitsstörung rückten dabei bereits früh die heute sogenannten neuronalen Entwicklungsstörungen in den Fokus des Interesses. Dabei wurde zunächst die Bedeutung der Aufmerksamkeitsdefizit-Hyperaktivitätsstörung (ADHS) auch für die Erwachsenenpsychiatrie und -psychotherapie erkannt. Vor dem Hintergrund einer sehr stark nachgefragten Spezialsprechstunde für ADHS wurde ein spezifisches Gruppenpsychotherapieprogramm entwickelt und in der klinischen Praxis implementiert und beforscht. Ganz analog wurde mit einer Latenz von einigen Jahren das Thema der Autismus-Spektrum-Störungen in seiner Bedeutung für unser Fachgebiet erforscht. Beide Entwicklungsstörungen sind mit einer Prävalenz von etwa 2 % (ADHS) bzw. 1,5 % (Autismus) im Erwachsenenalter häufig.

In diesem Buch werden einige für unser Fachgebiet sehr wichtige Erkenntnisse als Ergebnisse dieser klinischen und wissenschaftlichen Auseinandersetzung zusammenfassend vorgestellt. Dabei wird auf eine für Laien, Wissenschaftler und Kliniker zugleich anschauliche Art und Weise auch anhand vieler Kasuistiken herausgearbeitet, dass ADHS bzw. Autismus oft den biografischen Hintergrund für sich daraus entspinnende interpersonelle Konflikte, Probleme und Erfahrungen des Scheiterns darstellen. Diese Erfahrungen führen oft im Weiteren zu Depressionen, Angsterkrankungen, Belastungsstörungen oder Anpassungsstörungen, wegen derer die Betroffenen vorstellig werden. Erst die Erkenntnis des Autismus bzw. der ADHS als Basisstörung ermöglicht es in solchen Konstellationen, ein angemessenes Symptom- und Problemverständnis zu entwickeln, welches die Grundlage für eine spezifischere Therapieplanung bildet. Diese klinische Konstellation stellt sich in weitgehender Analogie zu der Situation bei den Persönlichkeitsstörungen dar. Ausgehend von dieser Beobachtung wird in dem Buch sehr anschaulich herausgearbeitet, dass es auch aus konzeptueller Perspektive keine grundlegenden Unterschiede zwischen den Persönlichkeitsstörungen und den Entwicklungsstörungen gibt, eine Einsicht, die in Fachkreisen bislang noch nicht zur Kenntnis genommen wurde.

Ein weiterer wichtiger konzeptueller Vorschlag, der hier entwickelt wird, ist die Unterscheidung psychischer Störungen in primäre und sekundäre Varianten. Diese Differenzierung ermöglicht es, die rein deskriptive und ätiologiefreie Klassifikation psychischer Störungen nach DSM und ICD wieder um Elemente kausalen Denkens zu bereichern. Damit wird an Traditionslinien der älteren Psychiatrie angeknüpft, wo z. B. in Form der Jaspers'schen Schichtenregel die wahrscheinlichen Ursachen von psychischen Symptomen bei der Klassifikation noch eine wichtige Rolle spielten.

Vor diesem Hintergrund werden schließlich die vielfältigen Wirklichkeiten von Autismus und ADHS beschrieben, wie sie sich uns im klinischen Alltag zeigen. Da ist zum einen die Entwicklungsstörung als Normvariante analog zur psychopathologisch nicht verwertbaren Persönlichkeitsstruktur. Im Sinne einer solchen psychobiologischen Struktur ist die Persönlichkeit eines jeden Menschen aufgespannt zwischen den polaren Gegensätzen des Holistisch-strukturiert-Seins auf der einen und des Autistisch-strukturiert-Seins auf der anderen Seite. Beide Pole der Persönlichkeitsstruktur sind dabei mit spezifischen Stärken und Schwächen vergesellschaftet. Ferner begegnen uns Autismus und ADHS im Sinne des Konstrukts einer spezifischen Persönlichkeitsstörung, dann nämlich, wenn sich bei schwerer Ausprägung aus diesen Strukturen umfassende, überdauernde und dysfunktionale Konsequenzen ergeben. Schlussendlich gibt es Autismus und ADHS ganz im Sinne einer klassischen neuropsychiatrischen Krankheit, wenn die spezifischen Ursachen der psychobiologischen Struktur benannt werden können.

Die in diesem Buch vorgetragenen Gedanken und Konzepte zum sich rasant entwickelnden Themenbereich der Entwicklungsstörungen stellen eine große Bereicherung für die psychiatrisch psychotherapeutische Theoriebildung dar. Sie ermöglichen es Ärzten, Therapeuten, Betroffenen und Angehörigen gleichermaßen, einen differenzierten, wissenschaftlich angemessenen und nicht-diskriminierenden Blick auf die persönlichkeitsstrukturellen Gegebenheiten und Wirklichkeiten von Menschen mit Autismus und ADHS zu werfen. Dies gelingt in Form der zahlreichen Kasuistiken nicht nur wissenschaftlich interessant und klinisch ansprechend, sondern auch auf gut lesbare und unterhaltsame Art und Weise.

Prof. Dr. Mathias Berger
Direktor der Klinik für Psychiatrie und Psychotherapie, Uniklinik Freiburg

Vorwort zur 1. Auflage

Autismus-Spektrum-Störungen (ASS) werden in den letzten Jahren zunehmend thematisiert. Gerade im medialen Sektor haben zahlreiche Filme und Serien mit autistischen Protagonisten dazu geführt, dass sich eine breite Öffentlichkeit für das Thema interessiert. In eigentümlichem Gegensatz dazu wird die Problematik in psychiatrisch-psychotherapeutischen Fachkreisen immer noch nur zögerlich aufgegriffen. Obwohl die Prävalenz der Autismus-Spektrum-Störungen mit über 1 % wahrscheinlich höher ist als etwa die der schizophrenen Störungen, gibt es nach wie vor an vielen Unikliniken in Deutschland keine Spezialsprechstunden für Autismus. Und auch im niedergelassenen psychiatrischen und psychotherapeutischen Bereich ist spezifische Kompetenz viel zu dünn gesät. Dieser Kontrast zwischen medialer Popularität und fachärztlich-psychotherapeutischer Ignoranz wird durch warnende Stimmen bereichert, Autismus könne zu einer Modediagnose werden. Ähnlich wie beim Aufmerksamkeitsdefizit-Hyperaktivitätssyndrom (ADHS) entwickele sich eine Situation, in der jede erkennbare Persönlichkeitseigenschaft zur Krankheit umgedeutet werde. Der Gesellschaft drohe eine Pathologisierung normaler Varianz und eine Psychiatrisierung.

Dieser Themenbereich wird in diesem Buch aufgegriffen und bearbeitet. Aus der Perspektive der klinischen Neurowissenschaften wird dabei Fragen nachgegangen wie: Was ist überhaupt normal? Was ist Persönlichkeit? Wann werden Symptome und Eigenschaften zu einer Krankheit? Fokussierend auf die großen Entwicklungsstörungen Autismus und ADHS soll dabei versucht werden, mehr Klarheit in die alltäglichen psychiatrisch-psychopathologischen Begrifflichkeiten und Denkkonzepte zu bringen. Die Störungsbilder Autismus und ADHS werden dabei als Normvariante, Persönlichkeitsstörung und neuropsychiatrische Erkrankung vorgestellt. Ziel dieses Buchbeitrags ist es, eine differenziertere Betrachtung von mentalen Phänomenen im Übergangsbereich zwischen Normalität, Abweichung und Krankheit zu begründen in der Hoffnung, dadurch Ängste und Vorurteile vor abweichenden psychischen Erlebens- und Verhaltensweisen abzubauen.

Ludger Tebartz van Elst

Vorwort zur 2. Auflage

Es freut mich sehr, dass das Buch auf eine große Resonanz trifft und nun schon nach knapp zwei Jahren in die 2. Auflage gehen kann. An der Aktualität der Fragestellung hat sich inzwischen sicher nichts geändert.

In Fachkreisen tobt eine heftige Debatte. Einige Protagonisten tragen vor, Autismus werde inzwischen zu viel und zu lax diagnostiziert. Die Diagnose sei beliebt und werde von Patienten eingefordert.

Andere entgegnen, es spräche doch nicht gegen den Autismus-Begriff, dass er auf Akzeptanz bei den so Diagnostizierten träfe. Dies spräche doch wohl eher für die Validität – also die Gültigkeit – der Diagnose. Es sei doch positiv, dass der Begriff Autismus bei den so charakterisierten Menschen Räume öffne, ihr Leben positiv zu gestalten, ein angemessenes Selbstbild und wachsendes Selbstwertgefühl aufzubauen.

Die Gegenseite argumentiert, Diagnosen könnten doch wohl nicht nach Beliebtheit vergeben werden. Damit gäbe die Wissenschaft sich dem populären Zeitgeist hin. Langfristig aber würde sie so ihre Glaubwürdigkeit verlieren.

Aber auch in der breiten Bevölkerung wird intensiv diskutiert und gerungen mit dem, was der Begriff Autismus meinen soll.

Eltern sehen bei ihren Kindern autistische Eigenschaften und hoffen mit einer Diagnose, eine bessere Selbsterkenntnis zu fördern. Begabte Eigenschaftsträger weigern sich aber, die Besonderheiten ihrer Persönlichkeit unter einem Krankheitsbegriff zu fassen. Sie denken und erleben es als Stigmatisierung, das Muster ihrer Stärken und Schwächen unter einem medizinisch-psychiatrischen Fachbegriff zusammenzufassen. Ein Paar kommt in die Spezialsprechstunde für Autismus-Spektrum-Störungen und die Ehefrau fasst zusammen: »Wenn mein Mann ein Asperger-Syndrom hat, bleibe ich bei ihm, wenn nicht, lasse ich mich scheiden!«

All diese Standpunkte, Meinungen und verzweifelten Äußerungen sind jeweils teilweise gut nachvollziehbar. Niemand hat ganz Unrecht. Aber sie sind dennoch getragen von einem unvollständigen Verständnis davon, was die verschiedenen Begriffe genau meinen.

Was meint die Ehefrau genau damit, dass ihr Mann einen Asperger-Autismus entweder hat oder nicht? Denkt sie das Asperger-Syndrom wie eine Lungenentzündung? Geht es um Verantwortung und Schuld in den vielen frustrierenden Alltagssituationen?

Was will der Protagonist wirklich bekämpfen, wenn er gegen die Überdiagnostizierung des Autismus zu Felde zieht? Die nachvollziehbare und auch in meinen Augen bedenkliche Psychiatrisierung der Gesellschaft? Sicher will er nicht Merkmalsträgern Räume verbauen, ein positives Selbstbild zu entwickeln.

Wogegen wehren sich Menschen mit erkennbaren autistischen Persönlichkeitsstrukturen, wenn sie eine Diagnose ablehnen? Gegen die erkennbar wachsende Intoleranz unserer Zeit? Dagegen jeder Eigenschaft einen Namen zu geben und so zu tun als sei sie eine Krankheit? Erkennen sie das große Problem unserer Zeit, dass es den Menschen erst dann gelingt, dem Anders-Sein gegenüber wohlwollend aufzutreten, wenn sie es in einem ersten Schritt normativ ausgegrenzt haben, indem sie es mit einem Krankheitsbegriff belegt haben? Oder wollen sie nur die eigene Struktur nicht erkennen, verweigern sich dem existenziellen »Gnothi seauton«, dem »Erkenne Dich selbst«?

All diese Fragen und Urteile drehen sich um ein Verständnis von Normalität, Gesundheit, Freiheit und Verantwortung. Und sie können nur dann in einem tieferen Sinne verstehend gelöst werden, wenn wirklich erkannt wird, was es überhaupt bedeutet, normal zu sein, nicht normal zu sein, gesund zu sein, krank zu sein, eine Persönlichkeit zu haben, eine Persönlichkeitsstörung zu haben. Erst die Auseinandersetzung mit diesen grundlegenden Fragen öffnet einem jeden Menschen den Raum für ein umfassendes Verständnis seines eigenen So-Seins – und zwar völlig unabhängig davon, ob ein Autismus oder eine ADHS gegeben ist.

Dann kann erkannt werden, dass die Struktur der eigenen Persönlichkeit im Sinne eines Autismus oder einer ADHS als Normvariante begriffen werden kann – wie in den meisten Fällen – aber auch einer Krankheit im engeren Sinne entsprechen kann. Beides ist möglich. Autismus und ADHS können dimensional gegeben sein im Sinne eines mehr oder weniger ausgeprägt seins und kategorial, wie bei einer echten Krankheit. Nicht immer ist die Zuordnung eindeutig möglich.

Dennoch erlaubt erst dieses umfassende Verständnis dieser Phänomene, die Vielzahl der unterschiedlichen Erscheinungsformen, die unter den Begriffen Autismus und ADHS geführt werden, angemessen zu verstehen und auf einem solchen angemessenen Verständnis der eigenen Person ein gut funktionierendes und das Selbstwertgefühl förderndes Selbstbild aufzubauen.

Freiburg, im November 2017
Ludger Tebartz van Elst

Vorwort zur 3. Auflage

Ich freue mich sehr nun bereits die 3. Auflage dieses Buches vorlegen zu können. Sie wurde nach der letzten Auflage von 2018 komplett überarbeitet und erweitert. Der hier bearbeitete Themenbereich entwickelt sich dynamisch nicht nur in Deutschland, sondern der ganzen Welt. Im DSM-5 und in der Anfang 2022 offiziell in Kraft getretenen ICD-11 – die allerdings in Deutschland vorläufig noch nicht zur Anwendung kommt – wurden Autismus und ADHS nun offiziell in der Kategorie der Entwicklungsstörungen zusammengefasst und allen anderen psychischen Krankheitsbildern vorangestellt.

Auch die Tic-Störungen und das Gilles-de-la-Tourette-Syndrom wurden nun diesen Entwicklungsstörungen zugeordnet, auch wenn sie im ICD-11 offiziell als neurologische Erkrankungen geführt werden. Diese Tatsache veranschaulicht, wie viel Unsicherheit bei der Betrachtung und Interpretation von Phänomenen wie Autismus, ADHS und Tics selbst in den Fachkreisen besteht, die ihr ganzes Leben diesen Themen widmen. Schon in den ersten beiden Auflagen dieses Buches waren die Tic-Störungen sowohl kasuistisch als auch paradigmatisch an prominenter Stelle vertreten. In der 3. Auflage dieses Werks wurden sie nun offiziell mit in den Buchtitel aufgenommen (die 1. und 2. Auflage erschienen unter dem Titel »Autismus und ADHS«) und in einem eigenen Kapitel bearbeitet. Dies spiegelt meine persönliche Überzeugung wider, dass es in der Tat angemessen ist, sie als Entwicklungsstörung in enger Verwandtschaft zu Autismus und ADHS zu sehen. Wenn meine Intuition mich nicht trügt, werden zumindest die juvenilen Zwangsstörungen und möglicherweise auch die Essstörungen in einigen Dekaden folgen – aber das wird die Zukunft zeigen.

Autismus, ADHS und Tic-Störungen werden in dieser 3. Auflage noch klarer als strukturelle Phänomene von Menschen herausgearbeitet in weitgehender Analogie zur eigenen Persönlichkeit. Sie sind nicht zwingend als Krankheit zu verstehen, sondern meistens als Normvariante zu begreifen. Als solche können sie wie seltenere Instrumente eines Orchesters begriffen werden, deren Eigenart verstanden werden will, soll die fantastische Musik erahnt werden, die man mit ihnen hervorbringen kann. Aber als Instrument sind sie dingliche Körper, sind rigide, können nicht beliebig verändert werden, sind Begrenzung – und gerade durch diese Begrenzung – Potenzial in einem.

Auch das Zusammenspiel zwischen den strukturellen Gegebenheiten der Menschen in Form ihrer Körper und Persönlichkeiten, sich daraus entwickelnder musterhafter Probleme und Problemverhaltensweisen und häufig resultierenden Zuständen wie Depression, Dissoziation und Angst wurde in dieser Auflage noch einmal breiter beschrieben. Das SPZ-Modell (Struktur-Problem-Zustand), welches in der klinischen Praxis und Pädagogik in den letzten Jahren einen zunehmend größeren Raum einnimmt, wurde ebenfalls als eigenes Unterkapitel aufgenommen.

Das grundlegende Ziel des Buches hat sich aber über die Auflagen hinweg nicht geändert. Es wird nach wie vor durch das einleitende Zitat »gnothi seauton«, »erkenne Dich selbst« gut repräsentiert. Es geht mir darum, dass Menschen mit und ohne Entwicklungsstörungen die strukturellen Besonderheiten ihres Körpers in einem nicht-diskriminierenden Sinne erkennen, auch wenn diese Strukturen erkennbar anders sind als bei anderen. Denn jedes Instrument ist anders und doch unverzichtbar für das große Orchester. Und erst über ein zutreffendes Selbstbild wird es – hoffentlich – gelingen, ein gutes Selbstwertgefühl zu entwickeln, welches im Staunen über und der Faszination an der Vielfalt der Instrumente der Musik des großen Orchesters des Lebens wurzelt.

Und aus diesem guten Selbstwertgefühl erwächst die Essenz der Gesundheit: die Freude am Leben.

St. Trudpert, im Sommer 2022
Ludger Tebartz van Elst

Inhalt

Geleitwort zur 1. Auflage 5

Vorwort zur 1. Auflage 7

Vorwort zur 2. Auflage 8

Vorwort zur 3. Auflage 10

Prolog 17

1 Einleitung 20

2 Was ist normal? 25
   2.1 Normalität als statistische Größe 25
   2.2 Normalität als technische Größe 27
   2.3 Normalität als soziale Größe 30
   2.4 Das Konzept der multikategorialen Normalität 32

3 Was ist eine Krankheit? 34
   3.1 Gibt es einen allgemeingültigen Krankheits- und Gesundheitsbegriff? 34
   3.2 Der pragmatische medizinische Krankheitsbegriff 36
      3.2.1 Symptome 37
      3.2.2 Syndrome 37
      3.2.3 Ätiologie und Pathogenese von Symptomen 39
   3.3 Annäherung an den Begriff »Krankheit« 40

4 Was ist eine psychische Störung? 42
   4.1 Klassifikatorische Prinzipien psychischer Störungen in ICD und DSM 42
   4.2 Methodische Prinzipien der Klassifikation in ICD und DSM 46
   4.3 Die Folgen der Aufgabe kausalen Denkens 47
      4.3.1 Die historischen Gründe für die Aufgabe kausalen Denkens 47
      4.3.2 Die Aufgabe eines zentralen wissenschaftlichen Zieles 48
      4.3.3 Die Missverständnisse des Störungsbegriffs 49

4.4	Primäre und sekundäre Syndrome	52
4.5	Primäre Syndrome und Normvarianten	55

5 Was ist eine Persönlichkeitsstörung? ... 60

5.1	Historische Entwicklung des Begriffs	60
5.2	Persönlichkeitsstörungen nach ICD-10, ICD-11, DSM-IV und DSM-5	62
5.3	Häufigkeit von Persönlichkeitsstörungen	67
5.4	Die Ursachen von Persönlichkeitsstörungen	68
	5.4.1 Genetische Befunde	68
	5.4.2 Bildgebende und weitere neurobiologische Befunde	69
	5.4.3 Psychologische Theorien	69
	5.4.4 Die dimensionale Sichtweise	70
5.5	Persönlichkeitsstörungen und Entwicklungsstörungen	72

6 Was ist Autismus? ... 74

6.1	Das autistische Syndrom	74
	6.1.1 Historische Entwicklung des Autismus-Begriffs	74
	6.1.2 Die Symptomatik autistischer Syndrome	75
6.2	Autistische Subtypen: die Klassifikation des Autismus	94
	6.2.1 Frühkindlicher Autismus	94
	6.2.2 Das Asperger-Syndrom	96
	6.2.3 Der atypische Autismus	99
	6.2.4 Die autistische Regression	99
	6.2.5 Autistische Persönlichkeitsstruktur	100
	6.2.6 Autismus und Konflikte	102
	6.2.7 Primärer und sekundärer Autismus	102
	6.2.8 Neue konzeptuelle Entwicklungen: Autismus in DSM-5 und ICD-11	113
6.3	Autismus als Basisstörung	122
6.4	Häufigkeit und Epidemiologie von Autismus	123
6.5	Über Ursachen des Autismus	123
	6.5.1 Genetische Ursachen	124
	6.5.2 Erworbene Ursachen	126
	6.5.3 Hirnanatomische Befunde	126
	6.5.4 Pathogenetische Theorien	127
6.6	Die Organisation der Netzwerkkonnektivität als Korrelat des autistischen Syndroms	130
	6.6.1 Holistisches versus autistisches Konnektivitätsmuster	134
	6.6.2 Strukturelle Konnektivität als Erklärungsmetapher	136
6.7	Die Wirklichkeit ist komplex: Autismus als Normvariante, Persönlichkeitsstörung und neuropsychiatrische Krankheit	138

7	**Was ist eine Aufmerksamkeitsdefizit-Hyperaktivitätsstörung (ADHS)?**	**141**
7.1	Das Syndrom der Aufmerksamkeitsstörung, Hyperaktivität und Impulsivität	141
	7.1.1 Zur geschichtlichen Entwicklung des ADHS-Begriffs	141
	7.1.2 Die klinische Symptomatik der ADHS	142
7.2	Klassifikation: Die Subtypen der ADHS	157
	7.2.1 ADHS als Persönlichkeitsstruktur	158
	7.2.2 Primäre und sekundäre ADHS	159
7.3	ADHS als Basisstörung	160
7.4	Über Ursachen der ADHS	164
7.5	Autismus, ADHS	166
7.6	Die Wirklichkeit ist komplex: ADHS als Normvariante, Persönlichkeitsstörung und neuropsychiatrische Krankheit	167
8	**Was sind Tic-Störungen und das Gilles-de-la-Tourette-Syndrom?**	**169**
8.1	Die Geschichte des Tourette-Syndroms	169
8.2	Zur Symptomatik und Klassifikation von Tics und dem Tourette-Syndrom	171
8.3	Die Ursachen von Tic-Störungen	176
8.4	Die Diagnose von Tic-Störungen	177
8.5	Tics als Basisstörung	179
8.6	Tics, ADHS und Autismus	186
8.7	Die Wirklichkeit ist komplex: Tics und Tourette als Normvariante, Persönlichkeitsstörung und neuropsychiatrische Krankheit	187
9	**Wie denken wir über unsere psychische Gesundheit?**	**190**
9.1	Die Probleme der psychiatrischen Krankheitslehre	190
9.2	Entwicklungsstörungen zwischen Normvariante, Persönlichkeitsstörung und neuropsychiatrischer Krankheit	193
	9.2.1 Die eigene Persönlichkeit als Struktur	193
	9.2.2 Von Strukturen, Problemen und Zuständen – das SPZ-Modell	196
	9.2.3 Normvariante: Verharmlosung schweren Leidens?	203
	9.2.4 Die Entwicklungsstörungen zwischen normativer Ausgrenzung und gesellschaftlicher Akzeptanz	204
9.3	Was bedeutet es, psychisch gesund zu sein?	208
9.4	Über die Behandlung von Autismus, ADHS, Tics – und der eigenen Persönlichkeit	211
Literatur		**214**
Sachwortverzeichnis		**225**

Prolog

»Medizinstudenten und Ärzte haben daher Schwierigkeiten zu sehen, in welchem Ausmaß die Praxis, die sie erlernen und ausüben, von Theorien durchtränkt ist. Sie glauben, die Realität der Krankheiten habe die Theorien der Medizin geschaffen und sehen nicht, wie weit die Theorien fremder Fächer die Realität der Krankheiten bestimmen, welche die Medizin diagnostiziert und behandelt. Offenbar ist die Tatsache, dass Theorien die Praxis bestimmen, anderen Disziplinen bewusst. So gibt es eine theoretische Physik und Bücher über theoretische Biologie. Unter diesen Gesichtspunkten wäre eine Disziplin theoretische Medizin ein dringendes Erfordernis« (von Uexküll und Wesiack 1991, S. 3).

Dieser Anregung der Ikonen der modernen psychosomatischen Medizin folgend, setzen sich die ersten Kapitel dieses Buches mit theoretischen Fragestellungen auseinander, die nicht nur das Fachgebiet der Psychiatrie, Psychotherapie und Psychosomatik im Kern betreffen, sondern auch das Selbstverständnis, das Selbstbild und oft auch das Selbstwertgefühl eines jeden Menschen.

Besonderheiten des eigenen Körpers, der eigenen Persönlichkeit, des eigenen Erlebens sind nicht von Beginn des eigenen Lebens an offensichtlich. Sie erschließen sich erst mit den erwachenden geistigen Fähigkeiten im Laufe der ersten beiden Dekaden, und zwar gerade aus dem Erleben von Differenz zu den anderen. Das Erleben des eigenen Ähnlich- und Anders-Seins im Vergleich zu anderen Kindern ist die Grundlage der Erkenntnis der eigenen Besonderheit. Ob diese Besonderheit aber als Geschenk und Bereicherung oder Abart, Störung oder Krankheit verstanden wird, hängt eben von der Beantwortung solcher Fragen der theoretischen Medizin ab: Was ist normal? Was ist eine Krankheit, was ist Gesundheit? Was ist eine psychische Störung und was eine Persönlichkeitsstörung? Und worin wurzelt die Werthaftigkeit meines Lebens? Sind Assimilation und Anpassung an die Lebensart der Vielen Grundlage der Werthaftigkeit der Einzelnen? Oder ist es gerade deren Gegenteil: Widerstand und Eigensinn?

Das Leben als Ganzes, das Leben der Menschheit und das Leben jedes einzelnen Menschen war schon immer von diesen beiden Polen geprägt – und wird es auch immer bleiben, solange es besteht. Das konservative, beharrende Festhalten am Bewährten ist für das Leben von ebenso fundamentaler Bedeutung wie die progressive Detailvariation und Bereitschaft zur Veränderung. Ersteres bereitet dem Leben die fundamentale Sicherheit und Beständigkeit, letztere ist Grundlage der Anpassungsfähigkeit des Lebens als Ganzes und des individuellen Lebens in einer sich wandelnden Gesellschaft und einer sich wandelnden Umwelt (Tebartz van Elst 2021).

Aber was genau am eigenen So-Sein, dem eigenen Erleben, den eigenen Gefühlen, den eigenen Bedürfnissen, dem eigenen Denken und Wollen sollte überhaupt angepasst werden an die soziale Umwelt, die Vorstellungen und Normen der anderen, der Vielen, der Moral – und was genau sollte bewahrt, akzeptiert und als gegeben genommen werden?

Diese Frage stellt sich allen Menschen. Aber solchen, die von der Durchschnittsnorm abweichen, stellt sie sich mit einer viel höheren existenziellen Dringlichkeit. Und dies sind Menschen mit Autismus, ADHS und Tics. Sie sind anders als andere und ringen selbst mit der Frage, warum das so ist, wie sie es verstehen sollen, ob sie sich anpassen sollen, tarnen sollen oder ihre Besonderheit voller Stolz als Auszeichnung des Schicksals begreifen sollen. In der Auseinandersetzung mit solchen Menschen mit Autismus, ADHS und Tics, mit ihren typischen Problemen, Reaktionsmustern, Lösungsstrategien und Lebenswegen wurde mir klar, dass viele der mentalen Eigenschaften von Menschen mit Autismus, ADHS und Tics als strukturelle Besonderheiten begriffen werden müssen, die weitgehend unabänderlich sind, als strukturelle Phänomene wie Körpergröße und Weitsichtigkeit. Diese müssen akzeptiert werden, können allenfalls mit Tricks und Hilfsmitteln wie einer Brille kompensiert werden. Andere Phänomene müssen als Probleme oder Problemverhaltensweisen begriffen werden, wie Mobbing und Ausgrenzung oder sozialer Rückzug aus Scham und Angst. Sie sollten gelöst oder überwunden werden. Und schließlich gibt es Zustände wie Depressionen und psychotische Dekompensationen. Diese haben einen Anfang und ein Ende. Sie sollten behandelt, wenn möglich geheilt werden – oder müssen ausgehalten werden, bis sie von allein verschwinden. Eine Schwierigkeit des sich entwickelnden Lebens ist die, hier zwischen diesen Elementen zu unterscheiden. Was genau sollte ich als meine Struktur erkennen, als mein Schicksal mit Stolz akzeptieren, allenfalls mit Tricks und Hilfsmitteln kompensieren? Wo bin ich frei, Probleme zu lösen und Alternativen zu etablierten Problemverhaltensweisen auszudenken und einzuüben? Welche Zustände muss ich »abwettern«, aushalten oder therapieren lassen?

Mir wurde klar, dass sich diese Lebensaufgabe der Unterscheidung nicht nur Menschen mit Autismus, ADHS und Tics stellt. Sie stellt sich allen Menschen, auch den durchschnittlicheren, die in ihrer höheren Durchschnittlichkeit zwar weniger auffallen, in ihrem Leben aber derselben unausweichlichen Psychodynamik aus struktureller Rigidität (Unfreiheit), situativen Verhaltensmustern (Freiheit) und zustandshafter Dekompensation (Unfreiheit) ausgeliefert sind. Und so können wir alle lernen am Beispiel von Menschen mit Autismus, ADHS und Tics: Was es bedeutet, in dem einen oder anderen Aspekt anders zu sein, wie man das eigene Anders-Sein versteht und mit welchen kreativen und phantasievollen Ideen und Tricks ein Leben trotz aller Differenz und Einschränkung gelingen, Sinn entfalten und Freude machen kann.

Und genau dazu – so meine Intuition – könnte die unten zitierte berühmte Inschrift am Apollon-Tempel in Delphi aufgerufen haben: sich selbst zu erkennen in der schicksalhaft gegebenen, überdauernden, strukturellen Unfreiheit (für die man keine Verantwortung übernehmen kann) und in den ebenfalls schicksalhaften, phasischen Dekompensationen in Krankheit und Depression, den Übeln aus Pandoras Büchse. Erkannt werden kann dann aber eben auch die situative Freiheit, die es uns allen ermöglicht, eingetretene Verhaltensmuster zu verlassen, mit kreativer Phantasie mithilfe schlauer Kompensationsstrategien strukturell bedingte Defizite auszugleichen und auch mithilfe innovativer Technik und Medizin krankhafte Zustände zu überwinden. Diese Erkenntnis kann der Hoffnung, die Pandoras Büchse als letztes entsprang, zur Hilfe eilen, der Gesundheit zu dienen und der Freude am Leben.

Γνῶθι σεαυτόν
Gnothi seauton
Erkenne Dich selbst
(Inschrift am Apollon-Tempel in Delphi)

1 Einleitung

Als wir 2004 in Freiburg mit der Spezialsprechstunde für Menschen mit Autismus begannen, war ich nicht nur von der Originalität und den ungewöhnlichen und meist bemerkenswerten Bewältigungsstrategien autistischer Menschen fasziniert. Ich fand es auch beruhigend, endlich auf eine psychiatrische Diagnose zu treffen, die mich als Kategorie zunächst überzeugte. Denn anders als bei vielen anderen Diagnosen wie etwa den Depressionen, wo die Übergänge fließend sind von erlebnisreaktiv ausgelösten depressiven Trauerreaktionen bis hin zu endogenen Depressionen, die wie eine Grippe auftreten können, empfand ich die Diagnose Autismus als Kategorie viel klarer. Denn die klar benennbaren autistischen Eigenschaften beziehen sich nicht nur auf einen Symptombereich, wie die soziale Wahrnehmung und Kommunikation, sondern beinhalten auch Besonderheiten des Denkstils, der Wahrnehmung und der Stressreaktion. Vor allem aber müssen all diese Besonderheiten langfristig vorhanden sein und sich wie ein roter Faden durch das Leben der Betroffenen ziehen. Das macht es möglich, situationsbedingte Phänomene, die nur in einer erkennbaren Konfliktkonstellation auftreten, auch im kategorialen Sinne zu unterscheiden von der lebenslangen und situationsübergreifenden Auffälligkeit des autistischen So-Seins. Dass diese Charakterisierung auch auf die Aufmerksamkeitsdefizit-Hyperaktivitätsstörung (ADHS) und die Tic-Störungen zutrifft und ich mit dem Gemeinten ein Kernkriterium aller Entwicklungsstörungen in den Blick genommen hatte, war mir zu diesem Zeitpunkt noch nicht bewusst.

Mit zunehmender Erfahrung geriet dann aber diese frühe Überzeugung der klaren Abgrenzbarkeit des Autismus wie bei vielen anderen psychiatrischen Diagnosen ins Wanken. In der Praxis begegneten mir einfach zu viele Fälle, in denen eine saubere kategoriale Trennung zwischen gesund und krank nicht möglich war. Diese Beobachtung ist Ausgangspunkt dieses Buchprojekts. Dabei wurde ganz im Sinne der diesem Buch vorangestellten Forderung von Uexküll und Wesiack (1991) nach einer theoretischen Medizin eine Reihe von grundsätzlichen Fragen zur psychiatrischen Krankheitslehre systematisch abgearbeitet.

Am Anfang dieses Arbeitskatalogs steht die Frage danach, was überhaupt als normal betrachtet werden kann (▶ Kap. 2). Dabei wird Normalität im Sinne von drei Bedeutungen herausgearbeitet.

Die statistische Norm beschreibt weitgehend wertfrei die Verteilung von bestimmten Eigenschaften in Gruppen. Sie definiert Ausprägungen dieser Eigenschaften in Relation zur Häufigkeit ihres Auftretens. Wo genau der Grenzwert zwischen normgerecht und zu viel oder zu wenig definiert wird, bleibt zwar eine Konvention, dennoch ist der so operationalisierte Bereich des Normalen weitgehend frei von moralischen Bewertungen. Klassisches Beispiel bei Menschen ist die Körpergröße.

Die technische Norm bezieht sich vor allem auf das Funktionieren von Geräten. Dabei wird von einem bestimmten Gerät eine bestimmte technische Leistung gefordert. Wird diese Leistung nicht erbracht, wird das Gerät als defekt eingestuft. Diese Vorstellung von Normalität wird im alltäglichen Denken und Sprechen oft auf den menschlichen Körper angewendet. Dieser Normalitätsbegriff definiert anders als die statistische Norm nicht notwendig einen Bereich des Anormalen. Andererseits ist er implizit doch oft auf sozial-normative Vorstellungen bezogen. Denn die Vorstellung davon, wie ein menschlicher Körper vor allem im Bereich des Psychischen zu funktionieren habe, wird meist nicht wissenschaftlich-empirisch, sondern in einem moralisch-normativen Sinne im gesellschaftlichen Diskurs festgelegt.

Schließlich wird als dritter Bereich des Normalen *die soziale Norm* beschrieben. Dies ist eine Größe, die sich auf das Verhalten und Funktionieren von Menschen in Gruppen bezieht. Die soziale (gesellschaftliche) Normalität orientiert sich am sozial erwünschten Verhalten bzw. der Sitte und Moral der jeweiligen Zeit. Sie ist damit sehr stark eingebunden in die Wert- und Moralvorstellungen einer bestimmten Gruppe in einer bestimmten Zeit. Sie wird im gesellschaftlichen Diskurs vor dem Hintergrund kultureller Traditionen und gegenwärtiger Interessen von den Mehrheiten, den Machthabern oder den Meinungsführern einer Gruppe definiert, um das Verhalten der Gruppenmitglieder nach eigenen Wertvorstellungen zu beeinflussen. In diesem Sinne anormales Verhalten ist amoralisches Verhalten, welches von der Gruppe sanktioniert wird. Diese Analyse macht deutlich, dass soziale Norm- und Moralvorstellungen bei der wissenschaftlichen Definition von Krankheit vermieden werden sollten, wenn sich die Wissenschaft nicht zum Handlanger der Moral ihrer Zeit machen will.

Schließlich wird *das Konzept der multikategorialen Normalität* als ein statistisches und damit deskriptives und primär nicht sozialnormatives Normalitätskonzept als persönlich bevorzugtes Denkmodell für eine wissenschaftliche Psychobiologie vorgestellt. Es hebt hervor, dass in der Biologie selbst bei einfachen Eigenschaften statistische Normalität nicht ohne Bezug auf relevante Randbedingungen wie Geschlecht oder Ethnizität definiert werden kann. Das Konzept der multikategorialen Normalität betont die Vielgestaltigkeit von Normbereichen.

Aufbauend auf dieser Analyse wird in den folgenden beiden Kapiteln der Frage nach der psychiatrischen Krankheitslehre nachgegangen. Dabei wird zunächst festgestellt, dass es einen allgemeingültigen Begriff von Krankheit und Gesundheit nach aktuellem Wissensstand nicht gibt. Da die Medizin als praktische Wissenschaft aber dennoch pragmatisch mit Begriffen wie Krankheit und Gesundheit umgehen muss, werden im Folgenden die praktischen Lösungsentwürfe der Medizin vorgestellt (▶ Kap. 3). Die Unterscheidung zwischen Symptomen, Syndromen und Krankheiten erlaubt es in der Medizin, funktionelle Auffälligkeiten der lebendigen Körper zu beschreiben und in einen Bezug zu setzen zu einer erkannten oder vermuteten Kausalität. Dabei muss unterschieden werden zwischen einer Kausalität im Sinne einer Erstverursachung (Ätiologie) auf der einen Seite und Kausalzusammenhängen in Form von Sekundärursachen (Ursache-Wirkungs-Ketten, Folgeursachen und Folgeschäden), die als Pathogenese beschrieben werden, auf der anderen Seite. Nicht selten werden im alltäglichen Verständnis von Krankheit diese beiden Ursachenbereiche verwechselt.

Da es in der Psychiatrie ebenso wie in vielen anderen Disziplinen der Medizin oft keine erkennbaren Kausalitäten für auffällige Phänomene (Symptome oder Syndrome) gibt, wird dort meist mit dem Störungsbegriff operiert. Dieser wird oft sehr unscharf und vage eingesetzt. Im Sinne der engeren Bedeutung meint er, dass psychische Symptome oder Syndrome hypothetisch auf eine beschreibbare, aber noch nicht unbedingt bereits erkannte Ursächlichkeit zurückgeführt werden können. In Kapitel 4 dieses Buches wird beschrieben, wie der Störungsbegriff in den großen Klassifikationssystemen der Psychiatrie (DSM und ICD) definiert wird. Als problematisch wird dabei herausgearbeitet, dass in beiden Systemen psychische Störungen weitgehend unter Aufgabe eines konkreten kausalen Denkens nach operationalisierten Kriterien definiert, festgestellt und klassifiziert werden. Durch diese Entkoppelung des Störungsbegriffs von der die Störungen verursachenden Kausalität wird aber de facto ein pseudokategorialer Krankheitsbegriff geschaffen. Das bedeutet, dass in der Pragmatik des alltäglichen Sprechens Störungsbegriffe wie Autismus, ADHS, das Tourette-Syndrom, Depression und Schizophrenie wie Krankheitsbegriffe daherkommen, obwohl sie in Wirklichkeit lediglich Sammelbegriffe für kausal nur unscharf verbundene Symptom- und Syndrom-Cluster sind. Das hat weitreichende – und leider oft nachteilige – Folgen für das eigene Krankheitsverständnis und Selbstbild, die Therapie- und die Forschungsstrategien.

Als mögliche Lösung dieses Dilemmas wird eine Unterscheidung in primäre und sekundäre Störungen erarbeitet. Diese könnte dem kausalen Denken in der psychobiologischen Wissenschaft wieder mehr Raum eröffnen. Denn sie schärft den Blick dafür, dass psychische Symptome sowohl Ausdruck verschiedener meist zahlenmäßig kleiner kategorialer Untergruppen mit klar beschreibbarer Ursache sind (also kleine echte Krankheitsuntergruppen). Darüber hinaus existieren aber auch die meist zahlenmäßig viel größeren primären Varianten. Diese können qualitativ eigentlich gar nicht als Krankheiten begriffen werden, weil sie dimensional aufgespannte psychobiologische Eigenschaftscluster repräsentieren. Hier kann die Analogie zur Eigenschaft Körpergröße fruchtbar gemacht werden. Extremformen eines psychobiologischen Eigenschaftsclusters (Strukturiertheit der Persönlichkeit im Sinne eines Autismus oder einer ADHS, Veranlagung zu Tics) können dann zwar nach statistischen Kriterien deskriptiv als auffällig charakterisiert werden. Ähnlich wie bei einem 2,13 m großen Menschen muss dies aber nicht zwangsläufig zur Anwendung eines Krankheitsmodells führen.

Bevor dieses Verständnis in den Kapiteln 6, 7 und 8 anhand der drei großen Entwicklungsstörungen Autismus, ADHS und den Tic-Syndromen an konkreten Beispielen veranschaulicht wird, widmet sich das Kapitel 5 dem Thema der Persönlichkeitsstörungen gemäß ICD- und DSM-Konzeptualisierung. Dabei wird darauf hingewiesen, dass Persönlichkeitsstörungen und die Entwicklungsstörungen aus qualitativer Perspektive theoretisch kaum zu unterscheiden sind. Bei beiden Konstrukten handelt es sich um eine Gruppe von psychobiologischen Besonderheiten eines Menschen, welche bereits in der ersten (Autismus, ADHS und Tics) oder spätestens der zweiten Dekade des Lebens (Persönlichkeitsstörungen) erkennbar werden. Dann ziehen sich die entsprechenden Erlebens-, Denk- und Verhaltensmuster wie ein roter Faden durch das Leben der Betroffenen. Bis hin zu den Randkriterien, wie etwa dem Dysfunktionalitätskriterium, wird gezeigt, dass die beiden Kategorien theoretisch völlig analog zueinander strukturiert sind. Vor allem für den Bereich der Persönlichkeitsstörungen nach ICD- und DSM-Definition wird als problematisch herausgearbeitet, dass sich die Definition der qualitativen psychobiologischen Eigenschaftscluster ausdrücklich an sozialnormativen Wertvorstellungen orientiert. Dass sich damit ein psychisches Krankheitskonzept – nämlich das der Persönlichkeitsstörungen – zu Beginn des 21. Jahrhunderts und dritten Jahrtausends explizit an normativ-moralischen Vorstellungen der Referenzgruppe orientiert – und zwar in klarer Abgrenzung von klassischen Autoren wie Kurt Schneider, der genau davor warnte –, bleibt schwer verständlich.

Im abschließenden Kapitel 9 wird zusammenfassend festgehalten, dass die Wirklichkeit der psychischen Phänomene zu komplex ist, als dass sie sich mit den wenigen, ausschließlich störungsfokussierten, pseudokategorialen Begriffen des ICD und DSM angemessen beschreiben ließe. Autismus wie ADHS und Tics begegnen uns bei genauer Betrachtung häufig als Normvariante der psychobiologischen Wirklichkeit. Wie sehr große oder kleine Menschen fallen sie in der Gruppe der vielen durchschnittlichen Menschen auf. Das Auffällige an sich darf aber nicht als krank missverstanden werden, will man nicht einem inhumanen Chauvinismus der Mehrheit das Wort reden. Gleichzeitig gibt es aber auch viele Fälle, bei denen aufgrund erkennbarer Ursachen für das So-Sein die inhaltlichen Kriterien des pragmatischen medizinischen Krankheitsbegriffs erfüllt sind. Bei leichten Ausprägungen können solche Phänomene als Krankheit ohne Krankheitswert verstanden werden. Schwere Ausprägungen repräsentieren oft klassische schwere Krankheitsbilder. Es wird dabei betont, dass es in diesem Buch nicht darum geht, alle Phänomene des Autismus, der ADHS oder Tics »normalisieren«. Es soll nicht verharmlost werden, dass aus dem Autistisch-Sein, den ADH-Eigenschaften und schweren Tics psychosoziale Beeinträchtigungen und existenzielles Leid resultieren, welches das anderer Krankheiten oft dramatisch übersteigt. Aber gerade Autismus, ADHS und Tics sind gute Beispiele dafür, dass dieses Leid oft nicht nur aus den Eigenschaften oder den Symptomen an sich resultiert, sondern aus der Art und Weise, wie die anderen und die Gesellschaft damit umgehen. Dabei sind die ausgrenzenden und aggressiven Formen des Umgangs mit den Besonderheiten und Eigenheiten betroffener Menschen nur in einer Minderzahl einem bösen Wollen geschuldet. Viel häufiger sind es nicht enden wollende Missverständnisse, die für einen Großteil des Leids verantwortlich sind, indem sie zu einer unerschöpflichen Quelle quälender Konflikte werden, welche beim Autismus, der ADHS, den Tic-Störungen und ebenso bei vielen Persönlichkeitsstörungen zu beobachten sind. Um die gelegentlich schwer analytisch zu differenzierende Gemengelage aus persönlichkeitsstrukturellen Besonderheiten, daraus resultierenden Problemen und auch Problemverhaltensweisen und komplizierenden Zuständen wie Depressionen besser zu verstehen, wurde im 9. Kapitel nun auch das SPZ-Modell aufgenommen. Dieses hat sich im klinischen Alltag zur Klärung komplexer Fallkonstellationen als sehr hilfreich erwiesen. Nach meiner persönlichen Erfahrung kann es auch helfen, das eigene Erleben, Denken und Verhalten sowie das nahestehender Menschen besser zu verstehen.

An dieser Stelle kann die – vielleicht ja auch so gemeinte – Bedeutung des »Gnothi seauton«, des »Erkenne dich selbst!« aufleuchten, welches als paradigmatisches Eingangszitat diesem Buch im Prolog vorangestellt wurde.

Erst wenn die Persönlichkeit des anderen als Struktur erkannt wird, der er oder sie im Erleben seiner/ihrer Welt nicht entkommen kann und die damit Grund für die stereotypen – weil unfreien – und oft nervigen Erlebens- und Verhaltensweisen ist, können diese verziehen werden. Denn die stereotypen Erlebens- und Verhaltensweisen der anderen werden dann nicht mehr als Ausdruck eines freien Willens gedeutet, sondern als Ergebnis einer unausweichlichen körperlichen Begrenztheit.

An dieser Stelle wird dann vielleicht auch der Blick frei für die eigene Begrenztheit, die sich im qualitativen Muster eigener, meist ebenso stereotyper Wahrnehmungen, Ängste und Verhaltensweisen zeigt. Diese mögen quantitativ weniger vom Mittel der Vielen abweichen. Deshalb sind sie aber nicht weniger starr und begrenzt – sondern nur besser getarnt! Und so kann mit der Anerkennung der Begrenztheit der anderen oft erst die Voraussetzung dafür geschaffen werden, die eigene Begrenztheit zu sehen und zu akzeptieren.

Vielleicht ist es aber auch genau umgekehrt, wie es das Gnothi seauton in Delphi suggeriert: Erst die Selbsterkenntnis und Anerkennung des eigenen Strukturiert- und Gefangen-Seins in den psychobiologischen Gesetzmäßigkeiten der eigenen Persönlichkeit ermöglicht es, die Begrenzungen der anderen zu erkennen und sie zu akzeptieren – und sie nicht als intentionale Angriffe auf die eigene Welt zu deuten, gegen die es sich zu wehren gilt.

Eine Persönlichkeit haben wir alle, von früh an, sei sie autistisch oder holistisch, primär oder sekundär verursacht, angeboren oder erworben, gesund oder krank. Sie ist ein psychobiologisches Faktum, die innere Umwelt unseres Geistes, unser Gefängnis, aber auch das Instrument, mit dem wir die Melodie unseres Lebens spielen werden – ob wir es wollen oder nicht.

Gnothi seauton!

2 Was ist normal?

»Der Typ ist nicht mehr ganz normal, der spinnt!«
»Das war echt krass, absolut nicht normal!«
»Die Frau ist völlig abgedreht, echt abartig, total unnormal!«
»Wie krank ist das denn, die ticken nicht mehr sauber, die sind wirklich nicht mehr normal!«

In derartigen Redewendungen wird so manchem Leser[1] das Thema des Normalen im Bereich der Psyche schon einmal begegnet sein. Oft werden so einzelne Personen, Gruppen oder auch nur Verhaltensweisen mit dem Prädikat des Anormalen belegt. In der Alltagssprache sind auch Umschreibungen des Gemeinten wie »krank«, »wahnsinnig«, »extrem«, »krass«, »abgedreht«, »nicht mehr sauber ticken« häufig der Behauptung des Anormalen zur Illustration beigestellt.

Wenn – wie im Titel dieses Buch – davon die Rede ist, dass Autismus, ADHS oder Tics nicht unbedingt immer als Krankheit, sondern auch als Normvariante eines psychisch gesunden Lebens verstanden werden können, so muss zunächst ein Verständnis davon entwickelt werden, was es überhaupt bedeutet, dass etwas oder jemand normal ist – oder auch nicht. Beim Nachdenken über Normalität können drei verschiedene Kategorien des Normalen identifiziert werden, die z. T. ganz Unterschiedliches meinen: eine statistische Normalität, eine technische Normalität und eine soziale Normalität.

2.1 Normalität als statistische Größe

In einer weit verbreiteten Bedeutung des Begriffs »normal« wird primär auf ein statistisches Phänomen abgehoben. Dieser Aspekt kommt etwa zum Ausdruck, wenn Wörter wie »krass« oder »extrem« gewählt werden. Bezug genommen wird dabei auf die Häufigkeit, mit der bestimmte Phänomene oder Verhaltensweisen beobachtet werden können. Ein klassisches Beispiel für diesen statistischen Bedeutungsbereich des Normalitätsbegriffs ist die Körpergröße.

---

1 Wenn im Folgenden von Lesern, Patienten o. ä. die Rede ist, sind immer Leserinnen und Leser, Patientinnen und Patienten usw. gemeint. Ich habe mich bemüht, in diesem Text weitgehend eine geschlechterneutrale Formulierungsweise zu wählen. Um den Lesefluss des Textes aber nicht zu stören, wird der Einfachheit halber an einigen Stellen das generische Maskulinum verwendet.

2 Was ist normal?

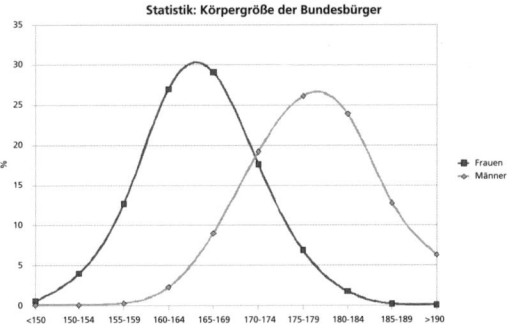

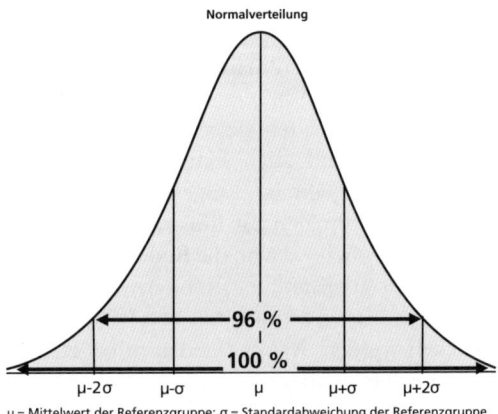

Abb. 2.1: Illustration der statistischen Verteilung der Eigenschaft Körpergröße in Deutschland (Quelle der oberen Grafik: SOEP & statista.org)

▶ Abb. 2.1 illustriert die statistische Verteilung der Körpergrößen in Deutschland. Als normal im Sinne einer statistischen Norm wird meist jener Bereich von zwei Standardabweichungen oberhalb und unterhalb des Mittelwerts definiert, in dem etwa 96 % der Messwerte einer normalverteilten Messgröße liegen. Folgt man dieser Definition des Normalen, so ist der Normbereich stets gleich groß und etwa 4 % der beobachteten Eigenschaften wären per definitionem anormal, nämlich etwa 2 % weniger stark ausgeprägte (sehr Kleine) und etwa 2 % stärker ausgeprägte Merkmale (sehr Große).

Diese statistische Art, Normalität zu definieren, hat einen großen Vorteil: Sie ist sehr objektiv. Die Normalität einer definierten Eigenschaft kann anhand von objektiven Messungen und Grenzwerten festgestellt oder zurückgewiesen werden. Allerdings gibt es auch einen Nachteil an dieser Art und Weise, Normalität zu definieren: Es gibt immer notwendig 4 % nicht-normale Werte, und zwar 2 %, die zu stark, und 2 %, die zu gering ausgeprägt sind. Um im Beispiel zu bleiben: der statistischen Definition von normaler Körpergröße folgend wären 2 % der Menschen in Deutschland krankhaft groß und 2 % krankhaft klein. Nun ist es in der Tat so, dass aus biologischer Perspektive bei den extrem großen und extrem kleinen Menschen nicht selten solche anzutreffen sind, die an Krankheiten im Sinne der biologischen Norm leiden wie etwa an einer Akromegalie bei den sehr Großen oder einer Achondroplasie bei den sehr kleinen Menschen. Aber es gibt eben auch eine Vielzahl von Menschen, die die statistischen Kriterien einer Körpergröße außerhalb der Norm erfüllen, ohne an solchen Krankheiten zu leiden.

Bei strenger Anwendung einer statistischen Norm würde fast die gesamte Basketballelite der NBA-Liga in den USA an einer Krankheit im Sinne einer pathologischen Größe leiden. Kaum jemand käme aber wirklich auf die Idee, Idole wie Dirk Nowitzki als nicht-normal oder krank zu bezeichnen, nur weil die Eigenschaft Körpergröße im Sinne einer statistischen Größe mehr als zwei Standardabweichungen oberhalb des Mittelwerts liegt.

> Normalität im statistischen Sinne ist eine objektive Variable, die durch Messungen quantifiziert werden kann.
>
> Die Grenzen werden nicht durch qualitative Änderungen, sondern quantitativ durch die statistische Verteilung definiert.
>
> Auch unabhängig von qualitativen Merkmalen wird für jede denkbare Eigenschaft notwendig ein nicht-normaler (krankhafter) Bereich im Sinne eines Zuviels oder Zuwenig festgeschrieben.

2.2 Normalität als technische Größe

Der zweite Bedeutungsbereich von Normalität soll hier technische Normalität genannt werden. Im Kontext neurowissenschaftlicher Diskussionen zum Krankheitsbegriff wird er gelegentlich auch biologische Normalität genannt (Walter und Müller 2015).

Als Beispiel aus dem technischen Bereich sei das Auto genannt, welches bei Kälte nicht mehr anspringt. Alltagssprachlich ist dann davon die Rede, das Auto funktioniere nicht mehr normal. Ein Beispiel aus dem biologischen Bereich wäre etwa ein Mensch, der mit Drehschwindelattacken zum Arzt kommt und bei dem ein paroxysmaler Lagerungsschwindel diagnostiziert werden kann. Dabei reizen kleine Kristalle in den Bogengängen des Innenohrs das Gleichgewichtsorgan, was zu dem Schwindel führt. In beiden Beispielen, der technischen und biologischen Norm, wird mit Normalität ein Funktionieren eines technischen (Autos) oder biologischen Systems (Körper) gemeint, welches man aufgrund der bisherigen Erfahrungen erwartet, das aber nicht erwartungsgemäß eintritt. In der Alltagssprache wird verkürzt oft gesagt: »Da ist etwas kaputt«.

Dieses Kaputt-Sein, die Funktionsstörung, kann nun verschiedene Qualitäten haben. Sie kann sich auf alle Funktionen eines technischen Geräts beziehen, z. B. wenn ein Radio auf das Einschalten in keinster Weise mehr reagiert. Bei einem nicht funktionierenden Telefon wird im Englischen z. B. auch davon gesprochen, dass die

Verbindung tot sei (»the line is dead«). Bei einem Lebewesen entspricht das Fehlen jedweder biologischen Reaktion auf Außenreize in der Tat meist dem »Tot-Sein«. Es gibt aber auch partielle Funktionsverluste, etwa wenn ein Mensch unter Schwindelattacken, epileptischen Anfällen oder einem Diabetes mellitus leidet. In Analogie dazu gibt es auch bei technischen Geräten partielle Funktionsstörungen, etwa wenn bei einem Fahrrad der Dynamo nicht funktioniert oder die Kette bremst, weil sie verrostet ist.

In all diesen Bereichen wird auf das Fehlen von Normalität geschlossen auf der Grundlage der Beobachtung, dass erwartete Funktionen, die dem Gerät oder dem menschlichen Körper in seinem Normal-Sein zugeschrieben werden, ausbleiben. Und genau das Ausbleiben dieser erwarteten Funktionen wird als nicht-normal qualifiziert.

In meinen Augen ist hier der Begriff einer technischen Normalität passender als der einer biologischen Normalität. Denn das Verstehensmodell der Ursächlichkeit der Funktionsstörung orientiert sich an den Erfahrungen mit technischen Geräten. Die Uhr funktioniert nicht, weil die Batterie leer ist. Das Fahrrad quietscht, weil die Kette verrostet ist. Das Auto springt nicht an, weil der Anlasser einen Wackelkontakt hat und bei Kälte die Kontakte verloren gehen. Und noch wichtiger: Ein Reparieren der so identifizierten defizitären Teile der Maschine bzw. ein Einbau von Ersatzteilen führt dazu, dass die Maschine wieder funktioniert.

Es ist die Vielzahl dieser mechanistischen Erklärungen als plausible Ursachen für technische Funktionsstörungen, die in uns die Überzeugung wachsen lässt, dass aufgrund der ausbleibenden erwarteten Funktion auch fehlende Normalität im Sinne eines Kaputt-Seins eines Teils der Maschine geschlussfolgert werden kann. Und in der Tat kann dieses Modell für viele der Funktionsstörungen des menschlichen Körpers auch fruchtbar gemacht werden. Wenn etwa beim Drehschwindel geschlossen wird, dass irgendetwas am eigenen Körper kaputt sein muss, so ist diese Beschreibung für das Beispiel des paroxysmalen Lagerungsschwindels auch angemessen. Denn die Kristalle, die in der Flüssigkeit des Innenohrs die Haarzellen unangemessen stimulieren, gehören da normalerweise nicht hin. Und in diesem Sinne sind sie – wie der Rost auf der Fahrradkette – Fremdkörper, die das Funktionieren der »Maschine Körper« stören.

Dieser technische Normalitätsbegriff war im Bereich der Medizin in den letzten Jahrhunderten extrem erfolgreich. So können z.B. viele orthopädische Funktionsstörungen (Knochenbruch, Arthrose, Arthritis), Herzinfarkte (Verengung der Herzkranzgefäße), Schlaganfälle (Embolien der Hirngefäße oder Blutungen), Diabetes mellitus, Infektionen, Neurosyphilis, Tuberkulose und zahlreiche andere Erkrankungen vor dem Hintergrund eines solchen mechanistischen Denkens verstanden und erfolgreich behandelt werden.

In den letzten Jahrzehnten hat die Genetik in der Medizin eine zunehmend große Bedeutung gewonnen. Auch bei Phänomenen wie Autismus, ADHS oder den Tics spielt sie eine zentrale Rolle. Im Hinblick auf genetische Krankheitsmodelle herrscht dabei meist ebenfalls ein technischer Normalitätsbegriff vor. D.h., entweder das Geräteteil – das Chromosom oder das Gen – funktioniert ordnungsgemäß, dann ist es normal wie die gut geölte Kette am Fahrrad. Oder aber es gibt chromosomale oder

2.2 Normalität als technische Größe

Gendefekte, dann kommt es zu Funktionsstörungen, zu mentalen Symptomen oder psychischen Krankheiten.

Auch für den Bereich genetischen Denkens kann rückblickend festgestellt werden, dass ein solcher mechanistischer Normalitätsbegriff in vielen Fällen überzeugend ist. Etwa beim Rett-Syndrom, einer X-chromosomal dominanten Erkrankung, kommt es früh in der Entwicklung der betroffenen Mädchen zu einem schweren autistischen Syndrom. Das sogenannte Fragile-X-Syndrom kann sowohl zur Entwicklung eines Autismus als auch einer ADHS führen. In diesen Fällen scheint der technische Normalitätsbegriff auf den ersten Blick auch im Kontext eines genetischen Denkens angemessen zu sein. Denn die Struktur des nicht normalen Gens oder Chromosoms ist benennbar anders als bei nicht betroffenen Menschen und die Ablesung des veränderten Gens in der Entwicklung führt dann zu noch nicht immer ganz verstandenen, aber wahrscheinlich benennbaren Funktionsänderungen der betroffenen Zellen, die schlussendlich zum Funktionsverlust von Zellen, Geweben oder Organen und damit zur Krankheit führen. Fehlende Normalität kann also im Sinne des technischen Normalitätsbegriffs verstanden werden als das Kaputt-Sein eines Teils des Ganzen, welches auf mehr oder weniger komplexe Art und Weise zu einer Funktionsstörung der »Maschine Mensch« führt.

Allerdings soll schon hier darauf hingewiesen werden, dass nicht sämtliche genetischen Bedingtheiten so verstanden werden können. So ist z. B. auch die Körpergröße wesentlich genetisch mitbedingt. Nur ist die genetische Determiniertheit der Körpergröße nicht auf eines oder wenige Gene zurückzuführen, sondern wahrscheinlich auf eine Vielzahl unterschiedlicher Gene, welche dann im weiteren Verlauf der Entwicklung eines Lebewesens mit der Umwelt interagieren. Ob für die daraus resultierenden wesentlich komplexeren funktionalen Bedingungsgefüge der Begriff einer technischen Normalität noch angemessen ist, soll weiter unten thematisiert werden (▶ Kap. 4.4 und ▶ Kap. 6.5). Und auch bei klassischen Erbkrankheiten sind viele Details noch unverstanden. So können auch klare strukturelle genetische Auffälligkeiten wie etwa ein Herausbrechen eines größeren Teils aus dem Genom (Mikrodeletion z.B. beim 22q11-Syndrom) oder die Verlängerung von Basensequenzen wie beim o. g. fragilen-X Syndrom manchmal zu klaren genetischen Erkrankungen führen und in anderen Fällen keine erkennbaren Auswirkungen haben. Dieses Phänomen wird in der Medizin mit dem Begriff der unvollständigen Penetranz einer genetischen Besonderheit angesprochen und ist im Detail noch weitgehend unverstanden.

Hier soll aber zunächst zusammenfassend festgehalten werden, dass der technische Normalitätsbegriff auf Erfahrungen im Umgang mit Werkzeugen in Form von Geräten und Maschinen zurückgreift. Dem Normalzustand entspricht dabei das Funktionieren des Geräts oder der Maschine im bestimmungsgemäßen Sinne. Übertragen auf das Funktionieren des menschlichen Körpers liegt diesem Verständnis implizit die Maschinenmetapher als Erklärungsschablone zugrunde. Fehlende Normalität wird dabei in großer inhaltlicher Nähe zum Krankheitsbegriff gedacht (▶ Kap. 3.1 und ▶ Kap. 3.2).

Während der statistische Normalitätsbegriff unabhängig von der Qualität des Funktionierens eines menschlichen Körpers mit Notwendigkeit eine Untergruppe von Menschen als nicht normal klassifiziert – allein aufgrund der quantitativen

Ausprägung von Eigenschaften –, ist dies beim technischen Normalitätsbegriff nicht der Fall.

> Die technische (biologische) Normalität orientiert sich am erwarteten Funktionieren des Geräts (Körpers).
> Bei nicht erwartungsgemäßem Funktionieren wird fehlende Normalität (Krankheit) geschlussfolgert.
> Als Ursache wird implizit eine strukturelle Änderung von Teilen des Geräts (Körpers) angenommen, die die Funktionsstörung zur Folge hat.
> Der technische (biologische) Normalitätsbegriff erfordert nicht zwingend nicht-normale (krankhafte) Zustände.

2.3 Normalität als soziale Größe

Der soziale Normalitätsbegriff wird von manchen Autoren auch als gesellschaftlicher oder moralischer Normalitätsbegriff angesprochen. Nach Peters versteht man unter der sozialen Norm »Verhaltens- und Verständigungsanforderungen innerhalb einer Gruppe, Subkultur, Kultur, an denen sich das Handeln einzelner Individuen orientieren kann. [...] Durch soziale Normen wird z. B. auch festgelegt, was als geistesgesund bzw. geisteskrank verstanden wird« (Peters 2011, S. 369).

Ganz in diesem Sinne und entgegen allen aufklärerischen Elementen ist in den Medien immer wieder v. a. dann, wenn besonders emotional aufwühlende Konflikte thematisiert werden, zu lesen oder zu hören, die ein oder andere Handlung oder der ein oder andere Konfliktteilnehmer sei »nicht normal«, »irre« oder »geisteskrank«. Ganz besonders beliebt ist in diesem Zusammenhang auch die Charakterisierung bestimmter Verhaltensweisen als schizophren oder gelegentlich auch als autistisch. Welcher Normalitätsbegriff liegt solchen Charakterisierungen zugrunde?

Offensichtlich handelt es sich beim sozialen Normalitätsbegriff um eine »normative Normalität«. Das Normale wird nicht deskriptiv oder empirisch objektiv aufgefunden oder untersucht, wie etwa beim statistischen Normalitätsbegriff, und auch nicht aufgrund von Funktionsstörungen geschlussfolgert, wie beim technisch-biologischen Normalitätsbegriff, sondern aufgrund gesellschaftlicher Konventionen gesetzt und verordnet. Es handelt sich also um einen moralischen Begriff von Normalität.

Der Begriff Moral beschreibt dabei die in einer Gesellschaft oder einer sozialen Gruppe vorfindlichen Verhaltensregeln z. B. im Hinblick auf Kleidung, Essen, Trinken, Geldausgeben, Sexualität etc. (Springer Gabler Verlag 2015). Oft sind dabei Verhaltensweisen, die den zeitgemäßen moralischen Vorstellungen widersprechen, sanktionsbewährt. Sind die moralischen Regeln durch Erziehung und gesellschaftliche Prägung stark internalisiert und im persönlichen Wertesystem eines Menschen tief verankert, so führt ein unmoralisches, d. h. den sozialen Normen der Zeit und der Referenzgruppe widersprechendes Verhalten zu negativen emotionalen Reaktionen wie z. B. einem Schamgefühl, Schuldgefühlen oder einem schlechten Gewissen. Die moralischen Verhaltensregeln innerhalb einer Gruppe können aber auch durch formale Gesetze eingefordert werden bzw. strafbewehrt sein. Dies ist in den allermeisten Gesellschaften etwa in Bezug auf das Töten anderer Menschen der Fall.

Andererseits gibt es auch Fälle, in denen ein sehr ähnliches Verhalten nicht mehr als unmoralisch bewertet wird, etwa im Krieg. Dort gilt das zuvor sanktionierte Töten nicht nur als nicht-unmoralisch, sondern sogar als ehrenwert. Als Beispiele für solche Konstellationen können hier nicht nur Gesellschaften aus der Geschichte dienen wie etwa die Spartaner, sondern durchaus auch unsere modernen westlichen Demokratien. Hier gilt auf der einen Seite ein striktes Tötungs- und Gewaltverbot, auf der anderen Seite werden Tötungs- und Gewaltakte gegenüber Menschen, die zuvor als Terroristen klassifiziert wurden, nicht nur geduldet, sondern auch unter Ausschaltung zahlreicher anderer sozialer Normen aktiv gefördert.

Diese Beispiele sollen zeigen, wie sehr die genauen Inhalte dessen, was im Sinne dieser gesellschaftlichen oder sozialen Norm bzw. der Moral als regelkonform und damit als normal gilt, von spezifischen Situationen, gesellschaftlichen Kontexten und Konfliktsituationen (Beispiel Terrorismus) abhängen können. Die Normen bilden sich dabei im gesellschaftlichen Diskurs der jeweiligen Zeit vor dem Hintergrund der kulturellen Traditionen der Gesellschaften heraus und werden von der Mehrheit der Meinungsführer der jeweiligen Bezugsgruppe geprägt. Fanden solche Diskurse im mittelalterlichen Europa noch im Wesentlichen in kirchlichen, klösterlichen oder universitären Kontexten statt, so ist es heute vor allem der mediale Diskurs einer tatsächlich oder scheinbar pluralistischen Gesellschaft, der bestimmt, was normal ist oder nicht (Herman und Chomsky 1994).

Gerade dieser Diskurs kann anhand der heftigen gesellschaftlichen Diskussionen um die Einführung des neuesten Klassifikationssystems psychischer Erkrankungen der American Psychiatric Association, dem DSM-5, anschaulich beobachtet werden (▶ Kap. 4 und ▶ Kap 5.2; Schramme 2015; Frances 2013).

An dieser Stelle soll vor allem darauf hingewiesen werden, dass ein solcher gesellschaftlich-moralischer Normalitätsbegriff problematisch ist, weil er Gefahr läuft, die Werte und Lebensvorstellungen sowie das Empfinden von Minderheiten und Randgruppen zugunsten der Mehrheiten oder Meinungsführerschaften einer Gesellschaft zu unterdrücken. Die soziale Norm und die Moral haben ja gerade das Ziel, das Verhalten von Menschen in eine jeweils zeitgemäß erwünschte Richtung zu beeinflussen. Sie arbeiten zur Erreichung dieses Ziels typischerweise mit Sanktionsmethoden, die dann, wenn sie nicht juristisch definiert sind, meist in Ausgrenzung, Diffamierung und Verunglimpfung derjenigen bestehen, die nicht gemäß der Moralvorstellungen der sozial dominanten Gruppen denken oder agieren. Eindrückliches Beispiel dafür ist die Stigmatisierung, Ausgrenzung, Verunglimpfung und Unterdrückung homosexueller Verhaltensweisen auch in westlichen Gesellschaften, wo immerhin noch bis in die 1970er Jahre hinein Homosexualität auch in der DSM-Klassifikation als Krankheit betrachtet wurde. Der Normalitätsbegriff, der einer solchen Einteilung zugrunde lag, folgte nicht unwesentlich einem sozialen, gesellschaftlichen bzw. moralischen Normalitätsbegriff, was die Problematik dieses Konstrukts illustriert.

> Die soziale (gesellschaftliche) Normalität orientiert sich am sozial erwünschten Verhalten (Moral).
> Die soziale Norm wird im gesellschaftlichen Diskurs vor dem Hintergrund kultureller Traditionen und gegenwärtiger Interessen von den Mehrheiten, den Machthabern oder den Meinungsführern einer Referenzgruppe definiert, um das Verhalten der Gruppenmitglieder nach eigenen Wertvorstellungen zu beeinflussen.
> Anormales Verhalten ist in diesem Kontext amoralisches Verhalten, welches von der Gruppe sanktioniert wird.

2.4 Das Konzept der multikategorialen Normalität

Im Folgenden soll das Konstrukt einer multikategorialen Normalität vorgestellt werden, welches als Variante eines statistischen Normbegriffs verstanden werden kann. Dazu soll wieder auf das Beispiel der Körpergröße Bezug genommen werden. ▶ Abb. 2.1 illustriert, dass die statistisch definierten Normkriterien nicht für alle Menschen einer Referenzgruppe gleichermaßen gelten, sondern für Frauen und Männer getrennt betrachtet werden müssen. Denn Männer sind im Durchschnitt erkennbar größer als Frauen. Damit gelten andere Mittelwerte, andere Standardabweichungen und andere stochastisch definierte Referenzbereiche für das Normalitätskriterium. Ein unterdurchschnittlich kleiner Mann kann immer noch größer als eine überdurchschnittlich große Frau sein.

Außerdem muss im Hinblick auf die zu beurteilende Eigenschaft darüber hinaus noch die Referenzgruppe mit in den Blick genommen werden. Menschen aus den Niederlanden sind statistisch größer als solche aus Peru oder China. Ein 1,80 m großer Mann ist in Deutschland völlig durchschnittlich und in Holland schon fast klein. In Lima kann er sich dagegen fast als Riese fühlen, wenn er die meisten anderen um einen halben Kopf überragt. Gerade im Hinblick auf biologisch geprägte Merkmale ist die statistisch definierte Normalität also nicht überall auf der Welt die gleiche, sondern sie muss jeweils im Kontext einer Bezugsgruppe gedacht werden.

Bedacht werden muss zudem, dass die Eigenschaft Körpergröße nicht als statische Größe betrachtet werden kann, sondern auch in ihrer Dynamik über die Zeit analysiert werden muss. So sind die Entwicklungs- und Wachstumskurven für Jungen und Mädchen unterschiedlich, sowohl was die Zielgrößen anbelangt als auch was die Zeiten anbelangt, in denen sie wachsen. Da Mädchen meist früher in die Pubertät kommen, beginnt bei ihnen der pubertäre Wachstumsschub eher als bei Jungen. Gleiches kann auch für andere Eigenschaften des Körpers angenommen werden wie die psychobiologische Struktur.

Das Konzept der multikategorialen Normalität hebt also die Beobachtung hervor, dass es aus statistischer Perspektive im Hinblick auf eine Zielgröße verschiedene Normbereiche geben kann.

Wenn nun die genetische Bedingtheit solcher Eigenschaften noch einmal am Beispiel der Körpergröße bedacht wird, so ist klar, dass die entsprechenden Unterschiede zwischen Männern und Frauen überwiegend auf die unterschiedlichen Geschlechtschromosomen und damit verbundene hormonelle Unterschiede zurückgeführt werden können. Dagegen müssen die Unterschiede zwischen Asiaten, Europäern, Afrikanern oder Südamerikanern nicht auf die Geschlechtschromosomen, sondern auf eine Vielzahl von Genen der 23 Chromosomen zurückgeführt werden.

Das Beispiel Körpergröße eignet sich deshalb ideal, um über die statistische Definition von Normalität nachzudenken, weil die meisten Menschen vor dem Hintergrund ihrer eigenen Erfahrungen recht emotionslos über die biologische Bedingtheit dieser Eigenschaft nachdenken können. Und es zeigt sich aus der unmittelbaren Anschauung, dass selbst im Hinblick auf so eine klar zu beurteilende Eigenschaft wie Körpergröße der Bereich der statistischen Normalität nicht einfach für alle Menschen definiert werden kann. Vielmehr muss auf andere Variablen wie Geschlecht oder Ethnizität Bezug genommen werden. Selbst bei einfachen somatischen Eigenschaften muss in der Biologie also die statistische Norm als multikategoriale Norm verstanden werden.

> Das Konzept der multikategorialen Normalität ist ein statistisches Normalitätskonzept.
> Es hebt hervor, dass in der Biologie selbst bei einfachen Eigenschaften statistische Normalität nicht ohne Bezug auf relevante Rahmenbedingungen wie Geschlecht oder Ethnizität definiert werden kann.
> Das Konzept der multikategorialen Normalität betont die Vielgestaltigkeit von Normbereichen.

3 Was ist eine Krankheit?

In diesem Kapitel soll zunächst der Frage nachgegangen werden, was es bedeutet, an einer Krankheit zu leiden. Diese Frage mag auf den ersten Blick simpel erscheinen, wenn an eigene Erfahrungen mit Grippe, Erkältungen, Migräne, Asthma, Beinbrüchen etc. gedacht wird. Bei genauerem Nachdenken scheint das Problem dagegen fast unlösbar zu sein. Was unterscheidet Krankheit nach allgemeingültigen prinzipiellen Kriterien von Gesundheit?

3.1 Gibt es einen allgemeingültigen Krankheits- und Gesundheitsbegriff?

>»Gesundheit ist weniger ein Zustand als eine Haltung, und sie gedeiht mit der Freude am Leben« (nach Thomas von Aquin, 1225–1274).

>»Health is a state of complete physical, mental and social well-being and not merely the absence of disease or infirmity« (WHO 1946).

>»Gesundheit ist das harmonische Gleichgewicht zwischen Bau und Funktion des Organismus einerseits und dem Seelischen andererseits« (nach Ferdinand Hoff, 1896–1988).

>»Gesundheit ist die Fähigkeit, lieben und arbeiten zu können« (nach Sigmund Freud, 1856–1939).

Die Vielzahl der oben zitierten Definitionsversuche vom Gegenteil der Krankheit, der Gesundheit, veranschaulicht, dass es offensichtlich nicht ganz einfach ist, einen allgemeingültigen Begriff von Gesundheit und Krankheit zu entwickeln. Und so kommen etwa die Autoren Hess und Herrn in einer 2015 erschienenen Arbeit zu diesem Thema zu dem Schluss, dass die »Bewertung einer sozialen, psychischen oder physischen Devianz als krank [...] einen allgemeinen Krankheitsbegriff voraus[setzt]. Ein solcher Krankheitsbegriff lässt sich weder aus einer inhaltlichen noch einer funktionalen Bestimmung noch deren Kombination entwickeln« (Hess und Herrn 2015).

Basierend auf dieser Feststellung folgern die Autoren weiter, dass Krankheit und damit auch ihr begrifflicher Gegenpart, Gesundheit, immer notwendig relationale Begriffe bleiben werden, welche sich im Hinblick auf ein Bezugssystem definieren. Solche Bezugssysteme können unterschiedlicher Natur sein, wie im vorherigen

3.1 Gibt es einen allgemeingültigen Krankheits- und Gesundheitsbegriff?

Kapitel beschrieben. Sie können statistischer Natur sein, sie können funktionaler Natur sein oder aber als sozial-normative, moralische Systeme von der Bezugsgruppe vorgegeben werden. Hess und Herrn betonen, dass der Begriff Krankheit immer und notwendig auch auf sozial-normative Bezugssysteme ausgerichtet ist, was mir überzeugend zu sein scheint.

Man könnte nun einwenden, dass in dem Fall, in dem Gesundheit alleine im Sinne einer statistischen Norm definiert wird, sozial normative Setzungen als moralische Verpflichtungen vermieden werden. Doch bei genauer Betrachtung ist es auch bei statistisch definierten Normbereichen so, dass irgendjemand entscheiden muss, an welcher Stelle einer Gauss'schen Verteilungskurve der kritische Grenzwert (Cut-Off-Wert) für die Unterscheidung von normal oder nicht, respektive gesund oder krank gesetzt werden soll (▶ Abb. 2.1). Soll es eine Standardabweichung um den Mittelwert sein, sollen es zwei oder drei sein? Es wird also klar, dass hier im biologischen Bereich ganz ähnlich wie bei der Definition technischer Normen wie der DIN-ISO-Norm schlussendlich Setzungen von Entscheidungsträgern vorgenommen werden müssen, bei denen eine Vielzahl von Gründen und Motiven in einem komplexen pragmatischen Entscheidungsprozess das Ergebnis bestimmen. Und gerade an dieser Stelle finden die sozialen Normen wieder Eingang in die Definition der dann nur bedingt objektiven statistischen Norm.

Ganz ähnlich sieht es aus, wenn das Konzept der technisch-biologischen Norm betrachtet wird. Auch hier könnte auf den ersten Blick die Position vertreten werden, dass soziale Normen keine Rolle spielen bei der Beantwortung der Frage, was eine Funktionsstörung darstellt und was nicht. Wenn bei einer Hacke der Stil gebrochen ist, so kann die Funktionsstörung dieses Gerätes weitestgehend überzeugend ohne Rückgriff auf gesellschaftliche Normen festgestellt werden – sollte man meinen. Und ähnlich sieht es doch bei einem Knochenbruch aus oder der Blindheit. Beide Phänomene werden allgemein als Krankheit akzeptiert.

Bei genauer Betrachtung und vor allem bei komplexeren Gerätschaften fällt die Entscheidung aber deutlich schwerer. Ist ein Auto, welches normal funktioniert, bei Frost aber nicht mehr anspringt, defekt oder nicht? Und wenn ja, ab wie vielen Minusgraden soll das gelten? Bei minus 50° Celsius werden die meisten Autos Probleme haben, bei minus 5° Celsius haben es die wenigsten. Wo soll die Temperaturgrenze für eine der Erwartung entsprechende Funktionalität gesetzt werden? Bei dieser Entscheidung wird die Tatsache, ob die Entscheidungsträger in Brasilien oder Sibirien leben, sicher eine wichtige Rolle spielen. Es zeigt sich also, dass auch bei der Definition der technischen Norm subjektive Entscheidungen im Sinne von Funktionserwartungen eine Rolle spielen. Denn wer legt überhaupt fest, welche Funktionen ein technisches Gerät unter welchen Rahmenbedingungen bringen können muss, um voll funktionstüchtig zu sein?

Übertragen auf den Bereich der Biologie ist dies die Frage nach den Funktionserwartungen an Menschen, die wir gesund nennen wollen. Welche Funktionen müssen erfüllt sein, damit wir Gesundheit konstatieren? Ist es gesund, wenn ein Mensch nach dem Tod eines anderen geliebten Menschen wochenlang in einen depressionsartigen Trauerzustand verfällt? Die meisten Menschen würden in diesem Fall wohl eher nicht Krankheit diagnostizieren wollen. Aber ist es immer noch gesund, wenn sich dies auch nach zwei Jahren nicht geändert hat? Hier wird sich bei vielen ein gewisses Gefühl der Unsicherheit einstellen.

In vielen Situationen ist es möglicherweise auch gar nicht notwendig, überhaupt zwischen gesund oder krank zu unterscheiden. Der behandelnde Arzt muss nun aber definitiv entscheiden, ob er eine Krankschreibung befürwortet oder nicht, und muss daher eine Entscheidung treffen. Und auch die Gesellschaft muss sich entscheiden, ob sie solche Setzungen allein dem subjektiven Dafürhalten einzelner Ärzte überlassen will oder aber allgemeinverbindliche Normen schafft. Wenn sie dies tut, kommen jedoch notwendig wieder sozial normative Vorstellungen auch im Sinne von moralischen Imperativen zum Tragen.

Die genaue Analyse zeigt also, dass die Bewertung von Hess und Herrn zutrifft, wenn sie behaupten, dass bei Entscheidungen über die kategoriale Zuordnung von normal oder nicht und gesund oder krank letztendlich immer notwendig soziale Normen im Sinne moralischer Imperative einfließen. Dementsprechend fordern sie dazu auf, solche sozial normativen Setzungen und moralischen Imperative bei der Definition von gesund versus krank bewusst zu machen, um auf diese Weise das Normale vor der auch in meinen Augen gut erkennbaren Tendenz zu einer Psychiatrisierung alltäglicher Lebens- und Konflikterfahrungen von Menschen in den postmodernen Gesellschaften zu verteidigen.

> Ein allgemeingültiger Krankheitsbegriff ist nicht erkennbar.
> Bei der Definition von Gesundheit und Krankheit spielen neben statistischen und technisch-funktionalen Normerwartungen immer auch gesellschaftliche Normen im Sinne moralischer Imperative eine Rolle.
> Um eine Instrumentalisierung des Krankheitsbegriffs in gesellschaftlichen Diskursen und Konflikten zu vermeiden, muss die Rolle sozialer, gesellschaftlicher Normen bei der Definition von Krankheit bewusst und transparent gemacht werden.

3.2 Der pragmatische medizinische Krankheitsbegriff

Wie geht nun die Medizin mit diesem Problem der Definition von Gesundheit und Krankheit um? Wie kann eine Wissenschaft (und Kunst), deren Ziel es doch ist, Krankheit zu bekämpfen und Gesundheit zu fördern, überhaupt agieren und forschen, wenn es nicht einmal einen allgemeinen Krankheitsbegriff gibt?

Die Antwort ist einfach: Die Medizin als praktische Wissenschaft hat vor allem seit der Neuzeit die theoretisch-philosophische Frage nach einer allgemeingültigen Definition des Konzepts Krankheit einfach ausgeklammert und sich stattdessen um die Erforschung konkreter Krankheiten gekümmert. Noch bis in die Neuzeit hinein herrschten in den Köpfen vieler medizinisch tätiger Menschen tatsächlich Krankheitskonzepte, die einen Anspruch auf Allgemeingültigkeit hatten, wenn etwa die Vier-Säfte-Lehre Galens die medizinischen Vorstellungen der meisten Menschen in Europa dominierte. Erst der Advent der Prinzipien der empirischen Wissenschaft, die von systematischen empirischen Beobachtungen ausgehend konkrete Hypothesen formuliert und diese in Experimenten bestätigt oder widerlegt, hat zu einem grundlegenden Wandel auch der medizinischen Wissenschaft geführt. Dabei wurde die zuvor akzeptierte Dogmatik anerkannter Lehrmeister zugunsten der Prinzipien der Aufklärung, der systematischen empirischen Datensammlung, Hypothesenprüfung und vernunftgeleiteten Einsicht, aufgegeben.

Welche Prinzipien und Begrifflichkeiten hat die empirische Wissenschaft Medizin dabei zur Erforschung der einzelnen Krankheiten entwickelt? Von zentraler Bedeutung ist hier die Unterscheidung zwischen Symptom, Syndrom und Krankheit. Das soll im Weiteren erklärt werden.

3.2.1 Symptome

Symptome sind in der Medizin objektive oder subjektive Zeichen einer Funktionsstörung des Organismus eines Lebewesens. Objektive Symptome sind solche, die auch von anderen Menschen gemessen oder beobachtet werden können, wie etwa Fieber, ein Hautausschlag, Husten oder Auswurf. Subjektive Symptome sind solche, die von außen oder durch Dritte nicht unmittelbar objektiviert werden können, wie etwa Schmerzen, ein Müdigkeitsgefühl, Lustlosigkeit, Antriebsmangel etc. Es wird klar, dass für den Bereich des Psychischen die subjektiven Symptome eine besondere Rolle spielen.

Wenn ein Symptom angegeben wird, so bedeutet dies implizit immer, dass fehlende Normalität im Hinblick auf die in ▶ Kap. 2.2 beschriebene technisch-biologische Norm behauptet wird. Der Mensch, der etwa einen Reizhusten beklagt, gibt damit zu verstehen, dass dieser Funktionszustand gemäß seiner Erfahrung mit seinem eigenen Körper nicht dem üblichen, erwartungsgemäßen und damit im Sinne der technischen Norm normalen Funktionszustand entspricht. Gleiches gilt für andere Symptome wie Fieber oder Kurzatmigkeit und eben auch im Hinblick auf rein subjektive psychische Symptome wie Schmerzen, Lustlosigkeit, Antriebsmangel etc.

> Symptome zeigen eine Funktionsstörung des Körpers an, dessen Ursache nicht bekannt sein muss.

3.2.2 Syndrome

Syndrome sind Kombinationen von subjektiven und/oder objektiven Symptomen, die regelhaft gemeinsam miteinander auftreten. So spricht man z.B. von einem depressiven Syndrom, wenn zeitgleich die Symptome niedergedrückte Stimmung, Freudlosigkeit, Interesseverlust, Antriebslosigkeit, Schlafstörungen, pessimistisch eingeengtes Denken und einige mehr auftreten. Gerade im Bereich der psychischen Erkrankungen werden häufig zunächst einmal Syndrome diagnostiziert wie etwa das genannte depressive Syndrom, ein Zwangssyndrom, Angstsyndrome wie Panikattacken oder halluzinatorische oder wahnhafte Syndrome bei schizophrenen Erkrankungen.

Auch bei dem Aufmerksamkeitsdefizit-Hyperaktivitätssyndrom handelt es sich zunächst einmal um ein Syndrom, welches durch die Symptome Aufmerksamkeitsstörung, motorische Hyperaktivität und Impulsivität gekennzeichnet ist.

Tab. 3.1: Exemplarische Darstellung von häufigen psychischen Symptomen und Syndromen

Psychisches Syndrom	Zugehörige Symptome
Depressives Syndrom	• Gedrückte Stimmung • Freudlosigkeit • Antriebslosigkeit • Schlafstörung • Appetitverlust • Grübeln • Libidoverlust • Gewichtsverlust • ...
Schizophrenes Syndrom	• Wahrnehmungsstörung (Halluzinationen) • Wahngedanken • Gedankeneingeben, -entzug, -lesen • Affektive Verflachung • Willenlosigkeit und Ambivalenz • ...
Aufmerksamkeitsdefizit-Hyperaktivitätssyndrom (ADHS)	• Störung der Daueraufmerksamkeit • Motorische Hyperaktivität • Impulsivität • Schnelle Langeweile • Fehlendes Durchhaltevermögen • ...
Autistisches Syndrom	• Mangelnde soziale Wahrnehmung • Defizite bei der verbalen und nonverbalen Kommunikation • Eingeengte Interessen, Sonderinteressen, Routinen, Stereotypien • Wahrnehmungsstörung (sensibler Overload bzw. Reizüberflutung) • Dissoziative Anspannungszustände mit Mutismus • ...

Das autistische Syndrom ist durch folgende Auffälligkeiten charakterisiert: Probleme mit der sozialen Wahrnehmung und der sogenannten kognitiven Empathie bzw. der Fähigkeit, die mentalen Zustände und Absichten anderer zu erschließen (auch Theory-of-Mind-Fähigkeit oder Mentalisierungsfähigkeit genannt), Probleme mit der verbalen und nonverbalen Kommunikation, eingeengte Interessen und ein ausgeprägtes Bedürfnis nach Routinen.

Syndrome sind also dadurch gekennzeichnet, dass eine Gruppe von Symptomen typischerweise zeitgleich auftritt. Der Syndrombegriff ist dabei zunächst einmal auf einen bestimmten Zeitpunkt bezogen und nicht auf einen langen Zeitraum. D. h., dass etwa beim ADH-Syndrom die typischen Symptome vorhanden sind, wenn Eltern mit ihrem Kind zum Arzt kommen und darüber klagen. Das muss noch nicht unbedingt heißen, dass diese Symptome auch schon von früher Kindheit an vorhanden waren. Es könnte auch sein, dass sie sich erst kurz zuvor entwickelt haben.

Das Vorhandensein eines Syndroms zeigt nur an, dass eine Funktionsstörung des Organismus besteht, die eben diese Symptomkombination zur Folge hat. Darüber hinaus ist es auch im Hinblick auf die Ursächlichkeit einer solchen Funktionsstörung mit Wahrscheinlichkeit von Bedeutung. Denn die Gleichzeitigkeit des Auftretens solcher Symptome weist auf einheitliche Pathomechanismen hin, die aber nicht mit dem Begriff der Kausalursache verwechselt werden dürfen (▶ Kap. 3.2.3).

> Syndrome repräsentieren eine Gruppe von Symptomen, die aufgrund der Organisation des Organismus häufig gemeinsam auftreten.

3.2.3 Ätiologie und Pathogenese von Symptomen

Der Begriff Ätiologie verweist auf die Erstursache einer Funktionsstörung, während der Begriff Pathogenese alle Sekundär- und Folgeursachen beschreibt.

Dies sei zunächst an einem Beispiel aus der Technik erläutert. Wenn man bei einem Auto das falsche Öl als Schmiermittel einfüllt, so wird dies zu einer Reihe von Funktionsstörungen führen und schlussendlich mit einer gewissen Wahrscheinlichkeit zu einem Totalschaden des Motors. In diesem Szenario ist das Einfüllen des falschen Öls als Erstursache und entscheidende Kausalursache für alle Folgeschäden zu benennen (entsprechend dem Ätiologiebegriff). Es gibt darüber hinaus aber eine Reihe von weiteren Ursache-Wirkungs-Relationen, die die verschiedensten Teilaspekte der Funktionsstörungen des Motors erklären können. So schmiert das falsche Öl nicht mehr richtig, was zu einer höheren Reibung der Kolben in den Kolbenzylindern führt. Dies wiederum hat eine überhöhte Motortemperatur zur Folge, was zu einer unangemessenen Ausdehnung der verschiedensten Metallteile und schließlich zu einem Verklemmen der Kolben im Zylinder und damit zu einem Totalschaden des Motors führen kann. Alle hier genannten Sekundär- und Folgeschäden bzw. die entsprechenden Ursache-Wirkungs-Relationen würden übertragen auf den medizinischen Bereich als Pathogenese beschrieben werden.

Als Beispiel aus dem medizinischen Bereich könnte der Diabetes mellitus benannt werden, bei dem es aufgrund unterschiedlicher Ursachen zu überhöhten Zuckerwerten im Blut kommt. Diese überhöhten Zuckerwerte haben dann typische Folgen für den Organismus. So wird etwa vermehrt Zucker über die Niere ausgeschieden, was zu vermehrtem Wasserlassen führt. Gleichzeitig verliert der Körper zu viel Wasser, was zu Gewichtsabnahme und einem starken Durstgefühl führt. Auch wird der Glukosetransport in die verschiedenen Körperzellen gestört, was zu Müdigkeit und Abgeschlagenheit führen kann. Die klinische Symptomkombination aus vermehrtem Wasserlassen, Dehydrierung (Wasserverlust des Organismus), Gewichtsverlust verbunden mit Müdigkeit und Abgeschlagenheit kann nun als Syndrom (typische Symptomkombination) verstanden werden, welches auf einen gemeinsamen Pathomechanismus (überhöhte Blutzuckerkonzentrationen) zurückzuführen ist. Diese sind aber nicht als Erstursache zu verstehen. Denn sie können etwa beim Diabetes mellitus vom Typ 1 wiederum wahrscheinliche Folge eines immunvermittelten Entzündungsprozesses der Bauchspeicheldrüse sein. Dieser Immunprozess kann dann als Ätiologie bzw. Erstursache des Diabetes angesehen werden.

Das Beispiel illustriert in einer für die Medizin typischen Art und Weise, wie es eine Kette von Ursache-Wirkungs-Beziehungen gibt, die als Pathogenese oder auch Pathophysiologie beschrieben werden. Bestimmte Symptome oder Syndrome können oft in eine klare Beziehung gebracht werden zu einem Pathomechanismus, ohne dass damit unbedingt schon die Erstursache im Sinne der Ätiologie gefunden wäre.

> Der Begriff Ätiologie beschreibt eine angenommene erste Kausalursache für eine Funktionsstörung eines Organismus.
> Der Begriff Pathogenese beschreibt den Zusammenhang zwischen sämtlichen Sekundärursachen und deren Folgen und klinischen Symptomen oder Syndromen.
> Ein klinisches Syndrom kann trotz großer phänomenologischer Einheitlichkeit von unterschiedlichen Primärursachen hervorgerufen werden.

3.3 Annäherung an den Begriff »Krankheit«

Dass es eine allgemeingültige Definition von Krankheit nicht gibt, wurde bereits in ▶ Kap. 3.1 erläutert. Wie aber kann eine einzelne Krankheit verstanden werden? Darüber haben sich insbesondere in der Psychiatrie zahlreiche Autoren bereits seit dem 19. Jahrhundert intensiv Gedanken gemacht (Schramme 2015; Walter und Müller 2015).

Eines der klarsten Definitionskriterien hat dabei Karl Kahlbaum im 19. Jahrhundert entwickelt (Tebartz van Elst 1994). Er forderte, dass nur dann von einer Krankheit im engeren Sinne gesprochen werden solle, wenn eine klare Erstverursachung für ein klinisches Syndrom mit einheitlichem Verlauf, einheitlicher Behandlungsstrategie und einheitlicher Prognose identifizierbar ist. Ein typisches Beispiel für eine solche Erkrankung im psychiatrischen Bereich dieser Zeit war die progressive Paralyse oder Neurosyphilis. Sie gehörte zu den häufigsten Erkrankungen in psychiatrischen Krankenhäusern des späten 19. und frühen 20. Jahrhunderts und ging mit einer Vielzahl von unterschiedlichen Haut-, Gelenk- und neuropsychiatrischen Symptomen einher, die bei einer längeren Verlaufsbeobachtung jedoch meist in eine komplexe Demenz mündeten, welche schlussendlich zum Tode führte. Insofern waren sowohl das klinische Bild als auch die Prognose recht einheitlich. Nachdem schließlich erkannt wurde, dass es sich bei der progressiven Paralyse um eine Infektionserkrankung, nämlich die Neurosyphilis (Infektion mit dem Bakterium Treponema pallidum) handelte, hatte dieses insgesamt doch recht komplexe und bunte Krankheitsbild selbst nach den strengen Kriterien von Kahlbaum alle Krankheitsbedingungen erfüllt. Mit der Ankunft der Antibiotika verlor die Erkrankung insofern ihren Schrecken, als dass die verursachenden Bakterien (Spirochäten) durch eine Therapie mit Penicillinen zuverlässig behandelt und die Neurosyphilis somit geheilt werden konnte.

Die Entdeckung der Neurosyphilis war für die psychiatrische Medizin des 19. und 20. Jahrhunderts eine prägende Erfahrung. Sie bildete das Rollenmodell für die Erforschung anderer psychischer Störungen, vor allem der Schizophrenie (Szasz 1976). Die Hoffnung, bei intensiver Forschung auch für die Schizophrenie und andere psychische Leiden klar identifizierbare Erstursachen (Ätiologien) finden zu können, hat sich leider bis heute nicht erfüllt. Dieser Fakt trägt zur aktuellen Diskussion zur Abschaffung des Konzepts der Schizophrenie bei (Tebartz van Elst 2015a, 2021a). Aber auch für die hier im Fokus stehenden Krankheitsbilder Autismus und ADHS sind keine derartigen umfassenden kausalen Erklärungsmodelle erkennbar.

> Bei einer Krankheit können spezifische Ursachen im Sinne einer Erstverursachung benannt werden (Ätiologie), die zu sekundären Veränderungen der Funktionsweise des Organismus führen (Pathogenese), welche schlussendlich das klinische Syndrom und meist auch den Verlauf und die Prognose der Erkrankung erklären.
>
> Weder Autismus noch ADHS noch die meisten anderen psychischen Störungsbilder (Depressionen, schizophrene Erkrankungen etc.) können in diesem umfassenden Sinne der Definition als Krankheit beschrieben werden.

4 Was ist eine psychische Störung?

»Eine Wissenschaft, die ihre Geschichte nicht kennt, versteht sich selber nicht« (Kurt Schneider 1950, S. IV).

Weil für die meisten psychischen Syndrome weder Erstursachen im Sinne einer Ätiologie noch Folgeursachen im Sinne der Pathogenese bekannt sind, wird in der aktuellen Psychiatrie und Psychotherapie weitgehend auf den Krankheitsbegriff verzichtet. Stattdessen wird nur noch von psychischer Störung gesprochen. In den letzten Jahrzehnten hat es sich weltweit durchgesetzt, solche psychischen Störungen gemäß zweier großer Klassifikationssysteme zu diagnostizieren: der International Statistical Classification of Diseases (ICD; WHO 1991) und dem Diagnostic and Statistical Manual of Mental Disorders (DSM) von der American Psychiatric Association (APA 2013).

4.1 Klassifikatorische Prinzipien psychischer Störungen in ICD und DSM

In Deutschland wie in der übrigen Welt werden aktuell sämtliche Krankheiten nach den Prinzipien des ICD-10 von 1994 klassifiziert. Inhaltlich besteht bezüglich der psychischen Störungen jedoch meist eine große Nähe zum DSM der APA. Daher soll das Konzept des Störungsbegriffs anhand der aktuellen Definition im DSM-5 analysiert werden. Dort wird eine psychische Störung folgendermaßen definiert:

> »Eine psychische Störung ist als Syndrom definiert, welches durch klinisch bedeutsame Störungen in den Kognitionen, der Emotionsregulation oder des Verhaltens einer Person charakterisiert ist. Diese Störungen sind Ausdruck von dysfunktionalen psychologischen, biologischen oder entwicklungsbezogenen Prozessen, die psychischen und seelischen Funktionen zugrunde liegen. Psychische Störungen sind typischerweise verbunden mit bedeutsamen Leiden oder Behinderungen hinsichtlich sozialer oder berufs-/ausbildungsbezogener und anderer wichtiger Aktivitäten.« (APA 2018, S. 26).

Im Weiteren werden für diese Definition aber sogleich Einschränkungen eingefügt, wenn es heißt:

> « Eine normativ erwartete und kulturell anerkannte Reaktion auf übliche Stressoren oder Verlust, wie z. B. der Tod einer geliebten Person sollte nicht als psychische Störung angesehen werden. Sozial abweichende Verhaltensweisen (z. B. politischer, religiöser oder se-

xueller Art) und Konflikte zwischen Individuum und Gesellschaft sind keine psychischen Störungen, es sei denn, der Abweichung oder dem Konflikt liegt einer der oben genannten Dysfunktionen zugrunde.« (APA 2013 zitiert nach APA 2015, S. 26).

Folgende Elemente als Definitionskriterien für eine psychische Störung können also identifiziert werden:

1. die klinische Relevanz
2. die Störung von Kognition, Emotion oder Verhalten
3. die Verursachung durch eine Dysfunktion von psychologischen, biologischen oder Entwicklungsprozessen
4. das daraus resultierende signifikante Leid oder die Behinderung in sozialen, beruflichen oder anderen wichtigen Bereichen des Lebens
5. der Ausschluss kulturell anerkannter Reaktionen auf Stressoren
6. der Ausschluss sozial abweichenden Verhaltens oder konfliktbedingten Verhaltens, sofern es nicht unmittelbar aus der Störung resultiert

Allein diese Auflistung der kritischen Elemente zeigt, wie problematisch der Versuch ist, im Bereich des Mentalen oder Psychischen Krankheit zu definieren. Wenn im Vergleich dazu eine Lungenentzündung oder ein Knochenbruch aus dem Bereich der Inneren Medizin oder der Chirurgie gewählt wird, würde sicher niemand auf die Idee kommen, Kriterien der klinischen Relevanz, der Signifikanz des resultierenden Leids oder der gesellschaftlichen Akzeptanz zu bedenken. Dabei kann etwa die Fraktur eines der kleinen Zehenknochen durchaus mit geringer klinischer Relevanz und geringem Leidensdruck einhergehen. Die Beispiele zeigen, dass in der Medizin ständig mit einer Mischung der in ▶ Kap. 2 diskutierten Normalitätsbegriffe (statistische, technische und soziale Norm) vor dem Hintergrund pragmatischer Überlegungen operiert wird. Dies unterscheidet die psychiatrische Medizin nicht von der somatischen. Nur sind die abgehandelten Themen – das Denken, die Emotionen und das Verhalten – sehr viel identitätsnäher als Zehenknochen oder vorübergehende Infektionserkrankungen. Dies erklärt die hohe emotionale Relevanz und die Vehemenz der entsprechenden Diskussionen (Frances 2013).

Aber zurück zur Definition einer psychischen Störung (mental disorder) nach ICD und DSM. Im Folgenden sollen die genannten Kriterien kurz analysiert werden im Hinblick auf den Normalitätsbegriff, der ihnen zugrunde liegt.

1. *Die klinische Relevanz:* Bei der Beurteilung der klinischen Relevanz einer Störung kommt offensichtlich ein sozial-gesellschaftlicher Normbegriff zur Anwendung. Denn ob etwa ein leichtes bis mittelgradiges depressives Syndrom angesichts der alltäglichen Realität einer Gesellschaft allgemein für relevant erachtet wird oder nicht, hängt wesentlich von den gesellschaftlichen Rahmenbedingungen ab. So wurden etwa zu Zeiten des 2. Weltkrieges in den Kriegsgebieten Mitteleuropas entsprechende Syndrome mit hoher Wahrscheinlichkeit weniger gewürdigt als heutzutage. Die klinische Relevanz orientiert sich also an der sozialen Norm.
2. *Die Störung von Kognition, Emotion oder Verhalten:* Dieser Punkt orientiert sich an einer technisch-biologischen, aber auch an einer statistischen Norm. Zwar

kommen bei der Erwartung daran, wie Kognition, Emotion und insbesondere Verhalten im ungestörten Falle aussehen sollen, auch soziale und moralische Normvorstellungen zum Tragen, doch kann über die alltäglichen Erfahrungen mit dem Funktionieren des eigenen Körpers und der Beobachtung des Funktionierens der Körper der anderen doch relativ klar ein Einvernehmen darüber erzielt werden, wie ungestörte Kognitionen, Emotionen und Verhaltensweisen aussehen sollten. So soll etwa das Denken geordnet sein und einer alltäglichen Logik folgen, die Emotionen sollten in einer angemessenen Relation zu sie auslösenden Reizen stehen und das Verhalten sollte für Betroffene und Dritte einigermaßen zielgerichtet und berechenbar sein. Die täglichen Erfahrungen mit dem eigenen Körper und denen der anderen müssen aber am ehesten als eine statistische Norm verstanden werden. Denn es sind die zahlreichen Erfahrungen in den vielen, aber doch ähnlichen Situationen aufgrund derer Erwartungen an das Denken, die Emotionen und das Verhalten in einer konkreten Situation geformt werden. Treffen solche Erwartungen nicht ein, etwa weil ein Mensch Konzentrations-, Wortfindungs- oder Gedächtnisstörungen hat, so wird eine Abweichung von der technischen (biologischen) Norm geschlussfolgert (»Irgendetwas stimmt nicht mit mir. Irgendetwas ist ›kaputt‹.«). Das Kriterium der Störung folgt also offensichtlich sowohl einer technischen (biologischen) als auch einer statistischen Norm.
3. *Die Verursachung durch eine Dysfunktion von psychologischen, biologischen oder Entwicklungsprozessen:* Dieser Punkt folgt am klarsten einer technischen Norm. Auch wenn die meisten der gestörten psychischen Funktionen aktuell nicht in einem technisch-mechanistischen Sinne ätiologisch und pathogenetisch erklärt und abgeleitet werden können, so ist dies doch das erklärte Ziel jeder neurowissenschaftlichen Forschung. Hier wird also eine technische Norm in den Blick genommen.
4. *Das daraus resultierende signifikante Leid oder die Behinderung in sozialen, beruflichen oder anderen wichtigen Bereichen des Lebens:* Jede Stärke und jede Schwäche vom Menschen und seinem Körper hat Konsequenzen. So wird ein unterdurchschnittlich kleiner Mensch selten ein Basketball-Star und überdurchschnittlich große Menschen eignen sich kaum für den Bergbau. Ob diese Eigenschaften aber überhaupt eine Bedeutung im Alltag der Betroffenen haben, hängt von der Gesellschaft und der Referenzgruppe ab, in der sie ihr Leben verbringen. Und wie sie mit solchen Vorteilen oder Nachteilen umgehen, bestimmt, ob daraus Stärken oder Schwächen werden. Wie sehr solche Stärken und Schwächen schließlich mit einem Leidensdruck verbunden sind, hängt wiederum mit der Bewertung der Betroffenen und ihrer Umwelt zusammen. Der Punkt des signifikanten Leids und der Behinderung ist also offensichtlich einer, der sich an einer sozialen oder gesellschaftlichen Realität bzw. Norm orientiert.
5. *Der Ausschluss kulturell anerkannter Reaktionen auf Stressoren:* Dieser Punkt nimmt ganz offen Bezug auf gesellschaftliche Erwartungen und Normen.
6. *Der Ausschluss sozial abweichenden Verhaltens oder konfliktbedingten Verhaltens, sofern es nicht unmittelbar aus der Störung resultiert:* Auch dieser Punkt bezieht sich offensichtlich auf gesellschaftliche Normen und moralische Vorstellungen. Gerade im Hinblick auf den Punkt der Homosexualität kann klar illustriert werden,

wie weitreichend und oft unmenschlich soziale Normen und Moralvorstellungen das Denken der Menschen in Gruppen prägen. Wurde Homosexualität im religiösen Denken des Mittelalters noch der Freiheit des menschlichen Handelns zugeordnet und damit vor dem Hintergrund biblischer Moralvorstellungen als sündhaft bezeichnet, so wurde es im 19. Jahrhundert als nicht frei zu verantwortende, biologisch determinierte, krankhafte Eigenschaft im Sinne einer Abweichung des menschlichen Körpers von der technischen Norm begriffen. Erst in den letzten Dekaden des vergangenen Jahrhunderts konnten sich die westlichen Gesellschaften dazu durchringen, dieses Verständnis, welches in Wirklichkeit wahrscheinlich auch eher durch soziale denn durch technische Normvorstellungen geprägt war, aufzugeben. Aber auch heute noch wütet zu diesem Themenbereich innerhalb und zwischen den Gesellschaften ein emotional extrem aufgeladener Streit, in dem sachorientierte Diskussionen kaum möglich zu sein scheinen.

Die genaue Analyse des psychischen Störungsbegriffs zeigt, dass sich vier der sechs inhaltlichen Kriterien des DSM-5 am ehesten an sozialen, gesellschaftlichen und damit immer auch moralischen Normalitätskriterien orientieren. Mit dieser Beobachtung soll der Definitionsversuch einer psychischen Störung nicht kritisiert werden. Denn jeder Versuch, es besser zu machen, wird nicht leicht zu positiven Resultaten führen. Die Analyse zeigt aber hoffentlich klar und anschaulich, wie sehr unser Begriff von psychischer Gesundheit und Krankheit – am Ende unausweichlich – ganz wesentlich von sozialen, gesellschaftlichen und auch moralischen Normalitätskriterien geprägt ist. Und diese sind nicht das Ergebnis objektiv auffindbarer oder statistisch beschreibbarer Fakten oder empirischer Beobachtungen, sondern vielmehr Ausdruck einer Mehrheitsmeinung, die sich im mehr oder weniger offenen oder gelenkten Diskurs sozialer Referenzgruppen bildet.

> Der Begriff der psychischen Störung (mental disorder) wird im DSM-5 anhand von sechs inhaltlichen Kriterien definiert, von denen vier am ehesten an einer sozialen Norm orientiert sind.
> Die inhaltlichen Kernkriterien (1. Funktionsstörungen mentaler Funktionen, 2. bedingt durch Dysfunktion von biologischen, psychologischen oder Entwicklungsprozessen) orientieren sich sowohl an einer statistischen als auch an einer technischen Norm.
> Analytisch wird in beiden Klassifikationssystemen wenig auf diese Ausrichtung an statistischen, technisch-biologischen oder sozialen Normen reflektiert.

4.2 Methodische Prinzipien der Klassifikation in ICD und DSM

Methodisch können beim Vorgehen der Klassifikation beider Systeme drei Charakteristika identifiziert werden (Stieglitz und Freyberger 2015):

1. *Die operationalisierte Diagnostik:* Operationalisierte Diagnostik bedeutet, dass für die verschiedenen infrage kommenden Diagnosen ein präziser Katalog an möglichen Symptomen angegeben wird, von denen eine bestimmte Anzahl erfüllt sein muss, damit eine Diagnose gestellt werden kann. Die verschiedenen Symptome werden häufig in Gruppen untergliedert. Auch werden oft Zeitkriterien für die Dauer des Vorhandenseins bestimmter Symptome gefordert (z. B. mindestens zwei Wochen für die depressive Episode).
2. *Das Komorbiditätsprinzip:* Das Komorbiditätsprinzip wurde erst in den neueren Versionen DSM-IV und ICD-10 eingeführt. Zuvor spielte die sogenannte Schichtenregel nach Jaspers noch eine wesentliche Rolle bei der Klassifikation psychischer Störungen. Diese besagte, dass psychische Störungen als Folge erkennbarer organischer Hirnerkrankungen der tiefsten und damit relevantesten Schicht zuzuordnen seien. Es folgten die schizophrenen Störungen, die affektiven Störungen und die neurotischen Störungen, zu denen teilweise auch die Persönlichkeitsstörungen gerechnet wurden. Implizit liegt dieser Schichtenregel noch ein kausales, ätiologieorientiertes Denken zugrunde. Denn bei den organischen psychischen Störungen konnten benennbare ursächliche Komponenten (etwa eine Epilepsie bei epileptischen Psychosen) als wahrscheinliche Ursache der Symptome angegeben werden. Bei den schizophrenen Störungen und endogenen Depressionen wurde implizit davon ausgegangen, dass diese nicht stressbedingt, psychoreaktiv, sondern durch komplexe, bislang unverstandene organische Pathomechanismen verursacht seien. Bei den neurotischen Erkrankungen und Persönlichkeitsstörungen wurde dagegen unterstellt, dass psychoreaktive Stressphänomene in der Gegenwart (Beispiel: reaktive Depression) oder in der Vergangenheit (Beispiele: Zwangsstörung und Persönlichkeitsstörung) eine wichtige Rolle bei der Entstehung der psychischen Störung spielten.
Ein solches ursächliches, ätiologisch-pathogenetisches Denken wurde mit Einführung des Komorbiditätsprinzips in DSM-IV und ICD-10 fast vollständig aufgegeben. Stattdessen wird in der ICD-10 gefordert, so viele Diagnosen zu verschlüsseln, bis alle Aspekte des klinischen Bildes abgedeckt sind. Dies führt natürlich zu einer Vielzahl von Diagnosen und vor allem dazu, dass die einzelne Diagnose im Hinblick auf die zugrunde liegende Ursache der psychischen Funktionsstörung zunehmend an Bedeutung verliert.
Dies ist nebenbei bemerkt nach meiner Auffassung einer der zentralen Gründe dafür, dass bei der neurobiologischen Forschung der letzten Jahrzehnte, die sich auf ICD- und DSM-Diagnosen bezieht, keine einheitlichen Erkenntnisse gewonnen werden konnten. Denn wie soll eine Forschung, die unter den pseudokategorialen Begriffen Schizophrenie oder Depression in Wirklichkeit 20 oder

30 unterschiedliche Ätiologien und Pathogenesen mit biologischen Methoden erforscht, etwas Einheitliches herausbekommen? Das wäre nüchtern betrachtet schon ein großer Zufall (Tebartz van Elst et al. 2006).
3. *Die multiaxiale Diagnostik:* Psychische Symptome entwickeln sich in einem komplexen Bedingungsgefüge aus biologischer Veranlagung, mono- oder oligokausalen Schädigungsfolgen, psychosozialem Stress und gesellschaftlichen Rahmenbedingungen. Wie auch die enormen Anstrengungen zeigen, die in die Entwicklung der beschriebenen Klassifikationssysteme geflossen sind, ringt die psychiatrisch neurobiologische Wissenschaft intensiv damit, dieser Komplexität Herr zu werden. Sie hat es offensichtlich bislang nicht geschafft. Die Komplexität des Forschungsgegenstands sollte aber der sich damit befassenden Wissenschaft nicht vorgeworfen werden. Ein Versuch, diese Komplexität in die Klassifikation einfließen zu lassen, ist die sogenannte multiaxiale Diagnostik.

Dieser Versuch ist zwar insofern überzeugend, als dass global betrachtet verschiedene Einflusssphären analytisch klar getrennt und erfasst werden können. Betrachtet man jedoch einen Einzelfall, einen konkreten Patienten in seinem Leben, so zeigt sich, dass sämtliche dieser scheinbar getrennten Achsen de facto miteinander interagieren und im Einzelfall kaum voneinander getrennt werden können.

> Die großen Klassifikationssysteme ICD und DSM definieren psychische Störungen nach rein deskriptiven Kriterien unter weitgehender Aufgabe eines kausalen Denkens.
>
> Die so resultierenden Störungskategorien sind sowohl klinisch als auch neurobiologisch unscharf voneinander abgegrenzt.

4.3 Die Folgen der Aufgabe kausalen Denkens

Eine große Schwäche der ICD- und DSM-Klassifikation liegt in meinen Augen darin, dass mit der Aufgabe der Schichtenregel ein ursächliches Denken bei der Klassifikation psychischer Störungen fast keine Rolle mehr spielt. Dies hat weitreichende und zum Teil katastrophale Auswirkungen, die hier nur angerissen werden können. Zunächst aber soll ein Verständnis davon entwickelt werden, wieso es dazu kam.

4.3.1 Die historischen Gründe für die Aufgabe kausalen Denkens

Die Konzepte von psychischen Störungen oder Krankheiten des 19. und frühen 20. Jahrhunderts waren geprägt von den sogenannten Schulen. Hinter diesem Begriff verbirgt sich das Denken und Schreiben herausragender Persönlichkeiten der Psychiatriegeschichte wie Morel, Griesinger, Kraepelin, Freud, Wernicke, Kleist, Leonhardt, Adler, Bleuler, Jung, Schneider, Frankl, Slater, um nur einige zu nennen. Dies waren meist wissenschaftlich interessierte Kliniker, die mit ihrem Denken und Schreiben teilweise sehr einflussreich für nachfolgende Generationen waren. In der zweiten Hälfte des 20. Jahrhunderts kam es dann zu einer zunehmenden Internationalisierung und Institutionalisierung der psychiatrischen Wissenschaft. Im Rahmen der Schulpsychiatrie und -psychotherapie hatten sich zuvor teilweise sehr originelle wissenschaftliche Theorien und Systeme entwickelt, die aber untereinander kaum noch kompatibel waren. Dementsprechend kam es oft zu heftigen und völlig unfruchtbaren Auseinandersetzungen zwischen den Vertretern der verschiedenen Schulen. Vergegenwärtigt man sich, dass selbst heute noch in der DSM-5-Definition von psychischer Störung vier der sechs inhaltlichen Kriterien implizit auf soziale Normen bezogen sind, so kann man sich vorstellen, wie leicht eine so strukturierte Schulpsychiatrie und -psychotherapie sich in den Fallstricken zeitgemäßer sozialer Normen und moralischer Vorstellungen verfangen kann. Als Reaktion auf diese Erfahrungen wurden die Operationalisierungen von psychischen Krankheiten zunehmend theoriefreier gestaltet. Denn dies schien der einzige Weg, dem Streit der Schulen zu entkommen, indem alle wichtigen Streitpunkte ausgeklammert wurden. Zudem scheint mir auch ein praktischer bzw. pragmatischer Aspekt in diesem Zusammenhang von Bedeutung zu sein. Die großen internationalen Klassifikationssysteme werden zunehmend von eher klinikfernen, politisch orientierten Personen formuliert, denen es Freude macht, in zeitintensiver Gremienarbeit fern der Klinik oder dem Forschungslabor, um Formulierungen zu ringen und diese durchzusetzen. Und da am Ende des Tages immer ein Kompromiss gefunden werden muss, so ist der kleinste gemeinsame Nenner meist der, bei dem alle konfliktrelevanten Themen ausgeklammert werden. Leider trifft dies insbesondere auf den in meinen Augen kritischen Punkt der Verursachung psychischer Störungen zu, der in den aktuellen Klassifikationssystemen keine relevante Rolle mehr spielt.

> Die Definitionen psychischer Störungsdiagnosen werden in gesundheitspolitischen Gremien erarbeitet, in denen Konsens und die Vermeidung von Streit zwischen Schulen aus pragmatischen Gründen eine zentrale Rolle spielen.
>
> Das Prinzip des politischen Kompromisses und des kleinsten gemeinsamen Nenners hat zur weitgehenden Aufgabe kausaler Organisationsprinzipien bei der Definition von Klassifikationssystemen nach ICD und DSM geführt.

4.3.2 Die Aufgabe eines zentralen wissenschaftlichen Zieles

Mit der Aufgabe der Klassifikation psychischer Störungen nach Ursachen wurde implizit – ohne dass sich alle Akteure wahrscheinlich der Tragweite dieser Entscheidung bewusst waren und sind – auch das Projekt aufgegeben, die relevanten Kausalursachen zu identifizieren. Denn schlussendlich wurde der Störungsbegriff implizit doch auf der Grundlage der konzeptuellen Denkschablone des Krankheitsbegriffs entwickelt, und dieser ist, wie in ▶ Kap. 3.3 gezeigt, wesentlich auf die Ersturache als entscheidende Größe für das Zustandekommen einer Krankheit gedacht. Und schlussendlich ist die Entdeckung der ätiologischen Ersturache oder aber pathogenetischer Folgeursachen eine Voraussetzung dafür, eine Krankheit oder Störung zu verstehen und sie vor dem Hintergrund eines solchen Verständnisses auch möglichst kausal zu behandeln. Die Tatsache, dass die Aufgabe dieses Ziels aber still und heimlich und mehr implizit als explizit geschah, hat weitreichende und in meinen Augen teilweise verheerende Folgen, was im Folgenden thematisiert werden soll.

> Durch die implizite konzeptuelle Entkoppelung des Störungsbegriffs von der die Störungen verursachenden Kausalität wird ein pseudokategorialer Krankheitsbegriff geschaffen.
> Dies hat weitreichende Folgen, deren sich die meisten Akteure in der Medizin (Patienten, Ärzte, Wissenschaftler, Geldgeber) aber nicht umfassend bewusst sind.

4.3.3 Die Missverständnisse des Störungsbegriffs

Den meisten Akteuren im Gesundheitswesen ist es nach meiner Analyse nicht bewusst, dass mit dem modernen Störungsbegriff die klassischen Krankheitskriterien aufgegeben wurden. Denn die gewählten Begriffe wie ADHS, Autismus, Schizophrenie oder Depression kommen in der Alltagssprache ebenso daher wie echte Krankheitsbegriffe wie z. B. Syphilis, Diabetes mellitus Typ 1, kleinzelliges Lungenkarzinom usw. Zwar gibt es auch in der somatischen Medizin Begriffe, die in der Allgemeinbevölkerung als genuine Krankheitsbegriffe missverstanden werden, wie z. B. Hypertonie oder Epilepsie, jedoch sind in diesen Fällen die Konsequenzen nicht so weitreichend. Denn zum einen wird in der jeweiligen Fachsprache der Spezialwissenschaft ein differenzierterer Sprachgebrauch gepflegt, wenn etwa von essenzieller oder renaler Hypertonie in Beispiel 1 oder von einer Temporallappenepilepsie bei Hippocampussklerose in Beispiel 2 gesprochen wird. Dagegen ist in der Alltagssprache der psychiatrisch-psychotherapeutischen Wissenschaft und Klinik regelmäßig von der Depression, dem Autismus, der ADHS oder der Schizophrenie die Rede, so als repräsentierten diese Begriffe tatsächlich Krankheiten im klassischen Sinne der Definition. Zum anderen ist in der somatischen Medizin der Forschungs- und therapeutische Gegenstand nicht derartig komplex in psychoreaktive, stressbedingte, persönlichkeitsbezogene und gesellschaftliche Thematiken eingewoben, sodass entsprechende Begrifflichkeiten für das Selbst- und Menschenbild der betroffenen Patienten eine ungleich geringere Bedeutung haben.

Missverständnisse durch Patienten und Angehörige

In der Psychiatrie werden die Krankheitsbegriffe der psychischen Störungen von Patienten, Angehörigen, Journalisten, aber auch von vielen Ärzten und Wissenschaftlern zumindest in der alltäglichen Sprachpragmatik regelmäßig als Krankheiten missverstanden. Die Bedeutung eines solchen Missverständnisses sei an einem Beispiel erläutert.

Kasuistik 1

In der Spezialsprechstunde für Tic-Störungen wird ein Patient mit seiner Mutter und Schwester vorstellig. Der 24-jährige Student litt seit seinem sechsten Lebensjahr an einer sehr schweren Form eines Gilles-de-la-Tourette-Syndroms (GTS), bei dem es zu unwillkürlichen Muskelzuckungen vor allem der Gesichtsmuskulatur, aber im Falle unseres Patienten auch der Arme und Beine kam. Außerdem herrschten immer wieder Phasen vor, in denen der Patient Schmatz-, Stöhn- und Grunz-Geräusche machte, ohne dies unterdrücken zu können. Wegen dieser Symptome wurde der Patient in seiner Schulzeit viel geärgert und ausgegrenzt, worunter sowohl er als auch die ihn sehr unterstützende Familie stark litt. Im Rahmen der genaueren Befunderhebung wurde klar, dass der Patient in den Monaten vor Ausbruch der Tics unter einem starken fieberhaften Infekt mit starker Rachenentzündung und Bläschenbildung auf der Zunge und im gesamten Rachenraum gelitten hatte. Die Suche nach spezifischen Antikörpern gegen Streptokokken blieb erfolglos. Allerdings zeigten sich in der Kernspinuntersuchung des Gehirns (MRT) Auffälligkeiten im Bereich der Basalganglien. Die Untersuchung des Elektroenzephalogramms (EEG) wies ebenfalls unspezifische Auffälligkeiten auf. Der Patient hatte insgesamt drei inzwischen erwachsene Geschwister, drei Onkels und Tanten väterlicherseits und vier mütterlicherseits sowie insgesamt 14 Cousins und Cousinen. Niemand in der großen Familie litt unter einem GTS.

Nach ICD-10-Kriterien konnte die Diagnose eines GTS bestätigt werden, die dem Patienten und seiner Familie bereits bekannt war. Auch wussten sie, dass es eine starke familiäre Veranlagung für das GTS gibt, weshalb sowohl der Patient als auch seine Familie vor dem Hintergrund einer Deutung als Erberkrankung große Ängste entwickelt hatten, dass weitere Kinder oder Enkel mit dem gleichen Schicksal konfrontiert werden könnten.

Angesichts der Befundkonstellation mit fieberhaftem, klinisch relevantem Infekt vor Ausbruch der Tics, des MRT- und EEG-Befundes sowie der unauffälligen Familienanamnese in der großen und verzweigten Familie, konnte gemäß der in ▶ Kap. 3.2.3 vorgestellten Systematik nun die Diagnose eines wahrscheinlich sekundären und damit nicht-familiären GTS spezifiziert werden. Diese Erkenntnis entlastete die Familie deutlich, weil sie weniger Sorgen hatten, künftige Kinder könnten von der Symptomatik betroffen werden.

Diese Kasuistik illustriert, dass der Begriff der psychischen Störung von vielen Patienten und ihren Angehörigen oft als Krankheit missverstanden wird. Aussagen der Form, ein Tourette-Syndrom, eine ADHS oder eine Autismus-Spektrum-Störung sind familiär bedingt, werden im Sinne eines klassischen Krankheitsverständnisses missverstanden. Die Konsequenzen für das eigene Selbstbild (Misstrauen gegenüber der eigenen körperlichen Verfasstheit) und, wie im Beispiel gezeigt, im

Hinblick auf die Familienplanung können sehr weitreichend und manchmal sehr nachteilig sein.

Missverständnisse durch Ärzte

Auch Ärzte sind sich der Tatsache, dass psychische Störungen keine klassischen Krankheitsbegriffe repräsentieren, nicht immer bewusst. So wurde beispielsweise der o. g. Familie in zahlreichen Konsultationen bei den verschiedensten Ärzten und Psychologen das GTS zumindest implizit immer als Krankheitsentität vorgestellt. Auf die Idee, nach Ursachen zu suchen, die die Diagnose eines sekundären GTS begründen könnten, war bislang noch niemand gekommen. Ähnliches ist auch bei vielen anderen psychischen Störungsbildern wie Schizophrenien, uni- oder bipolaren Depressionen, Zwangsstörungen usw. häufig zu beobachten. Ein weiterer Grund für dieses Nichtbeachten möglicher sekundärer Störungsursachen ist der, dass eine entsprechende Erkenntnis oft keine unmittelbare therapeutische Konsequenz hätte. So wird z. B. ein depressives Syndrom meist zumindest sehr ähnlich behandelt, unabhängig von der Tatsache, ob es sich um eine primäre oder sekundäre Variante handelt. Diese Praxis scheint sich aber aktuell mit der sich zunehmend verbreitenden Erkenntnis, dass z. B. immunologische Enzephalopathien mögliche Ursachen zahlreicher unterschiedlicher psychischer Symptome sein können, doch zu ändern (Tebartz van Elst et al. 2015).

Missverständnisse durch Wissenschaftler

Schlussendlich missverstehen oft auch Wissenschaftler selbst die gängigen Störungsbegriffe im Sinne einer Krankheit, etwa dann, wenn Depressions- oder Schizophrenieforschung betrieben wird. Dies mag zwar in dem Fall, in dem etwa die Auswirkungen der Depression oder Schizophrenie auf das soziale Ansehen betroffener Patienten erforscht werden, keine wichtige Rolle spielen. Denn diese Auswirkungen in der Gesellschaft ergeben sich unabhängig von der Ursache der Symptome allein aus deren Vorhandensein. Aber selbst in dieser psychosozialen Sphäre könnte es auch im Hinblick auf die Reaktionen Dritter von Bedeutung sein, wenn diese verstehen, dass bei betroffenen Menschen depressive oder schizophrene Syndrome z. B. durch diskrete Entzündungsprozesse im Gehirn verursacht wurden (Rüsch 2021).

Von tragischer Bedeutung ist dieses Missverständnis dagegen dann, wenn Millionen von Euro in die Erforschung der Hirnstruktur oder Pathophysiologie oder der Wirkung neuer Medikamente zur Behandlung von Schizophrenien oder Depressionen investiert werden und immer wieder mit sehr viel Aufwand sehr wenig Resultate produziert werden. Dass diese notorische Unproduktivität der neuropsychiatrischen Forschung der letzten Dekaden spielend einfach durch die Feststellung erklärt werden kann, dass in Form der psychischen Störungsbilder keine Krankheiten, sondern Sammelbegriffe beforscht werden, wird immer noch kaum zur Kenntnis genommen (Tebartz van Elst et al. 2006).

> Aufgrund des pragmatischen Sprachgebrauchs wird der Störungsbegriff sowohl von Patienten als auch von Ärzten und Wissenschaftlern im Sinne einer klassischen Krankheitskategorie missverstanden.
>
> Das hat weitreichende – und leider oft nachteilige – Folgen für das eigene Krankheitsverständnis und Selbstbild der Patienten, die Therapiestrategien der behandelnden Ärzte und die Forschungsstrategien der Wissenschaftler und Geldgeber.

4.4 Primäre und sekundäre Syndrome

Um diesem Problem Herr zu werden, sollte nach meiner Auffassung bei allen psychischen Störungen gemäß ICD oder DSM nach primären oder sekundären Störungen unterschieden werden (Tebartz van Elst et al. 2013). Ziel der Unterscheidung von psychischen Störungen nach primären und sekundären Formen ist es dabei, wieder einen Raum für ätiologisch-pathogenetisches Denken im klinischen und wissenschaftlichen Denken und Handeln zu eröffnen.

Dabei lehnt sich der Gedanke der Unterscheidung von primären und sekundären Formen eines Syndroms an bereits existierende Sprachregelungen z. B. in der Inneren Medizin an. Dort ist etwa von einer sekundären Hypertonie (Bluthochdruck) die Rede, wenn es klar erkennbare Ursachen für eine solche Hypertonie wie z. B. eine Nierenarterienstenose (Verengung der Nierenarterie) gibt. Können solche Ursachen nicht gefunden werden, gibt es also keine erkennbaren Gründe für den Bluthochdruck, so spricht man von einer primären Hypertonie. Wie bei den psychischen Störungen ist in solchen Fällen meist eine genetische familiäre Veranlagung zu erkennen und nicht selten leiden weitere Verwandte ebenfalls an einer Hypertonie.

Ganz analog sollte bei psychischen Störungen im Hinblick auf die wahrscheinliche Ursächlichkeit zwischen primären und sekundären Störungen unterschieden werden. Dazu sei eine weitere Fallgeschichte betrachtet, die in der Fachliteratur bereits publiziert wurde (Tebartz van Elst et al. 2011b).

Kasuistik 2

Ein 17-jähriger Abiturient stellt sich mit der Verdachtsdiagnose einer paranoiden Schizophrenie vor. Nachdem er bei einem Theaterstück in der Schule die Rolle eines exzentrischen Individualisten gespielt hatte, habe er das Gefühl entwickelt, die anderen würden über ihn reden. Bei offenem Fenster wolle er schon gar nicht sprechen, weil dann alle mithören würden. Auch könne er quer über den Schulhof hören, was andere über ihn sagten. Sie redeten schlecht über ihn, würden Befehle erteilen und sein Verhalten kommentieren.

Die Familienanamnese war unauffällig. Vor einigen Jahren war es aber zu einem Unfall und einer kleinen Hirnblutung im Frontalhirn gekommen, die jedoch nach wenigen Monaten völlig folgenlos ausgeheilt war.

Ein Therapieversuch mit einem klassischen Neuroleptikum (Medikament zur Behandlung schizophrener Symptome) habe ihn etwas müde gemacht und beruhigt, die Wahrnehmungsstörungen, das Misstrauen anderen Menschen gegenüber, den sozialen Rückzug und die emotionale Verflachung aber nicht gebessert. Bei einer EEG-Untersuchung fielen pathologische Befunde wie bei einer generalisierten Epilepsie auf. Eine computerbasierte Analyse des EEG (Independent-Component-Analyse) konnte auch einen Herdbefund im Bereich der ehemaligen Blutung nachweisen.

Nach ICD-10-Kriterien würde am ehesten eine paranoide Schizophrenie diagnostiziert werden. Nur wenige Diagnostiker würden eine organische schizophrene Störung erwägen, weil trotz der EEG-Auffälligkeit eine Epilepsie nicht diagnostiziert werden konnte.

Nach dem hier propagierten Konzept wurde eine sekundäre schizophrene Störung diagnostiziert. Eine Behandlung mit dem Antikonvulsivum Valproat führte zu einer vollständigen Heilung aller Symptome, sodass der Patient sein Abitur nach einer kurzen Pause mit einem Einser-Schnitt abschließen und in der Folge ein sehr anspruchsvolles Studium absolvieren konnte.

Auch für diesen Patienten und seine Familie war es sehr wichtig, ein kausales Krankheitskonzept für sein schizophrenes Syndrom entwickeln zu können. Zwar konnte, wie meist in solchen Fällen, der kausale Zusammenhang zwischen dem stattgehabten Unfall, der Hirnblutung, den EEG-Auffälligkeiten und dem schizophrenen Syndrom nicht mit Sicherheit bewiesen werden. Jedoch waren die aufgezeigten möglichen und in diesem Fall sehr wahrscheinlichen Wirkzusammenhänge für den sehr intelligenten Patienten überzeugend und für sein Selbstbild und Krankheitskonzept von großer Bedeutung. Vor allem aber zeigte auch eine Behandlung, die sich an der vermuteten Ursache orientierte, einen überzeugenden Erfolg.

Kritiker des Vorschlags, bei psychischen Störungen sekundäre und primäre konzeptuell zu trennen, könnten einwenden, dass bereits aktuell in Form der sogenannten organischen psychischen Störungen im ICD-10 Klassifikationsmöglichkeiten für die hier vorgeschlagenen sekundären psychischen Störungen vorhanden seien. Dies ist aber bei genauer Betrachtung der Definition der entsprechenden Kategorie im ICD-10 nicht der Fall. Denn die dort beschriebenen organischen psychischen Störungen sind solche, bei denen klar erkennbare Gehirnerkrankungen wie Epilepsien, Parkinson-Syndrome, Gehirnblutungen oder Schlaganfälle oder neurodegenerative Erkrankungen wie die Alzheimer-Demenz identifizierbar sind. Dies ist aber bei den hier beschriebenen Kasuistiken 1 und 2 sicher nicht der Fall. Dementsprechend waren beide Patienten von zahlreichen Vorbehandlern auch in Form klassischer psychischer Störungen diagnostiziert worden.

Die neueste Krankheitsklassifikation der WHO, die ICD-11, trat 2022 in Kraft, kommt aber in Deutschland bis auf weiteres noch nicht zur Anwendung, da die differenzierten »Langtexte« noch nicht zur Verfügung stehen. Sie ist aber in ihrer groben Struktur im Internet einsehbar (WHO 2022). Danach wurde die hier favorisierte Begrifflichkeit der sekundären psychischen Störungen in der Sektion GE6 unter der Überschrift der »sekundären psychischen oder Verhaltensstörungen in Verbindung mit andernorts klassifizierten Störungen oder Krankheiten« übernommen, was erfreulich ist. Allerdings finden sich unverändert zum ICD-10 kaum spezifische Ausarbeitungen bei welchen Befundlagen genau, von einer sekundären Störung ausgegangen werden kann, sodass sich leider zur aktuellen Situation praktisch kaum etwas ändert.

Sekundäre psychische Störungen nach dem hier entwickelten Verständnis sind also solche, bei denen sich auch klinisch ganz klassisch erscheinende psychische Syndrome in einer Gesamtkonstellation präsentieren, die darauf hinweist, dass benennbare Gründe von kausaler Relevanz für die Entwicklung des psychischen Syndroms sind. Dies können z. B. Befunde in der Bildgebung des Gehirns sein, EEG-Befunde, Hinweise auf entzündliche oder immunologische Pathogenesen in den Blut- oder Gehirnwasseruntersuchungen (z. B. eine Hashimoto-Thyreoiditis), Hinweise auf Stoffwechselstörungen, virale Entzündungen, Vitaminmangelsyndrome usw. Eine unauffällige Familienanamnese unterstützt die Hypothese einer sekundären Genese einer psychischen Störung vor allem dann, wenn eine weit verzweigte genetische Verwandtschaft mit zuverlässig unauffälligen Befunden überblickt werden kann.

Auch mono- oder oligogenetische Erkrankungen können zu den sekundären Störungen gezählt werden (▶ Kap. 6.2.7, ▶ Kap 6.5.1 und ▶ Kap 7.4).

Zusammenfassend kann also festgehalten werden, dass das Konzept der primären und sekundären Syndrome oder Störungen versucht, Elemente kausalen Denkens wieder in die Klassifikation psychischer Störungen einzuführen. Ziel ist es dabei, wahrscheinliche Ursachen für Funktionsstörungen mit zu berücksichtigen bei der Bewertung eines psychischen Phänomens. Sekundäre psychische Störungen sind dabei solche, bei denen eine sorgfältige Untersuchung Hinweise entweder auf eine mono- oder oligogenetische Erkrankung im klassischen Sinne oder auf erworbene funktionell relevante Läsionen (Hirnblutungen, Hirninfarkte, Hirnnarben [Gliosen], epileptiforme Funktionsstörungen, virale oder bakterielle Encephalitiden, immunologische Prozesse, Intoxikationen, Tumoren etc.) oder Ereignisse (Trauma, Verletzung, Intoxikation etc.) hervorbringt. Bei primären psychischen Störungen finden sich trotz sorgfältiger Untersuchung keine Hinweise auf solche ätio-pathogenetisch (kausal) relevanten Faktoren. Bei zahlreichen psychischen Störungen findet sich bei primären Formen allerdings eine positive Familienanamnese im Sinne einer multifaktoriellen komplexen genetischen Veranlagung. Für viele Patienten ist die Unterscheidung in primäre und sekundäre psychische Störungen für ihr Krankheitsmodell und Selbstbild sehr wichtig.

> Sekundäre psychische Störungen sind solche, bei denen erkennbare hirnorganische Ursachen vorhanden sind, die die psychischen Symptome plausibel erklären.
> Bei primären Störungen ist dies nicht der Fall. Allerdings findet sich häufig eine familiäre Veranlagung im Sinne einer multifaktoriellen komplexen Genetik.

4.5 Primäre Syndrome und Normvarianten

»Verstehen ist ›innere Imitation‹« (Theodor Lipps 1903, zit. n. Ebert et al. 2013)

In diesem Kapitel sollen abschließend die primären psychischen Störungen betrachtet werden. Denn in dieser Gruppe ist es vor allem bei leichter Ausprägung der psychischen Symptomatik oft besonders schwer, eine Grenzziehung hin zur Vielfalt der psychischen Seinsweisen im Normbereich menschlicher Existenz zu erkennen. Was ist damit gemeint?

Besonders augenfällig wird dies bei den primären Varianten einer ADHS, des Autismus, den Tic-Störungen oder bei den Persönlichkeitsstörungen. Das Gemeinte soll hier in Anlehnung an Kasuistik 1 zunächst am Beispiel der Tic-Störungen und des Tourette-Syndroms erklärt werden.

Tics sind willkürlich nicht komplett kontrollierbare Zuckungen vor allem der mimischen Gesichtsmuskulatur, aber auch anderer Muskeln oder des Stimmapparats (▶ Kap. 9). Sind Tics über einen langen Zeitraum sowohl als motorische als auch als vokale Tics (Geräusche machen) vorhanden, spricht man von einem Gilles-de-la-Tourette-Syndrom (GTS; Müller-Vahl 2014). Häufig kommt es z. B. zu Blinzel-Tics, einschießenden Zuckungen der Mundwinkel, Stirnrunzeln, Kopfwenden, Backen-Aufblasen, Mund-Öffnen, um nur einige typische Bewegungen zu nennen. Die betroffenen Menschen berichten oft, dass es vor dem Tic zu einer sogenannten Tic-Aura kommt. Das bedeutet, dass sie in dem Bereich, in dem später die Bewegung erfolgt, ein Kribbeln oder ein anderes, schwer zu beschreibendes, sensorisches Gefühl erleben – ähnlich dem Kribbeln in der Nase vor einem Nieser, das die meisten Leser aus eigener Erfahrung kennen werden. Und wie beim Kribbeln vor dem Niesen baut sich dieses sensorische Gefühl langsam zu einem Anspannungsgefühl auf, bis es sich wie der Nieser durch die Tic-Bewegung auflöst. Und wiederum gut vergleichbar dem Niesen wird die Tic-Bewegung an sich oft von einem angenehmen Gefühl des Spannungsabfalls begleitet. Allerdings ist den Betroffenen anders als das Niesen – welches sozial allgemein akzeptiert wird, weil es den meisten Menschen aus eigener Erfahrung bekannt ist – die Tic-Bewegung oft ausgesprochen peinlich. Sie fühlen sich beobachtet und fürchten eine Abwertung ihrer Person und soziale Ausgrenzung, weil sie sich in den Augen von Beobachtern situationsunangemessen verhalten. Noch unangenehmer sind den meisten Betroffenen die verbalen Tics, die sich in Form von Schmatz- oder Grunz-Geräuschen oder mehr oder weniger lauten Tönen entäußern können. Und in der Tat haben sowohl motorische als auch vokale Tics einen ausgesprochen starken Signalcharakter, d. h., sie fallen Beobachtern meist sehr schnell auf. In wiederum weitgehender Analogie zu den Erfahrungen der meisten Menschen mit dem Niesen können Tics bis zu einem bestimmten Ausmaß auch kontrolliert und unterdrückt werden. So wie viele Menschen mit Heuschnupfen zu den Zeiten, in denen der Heuschnupfen nur leicht ausgeprägt ist, den Nieser als Reaktion auf das Kitzeln in der Nase eine ganze Weile unterdrücken können, können dies viele Menschen mit einem GTS zu guten Zeiten auch. Und so wie zur Zeit der Blüte des Heuschnupfens dies den meisten Betroffenen dann nicht mehr gelingt, ergeht es auch den meisten GTS-Patienten dann, wenn das GTS schwer ausgeprägt vorhanden ist. Die Gründe für das Zunehmen und Abnehmen des Schweregrads des GTS sind bis heute unverstanden.

An dieser Stelle soll es nun aber nicht um eine umfassende Darstellung des GTS gehen. Dazu sei auf ▶ Kap. 9 verwiesen. Vielmehr soll eine Veranschaulichung und Erklärung der Besonderheit primärer Störungen im Übergangsbereich zu Varianten einer multikategorialen Normalität entwickelt werden.

Wenn man sich im Hinblick auf das Vorhandensein von Tics die in ▶ Kap. 2 diskutierten Überlegungen zu Normalität und Normvorstellungen betrachtet, so würden auf den ersten Blick wahrscheinlich die meisten Menschen der Meinung sein, dass das Vorhandensein von Tics nicht normal ist. Der Grund dafür ist auf den ersten Blick, dass die meisten Menschen solche Tics aus ihrem Selbsterleben nicht kennen. Oberflächlich betrachtet wissen sie nicht, wie es ist, solche Bewegungsimpulse nicht unterdrücken zu können. Und da alle Menschen von ihrem Selbsterleben spontan, implizit und meist unreflektiert auf andere schließen, kommen sie zu der Schlussfolgerung, dass Tics nicht normal seien.

Gemäß ▶ Kap. 2.2 können die entsprechenden Normkriterien auch als eine fehlende technische oder biologische Normalität spezifiziert werden. Denn die meisten Menschen haben die Funktionserwartung an ihren Körper, dass sie solche Bewegungsimpulse unterdrücken können, und halten die fehlende entsprechende Fähigkeit für anormal im Sinne dieser technischen Normerwartung an ihren Körper. Ganz ähnlich verhält es sich mit der Erfahrung des Halluzinierens von Stimmen im Kontext von paranoiden Psychosen bzw. Schizophrenien (Tebartz van Elst 2021a).

> Verstehen ist innere Imitation. Menschen legen ihr eigenes Erleben und Verhalten bei der Deutung des Erlebens und Verhaltens anderer Menschen zwingend zugrunde. Das eigene Leben ist die Deutungsschablone der ganzen Welt.

Bei weiterem Nachdenken werden andere vielleicht auch zu dem Schluss kommen, dass Tics auch im Sinne der statistischen Norm außerhalb der Bandbreite des Normalen anzusiedeln seien. Denn es gäbe doch gewiss nur eine kleine Minderheit von Menschen, die unter solchen Tics leiden würden, sodass das GTS auch aus einer deskriptiv statistischen Perspektive als nicht normal einzustufen sei.

Schlussendlich spielt natürlich und vor allem auch die soziale Norm eine herausragende Rolle bei der Bewertung des GTS. Denn die motorischen und vokalen Tics und vor allem – wenn vorhanden – die Koprolalie mit dem unfreiwilligen Aussprechen von Schimpfwörtern, ruft bei den Menschen, die mit dem Phänomen nicht vertraut sind, eine tiefgreifende Empörung hervor, was nicht selten zu Beschimpfungen und sozialer Ausgrenzung von Betroffenen führt. Gleichzeitig käme kaum ein Zeitgenosse auf die Idee, einen anderen wegen seines schweren Heuschnupfens zu missachten, auszugrenzen oder für psychisch krank zu erklären.

Auf den ersten Blick scheint ein Mensch mit einem primären GTS und positiver Familienanamnese in einem umfassenden Sinn allen Kriterien einer fehlenden Normalität zu entsprechen.

4.5 Primäre Syndrome und Normvarianten

Nun wollen wir als der Aufklärung verpflichtete Menschen die soziale Norm nicht gelten lassen, weil sie bekanntermaßen zu Diskriminierung und Ausgrenzung führt und dies nicht den humanistischen Prinzipien entspricht, denen sich die Medizin heutzutage glücklicherweise überwiegend verpflichtet fühlt. Es bleibt aber wie oben beschrieben die Funktionsstörung im Sinne der statistischen und technischen Norm. Wie aber sieht es mit diesen Kriterien bei genauer Betrachtung aus?

Bezüglich der statistischen Norm ist zunächst festzustellen, dass nach Studienlage 10–15 % aller Grundschüler zumindest vorübergehend unter Tics leiden (Robertson 2008a, 2008b; Müller-Vahl 2014). Entsprechend der in ▶ Kap. 2 diskutierten Zahlen ist dies eine Häufigkeit, die sich weit oberhalb der typischen Cut-Offs für statistisch definierte Anormalität bewegen (▶ Abb. 2.1). Zur Erinnerung: Würde der Normbereich als Mittelwert ± 2 Standardabweichungen definiert, wären etwa 4 % von statistisch normalverteilten Eigenschaften nicht normal, bei einem Bereich von ± 3 Standardabweichungen wären es nur etwa 1 %. In beiden Fällen müssten Tics zumindest bei Grundschülern aus statistischer Perspektive als normales Phänomen betrachtet werden.

Wie sieht es nun aber mit der technischen Normerwartung aus? Die meisten Menschen erwarten es von sich selbst und ihrem Körper, motorische oder vokale Bewegungen wie bei den Tics unterdrücken zu können. Und dieser Erwartung entsprechend klagen auch die meisten von einem GTS betroffenen Menschen darüber, dass sie diese Impulse nicht beliebig unterdrücken können. Dieser unangenehme Aspekt der kybernetischen Tic-Dynamik soll an dieser Stelle auch gar nicht kleingeredet werden. Die Tatsache, dass fast alle von Tics betroffenen Menschen sich wünschen, solche Tics nicht zu haben, zeigt klar an, dass an dieser Stelle auch aus der Eigenperspektive Betroffener und nicht nur aus der Perspektive der Gesellschaft mit ihrer sozialen Norm eine Funktionsstörung im Sinne einer nicht erfüllten technischen Normerwartung vorliegt.

Aber gerade mit Verweis auf die weitgehend analoge kybernetische Dynamik beim Niesen kann die biologische und auch übergeordnete funktionale Relevanz solcher Tics – zumindest bei leichter Ausprägung – infrage gestellt werden. Vor allem dann, wenn es gelingt, die sozialen Normerwartungen, die an Menschen mit GTS herangetragen werden, aber gerade auch die verinnerlichten sozialen Normerwartungen, mit denen Betroffene sich selbst konfrontieren, abzubauen, ist sowohl die biologische als auch die psychosoziale Relevanz von solchen Tics verschwindend gering.

Es kann also festgehalten werden, dass in dieser Konstellation zwar eine auf familiärer Veranlagung respektive multigenetischer Vererbung beruhende Empfindlichkeit besteht, Tics zu entwickeln (Mataix-Cols et al. 2015), so wie andere Menschen aufgrund einer völlig analogen familiären Veranlagung bzw. multigenetischen Vererbung eine Tendenz zur Entwicklung eines allergischen Heuschnupfens mit in ihr Leben bringen. Wenn nun aber die sechs in ▶ Kap. 4.1 identifizierten DSM-5-Kriterien für das Vorliegen einer psychischen Krankheit analysiert werden, so muss festgestellt werden, dass eine solche in den allerwenigsten der entsprechenden Fälle erkannt werden kann.

Zwar kann Kriterium 2 als erfüllt gelten, insofern, als dass eine Störung des Verhaltens vorliegt. Jedoch ist schon Kriterium 3 (Verursachung durch eine Dysfunktion von biologischen, psychologischen oder Entwicklungsprozessen) vor allem bei der primären, familiären Variante einer Tic-Störung als sehr fraglich anzusehen. Kriterium 1 (klinische Relevanz) kann in den meisten Fällen verneint werden, zumindest solange nicht aufgrund sozialer oder moralischer Normvorstellungen ein unangemessener innerpsychischer oder interpersoneller Druck im Sinne einer sozialnormativen Anpassung aufgebaut wird. Auch Kriterium 4 – das sich aus der Funktionsstörung heraus entwickelnde Leid bzw. die Behinderung in sozialen, beruflichen oder interpersonellen Bereichen des Lebens – ist sicher nicht aufgrund der bestehenden Symptomatik an sich, sondern allenfalls wegen des oben erwähnten innerpsychischen oder interpersonellen, sozialnormativen Erwartungsdrucks erfüllt. Dagegen kann im Hinblick auf Kriterium 6 (Ausschluss einer psychischen Störung bei sozial abweichendem Verhalten) durchaus die Frage gestellt werden, ob es nicht primär die soziale und gesellschaftliche Ächtung von Tic-artigen motorischen Entäußerungen ist, die das Problem vor allem im Bereich leichter ausgeprägter, primärer Tic-Störungen überhaupt erst aufkommen lässt.

An dieser Stelle möchte ich betonen, dass ich mit dieser Argumentation nicht die Bedeutung und das Leid verniedlichen oder verharmlosen möchte, dem Menschen mit schweren Tic-Störungen – auch in der primären Variante – ausgesetzt sind. Genauso wenig möchte ich die psychosozialen Folgen in solchen Konstellationen kleinreden.

Es soll auch keine Position vertreten werden, die behauptet, eine Phase mit Tics gehöre zur Entwicklung aller gesunden Menschen dazu. Dafür gibt es empirisch betrachtet wenig Anhaltspunkte. Dennoch ist es aus statistisch-empirischer Perspektive so, dass de facto eine wahrscheinlich große Gruppe von Menschen (etwa 15%) während einer Phase ihres Lebens solche Tics hat, die bei den meisten der Betroffenen aus bislang ungeklärten Gründen dann im Verlauf der weiteren Entwicklung verschwinden. Bei etwa 1% der Bevölkerung überdauern solche Tics ein Leben lang und zahlreiche unter ihnen führen ein völlig ungestörtes Leben, haben Beziehungen, Familie, arbeiten erfolgreich in ihren Berufen als Ärzte, Professoren, Handwerker, Musiker, Sportler, Lehrer, Journalisten, Politiker usw. All diese Menschen allein deshalb als psychisch krank zu begreifen, weil sie in Form der persistierenden Tics aus der Perspektive der technisch-biologischen Norm ein Defizit aufweisen, halte ich für unangemessen und vor allem auch nicht im Sinne der weitgehend akzeptierten Kriterien nach DSM und ICD begründbar.

Die Schlussfolgerung kann nur sein, das Vorhandensein der Tics als Normvariante ganz im Sinne der in ▶ Kap. 2.4 vorgestellten multivarianten Norm des psychobiologischen So-Seins von Menschen zu verstehen.

In meinen Augen ist es für die zukünftige Medizin im Allgemeinen und die psychiatrisch-psychotherapeutische Medizin im Besonderen von herausragender Bedeutung, einen Begriff von dem oben skizzierten Konzept einer multikategorialen Normalität zu entwickeln und dessen Implikationen für das Verständnis vom erwartungsgemäßen und unerwarteten Funktionieren des menschlichen Körpers in unterschiedlichen Situationen seiner Entwicklung und seines Lebens zu untersuchen. Der Hauptgrund dafür ist der, dass ich vor dem Hintergrund des Gesagten und der Fallillustrationen der Überzeugung bin, dass die kognitive, emotionale und behaviorale Wirklichkeit menschlicher Existenz mithilfe dieses Konzepts auf eine validere Art und Weise verstanden werden kann. Darüber hinaus kann es nach meiner Überzeugung dabei helfen, den immer noch dominanten Bereich sozialer und moralischer Normerwartungen an das Funktionieren des menschlichen Körpers sowie an die freien und unfreien Verhaltensweisen des Menschen zugunsten empirischer und wertneutralerer Bewertungen zurückzudrängen. Dies wird für das Leben der meisten Menschen im Alltag einen Zugewinn an behavioraler Freiheit und Lebensqualität bedeuten (Tebartz van Elst 2015b, 2021).

Zusammenfassend kann hier vorerst festgehalten werden, dass primäre psychische Störungen häufig mit einer familiären, wahrscheinlich multigenetisch bedingten Veranlagung für eine dem Störungsbild entsprechende Funktionsweise einhergehen. Aus umfassender Beschreibungsperspektive sind mit den entsprechenden Funktionsstörungen (Schwächen) oft auch psychobiologische Vorteile (Stärken) verknüpft, die aber bei der Vorstellung beim Arzt oft in den Hintergrund geraten. Vor allem bei graduell leichter Ausprägung solcher primärer, familiärer, psychobiologischer Funktionsschwächen sind bei genauer Analyse die Kriterien für eine psychische Störung nicht erfüllt, obwohl die Funktionsschwäche auch im Selbsterleben klar identifizierbar ist. Von entscheidender Bedeutung für das aus der Funktionsschwäche resultierende Leid und sich daraus entwickelnde psychosoziale Beeinträchtigungen sind in solchen Fällen meist verinnerlichte oder an die Betroffenen herangetragene soziale oder moralische Normerwartungen und nicht die Funktionsschwäche an sich. Das Konzept einer multikategorialen Normalität kann helfen, diesen phänomenalen Bereich mehr oder weniger freien menschlichen Denkens, Fühlens und Handelns adäquat zu verstehen und den immer noch übermächtigen, oft restriktiven Wirkbereich sozialer und moralischer Normerwartungen zurückzudrängen.

Der Bereich primärer psychischer Störungen beschreibt psychobiologische Stärke-Schwäche-Cluster mit erkennbarer familiärer Veranlagung wahrscheinlich aufgrund einer komplexen multifaktoriellen Genetik.

Hier sind die psychobiologischen Eigenschaftscluster als dimensionale Größen im Grenzbereich der statistischen Norm zu verstehen.

Das Konzept der multikategorialen Normalität kann helfen, ein wissenschaftlich valides und nicht-diskriminierendes Verständnis der Biologie solcher Phänomene zu entwickeln.

5 Was ist eine Persönlichkeitsstörung?

»Abweichende Persönlichkeiten sind Abweichungen von einer uns vorschwebenden Durchschnittsnorm von Persönlichkeiten. Maßgebend sind also die Durchschnittsnormen, nicht etwa eine Wertenorm. Überall gehen abnorme Persönlichkeiten ohne Grenzen in die als normal zu bezeichnenden Lagen über« (Kurt Schneider 1923).

Es ist Ziel dieses Buches, Autismus, ADHS und Tics sowohl als Normvariante, als Persönlichkeitsstörung als auch als neuropsychiatrische Erkrankung vorzustellen. Nachdem bislang die Definitionen des Normalen, von Krankheit und primären sowie sekundären Störungen thematisiert wurden, soll nun ein Verständnis vom Begriff der Persönlichkeitsstörung entwickelt werden.

5.1 Historische Entwicklung des Begriffs

Um die Frage beantworten zu können, was Persönlichkeitsstörungen sind, muss zunächst der Begriff der Persönlichkeit geklärt werden. In alltagssprachlichen Redewendungen wird von einer starken oder schwachen Persönlichkeit gesprochen und damit häufig auf Eigenschaften wie Dominanz, Sturheit, Änderungsresistenz und Durchsetzungsfähigkeit von bestimmten Menschen verwiesen. In solchen Redewendungen treten eine oder wenige Eigenschaften von Menschen besonders in den Vordergrund. Was aber meint der Begriff der Persönlichkeit in allgemeineren und v. a. in wissenschaftlichen Kontexten?

Der Begriff Person stammt vom lateinischen Verb *per-sonare*, was so viel wie »*hindurchtönen*« meint. Einige Wissenschaftler favorisieren eine Abstammung aus dem Griechischen *prosôpon* oder dem Etruskischen *phersu*, was jeweils so viel wie »Maske, Rolle, Mensch« heißt (Brasser 1999; Sturma 2001). Immer wird Bezug genommen zu griechisch-römischen Theaterstücken, in denen die Schauspieler Masken trugen, durch die ihre Stimmen tönten. Und so ist auch im Denken Ciceros die »*persona*« die im Leben gespielte Rolle, die Art, wie ein Mensch auf der Bühne des Lebens erscheint, und damit auch die Mannigfaltigkeit seiner Eigenschaften (Tebartz van Elst 2008).

Im klassisch-griechischen Denken der hippokratischen Medizin waren Körperlichkeit und Persönlichkeit noch eng miteinander verbunden. So kann die Vier-Säfte-Lehre als ausgesprochen organisch-körperliches Verständnismodell von Persönlichkeitseigenschaften betrachtet werden (Sigerist 1963). Denn Persönlichkeits-

5.1 Historische Entwicklung des Begriffs

eigenschaften wie etwa die Trägheit des Phlegmatikers, das aufbrausende Naturell des Cholerikers, die mystische Traurigkeit des Melancholikers oder die fröhliche Heiterkeit des Sanguinikers wurden auf ein Überwiegen von einem der vier Körpersäfte Blut, Schleim, gelbe Galle oder schwarze Galle zurückgeführt (▶ Tab. 5.1; Nutton 1993).

Tab. 5.1: Zuordnung von Säften, Elementen, Charakteren, Farben, Geschmack, Eigenschaften und Entwicklungsphasen im hippokratischen Denken

Saft	Element	Charakter	Farbe & Geschmack	Eigenschaft	Entwicklungsphase
Blut	Luft	Sanguiniker	Rot & Süß	Heiter	Kindheit
Gelbe Galle	Feuer	Choleriker	Gelb & Bitter	Kühn	Jugend
Schwarze Galle	Erde	Melancholiker	Schwarz & Scharf	Trotzig	Mannesalter
Schleim	Wasser	Phlegmatiker	Weiß & Salzig	Träge	Greisenalter

Dies änderte sich im neuzeitlichen Denken vor allem durch die Arbeiten von Rene Descartes, der die Trennung der res extensa – der materiellen Welt – von der res cogitans – der Welt des Geistig-Mentalen – fest im abendländischen Denken verwurzelte. Diese dualistischen Denkansätze prägen auch heute noch die Alltagssprache in einem sehr weitreichenden Sinne und begründen damit implizite Grundannahmen der Menschen im Hinblick auf ihr eigenes mentales Sein, die oft zu Verwirrungen und Missverständnissen führen können.

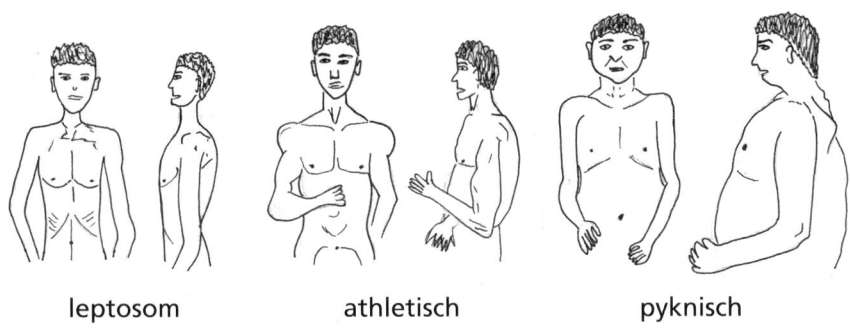

leptosom   athletisch   pyknisch

Abb. 5.1: Illustration der Konstitutionstypen (nach Kretschmer 1921, S. 15–23; Illustration: Antonia Tebartz van Elst)

In der Konstitutionslehre von Ernst Kretschmer erfährt das organische Persönlichkeitskonzept der Antike einen späten Nachhall, indem nun nicht das Überwiegen eines Saftes, sondern die körperliche Konstitution bzw. der Körperbau eines Menschen mit bestimmten Persönlichkeitseigenschaften in Verbindung gebracht wird. So wurden dem Pykniker (mittelgroß, gedrungener Körperbau, Neigung zu Fettansatz, Brustkorb unten breiter als oben, kurzer Hals und breites Gesicht) Eigenschaften wie Behäbigkeit, Gemütlichkeit, Gutherzigkeit, Geselligkeit, Heiterkeit, Lebhaftigkeit und Hitzigkeit zugeschrieben. Dagegen sind Athletiker (kräftiger Körperbau, breite Schultern, oben breiter Brustkorb) dieser Theorie zufolge heiter, forsch und aktiv, während Astheniker (in Extremform Leptosomen: mager, zart, eng- und flachbrüstig, mit dünnen Armen und Beinen) eine körperliche und geistige Empfindlichkeit, Kompliziertheit und Sprunghaftigkeit zugeschrieben wird (▶ Abb. 5.1; Kretschmer 1921).

In der neueren Psychologie wird der Begriff der *Person* durch den der *Persönlichkeit* abgelöst, der in dieser Form in der Antike nicht in Gebrauch war. Die Persönlichkeitsforschung ist ein Teilbereich der Psychologie, der sich mit der Erforschung der Bedingtheiten der Persönlichkeit von Menschen, der Beschreibung des individuellen Verhaltens und dessen Erklärung beschäftigt. Der Begriff Persönlichkeit meint nun die Gesamtheit der Persönlichkeitseigenschaften eines Menschen, die ihren Ausdruck finden in seinen zeitstabilen Verhaltensbereitschaften. Eine allgemein anerkannte Theorie der Persönlichkeit besteht allerdings nicht (Asendorf 2004).

> Der Begriff Person oder Persönlichkeit fasst konzeptuell die Gesamtheit der Persönlichkeitseigenschaften eines Menschen zusammen und meint damit zeitstabile Muster im Wahrnehmen, Deuten und Erleben, der emotionalen Verarbeitung und des Verhaltens.

5.2 Persönlichkeitsstörungen nach ICD-10, ICD-11, DSM-IV und DSM-5

Die ICD-10 definiert Persönlichkeitsstörungen als tief verwurzelte, anhaltende Verhaltens-, Erlebens-, Gefühls- und Denkmuster, die gegenüber der Mehrheit der Bevölkerung deutlich abweichen (WHO 1991). Ganz ähnlich definiert und operationalisiert das DSM-5 Persönlichkeitsstörungen entlang der im Folgenden zusammengefassten Kriterien (APA 2018):

Gemäß **A-Kriterium** muss ein überdauerndes Muster inneren Erlebens und Verhaltens vorliegen, das merklich von den Erwartungen der soziokulturellen Umgebung abweicht. Dieses Muster manifestiert sich in mindestens zwei der folgenden Bereiche: ▶ Kognition (d. h. Arten, sich selbst, andere Menschen oder Ereignisse wahrzunehmen oder zu interpretieren), ▶ Affektivität (d. h. die Variationsbreite, Intensität, Labilität und Angemessenheit emotionaler Reaktionen), ▶ Gestaltung zwischenmenschlicher Beziehungen und ▶ Impulskontrolle.

Im **B-Kriterium** wird gefordert, dass das überdauernde Muster sich unflexibel und tiefgreifend in einem weiten Bereich persönlicher und sozialer Situationen darstellt.

Das **C-Kriterium** hält fest, dass das überdauernde Muster in klinisch bedeutsamer Weise zu Leiden oder Beeinträchtigungen in sozialen, beruflichen oder anderen wichtigen Funktionsbereichen führt.

Das **D-Kriterium** definiert das Muster als stabil und lang andauernd mit einem Beginn, der mindestens bis in die Adoleszenz oder ins frühe Erwachsenenalter zurückverfolgt werden kann.

Gemäß **E-Kriterium** lässt sich das überdauernde Muster sich nicht besser als Manifestation oder Folge einer anderen psychischen Störung erklären, während das **F-Kriterium** ausschließt, dass das überdauernde Muster als Folge der physiologischen Wirkung einer Substanz (z. B. Substanz mit Missbrauchspotenzial, Medikamenten) oder eines medizinischen Krankheitsfaktors (z. B. Hirnverletzung) verstanden werden kann.

Die Analyse zeigt, dass das Kriterium A den Bereich der qualitativen Funktionsstörung im Sinne einer gedachten technischen oder biologischen Norm beschreibt (▶ Kap. 2). Während Kurt Schneider in seiner eingangs zitierten Äußerung noch großen Wert darauf legte, dass als Referenz dafür, was als normale Funktion von Persönlichkeitseigenschaften wie Erlebens-, Gefühls- und Denkmustern herangezogen wird, die wertfreie statistische Norm gewählt werden solle, bezieht sich das DSM, aber auch die ICD, ausdrücklich auf die sozialen Normen der kulturellen Bezugsgruppe.

Kriterium B und D heben den zeitstabilen Charakter der in Kriterium A definierten funktionellen Besonderheiten hervor, die bis in Kindheit oder Jugend zurückzuverfolgen sein müssen. Kriterium C fordert, dass aus den in A festgestellten Abweichungen ein relevanter Leidensdruck in den verschiedenen Lebensbereichen resultiert. Es entspricht damit dem in ▶ Kap. 4.1 festgehaltenen Kriterium 4 der allgemeinen Definition einer psychischen Störung gemäß DSM.

Schließlich wird in den Punkten E und F festgehalten, dass die in A definierte qualitative Abweichung der Persönlichkeitseigenschaften nicht sekundäre Folge anderer psychischer (E) oder körperlicher (F) Erkrankungen oder Verletzungen sein soll. Dabei klingt die in ▶ Kap. 3.2.3 thematisierte Unterscheidung in sekundäre Störungen (Kriterium E oder F sind nicht erfüllt) und primäre Störungen (alle Kriterien sind erfüllt) an.

Die allgemeinen Definitionskriterien für Persönlichkeitsstörungen nach ICD-10 und DSM-5 sind grundsätzlich identisch (▶ Tab. 5.2). Wie beim DSM-IV wird bei der Beschreibung der qualitativen Funktionsabweichungen im Hinblick auf den Referenzrahmen ganz ausdrücklich auf die sozialen Normen (die Erwartungen bzw. die Moral der Zeit) Bezug genommen. Damit wird der krankheitsäquivalente Begriff der Persönlichkeitsstörung expressis verbis und an absolut kritischer Stelle auf einen sozialen Normbegriff aufgebaut. Zugespitzt und plakativ formuliert könnte man festhalten, dass die Persönlichkeitsstörung in DSM-IV, DSM-5 und ICD-10 als »unmoralische psychische Krankheit« konzeptualisiert wird.

5 Was ist eine Persönlichkeitsstörung?

Tab. 5.2: Allgemeine Kriterien der Persönlichkeitsstörung nach ICD-10 und DSM-5 (Bohus et al. 2015, S. 610)

Forschungskriterien nach ICD-10	Forschungskriterien nach DSM-5
Charakteristische und dauerhafte innere Erfahrungs- und Verhaltensmuster der Betroffenen weichen insgesamt deutlich von kulturell erwarteten und akzeptierten Vorgaben (Normen) ab; Abweichungen in mehr als einem der folgenden Bereiche: Kognition, Affektivität, Impulskontrolle und Bedürfnisbefriedigung, zwischenmenschliche Beziehungen und Art des Umgangs mit ihnen.	Das überdauernde Erlebens- und Verhaltensmuster weicht hinsichtlich Kognition, Affektivität, Gestaltung zwischenmenschlicher Beziehungen und Impulskontrolle deutlich von den Erwartungen der kulturellen Bezugsgruppe ab und manifestiert sich in mindestens zwei der nachfolgenden Bereiche:
Die Abweichung ist so ausgeprägt, dass das daraus resultierende Verhalten in vielen persönlichen und sozialen Situationen unflexibel, unangepasst oder auch auf andere Weise unzweckmäßig ist.	Das überdauernde Muster ist unflexibel und tief greifend in einem weiten Bereich persönlicher und sozialer Situationen.
Persönlicher Leidensdruck, nachteiliger Einfluss auf die soziale Umwelt oder beides.	Das überdauernde Muster führt in klinisch bedeutsamer Weise zu Leiden oder Beeinträchtigungen in sozialen, beruflichen oder anderen wichtigen Funktionsbereichen.
Nachweis, dass die Abweichung stabil, von langer Dauer ist und im späten Kindesalter oder in der Adoleszenz begonnen hat.	Das Muster ist stabil und lang andauernd, und sein Beginn ist zumindest bis in die Adoleszenz oder ins frühe Erwachsenenalter zurückzuverfolgen.
Die Abweichung kann nicht durch das Vorliegen oder die Folge einer anderen psychischen Störung des Erwachsenenalters erklärt werden.	Das überdauernde Muster lässt sich nicht besser als Manifestation oder Folge einer anderen psychiatrischen Störung erklären.
Eine organische Erkrankung, Verletzung oder deutliche Funktionseinschränkung des Gehirns muss als mögliche Ursache für die Abweichung ausgeschlossen werden.	Das überdauernde Muster geht nicht auf die direkte körperliche Wirkung einer Substanz (z. B. Droge, Medikament) oder eines medizinischen Krankheitsfaktors (z. B. Hirnverletzung) zurück.

Inhaltlich kann zusammenfassend festgehalten werden, dass nach aktuell gültigen Definitionskriterien Persönlichkeitsstörungen gekennzeichnet sind durch charakteristische Muster im Wahrnehmen, Denken, Fühlen, Handeln und vor allem in der Beziehungsgestaltung. Erkennbar werden sie für den Beobachter durch starre Reaktionsmuster in unterschiedlichen sozialen Kontexten. Diese stereotypen, auffälligen und starren Verhaltens- und Erlebensmuster – die damit die an anderer Stelle vom Autor vorgestellten Stigmata des unfreien Verhaltens erfüllen (Tebartz van Elst 2015b) – müssen ihren werdensgeschichtlichen Ursprung in der Kindheit bzw. Jugend der betroffenen Personen haben. Wichtig ist, dass die infrage stehenden Verhaltensmuster unabhängig vom Gegenüber und in verschiedenen Kontexten (also etwa in Schule, Beruf, im Freizeitverhalten, in Vereinen oder Gruppen sowie in der individuellen privaten und partnerschaftlichen Beziehungsgestaltung) beobachtbar und aufweisbar sein müssen. Auch wird eine Dysfunktionalität gefordert. D. h., die Verhaltens- und Erlebensmuster müssen entweder bei den betroffenen Personen selbst ein subjektives Leiden (wie z. B. bei ängstlich-vermeidenden Persönlichkeitsstörungen) oder aber eine gestörte soziale Funktion des betroffenen Individuums im sozialen Kontext (wie z. B. bei antisozialen Persönlichkeitsstörungen) hervorrufen.

Wichtige und gängige Ausprägungen von Persönlichkeitsstörungen beider Klassifikationssysteme sind in ▶ Tab. 5.3 zusammengefasst. Im DSM-IV und DSM-5 werden über eine Beschreibung der einzelnen Unterformen von Persönlichkeitsstörungen hinaus noch mehrere Unterformen dieser Störungsbilder zu sogenannten Clustern zusammengefasst. Diese Zusammenfassung beruht auf der empirischen Beobachtung, dass die entsprechenden Phänotypen im Einzelfall häufig miteinander kombiniert auftreten.

Die so beschriebenen Eigenschaftscluster müssen unterschieden werden von Persönlichkeitsakzentuierungen. Von letzteren ist die Rede, wenn die Eigenschaften einer der beschriebenen Persönlichkeitsstörungen zwar deutlich erkennbar sind, aber andere Definitionskriterien wie etwa die Unabhängigkeit vom sozialen oder personalen Kontext, die Nachverfolgbarkeit bis in die Pubertät oder etwa der subjektive Leidensdruck oder die gesellschaftliche Dysfunktionalität nicht nachgewiesen werden können.

Tab. 5.3: Gängige Ausprägungsformen von Persönlichkeitsstörungen und ihre Zusammenfassung in Clustern nach ICD-10 und DSM-IV und DSM-5

ICD-10	Hauptgruppen nach DSM	DSM-IV und DSM-5
Paranoide PS	Cluster A	Paranoide PS
Schizoide PS		Schizoide PS
		Schizotypische PS
Dissoziale PS	Cluster B	Antisoziale PS
Emotional instabile PS		Borderline PS
• Impulsiver Typ • Borderline-Typ		
Histrionische PS		Histrionische PS
		Narzisstische PS
Anankastische (zwanghafte) PS	Cluster C	Zwanghafte PS
Ängstlich (vermeidende) PS		Selbstunsichere PS
Abhängige (asthenische) PS		Abhängige PS
Andere spezifische PS		Depressive PS
		Passiv-aggressive PS

Darüber hinaus fordern ICD wie DSM, dass keine hirnorganischen Änderungen oder anderen körperlichen Erkrankungen als Ursache für die beschriebenen Eigenschaftscluster einer Person identifiziert werden können. Ganz in der Tradition des neuzeitlich-cartesianischen Denkens wird also unterstellt, dass die Abweichungen der Erlebens-, Denk- und Verhaltensweisen einer Person, die die primären Persönlichkeitsstörungen konstituieren, nicht durch die körperliche Sphäre des Gehirns bzw. des Körpers, sondern im Kontext einer nicht-organischen Sphäre entstanden sind.

Im ICD-11, der neuesten Version der Klassifikation auch psychischer Erkrankungen, wird sich im Hinblick auf die Persönlichkeitsstörungen eine gewisse Neuerung finden, die sich bereits in DSM-5 angedeutet hatte. Dort war ein alternatives Modell der Persönlichkeitsstörungen allerdings nur als wissenschaftliche Anregung im Anhang geführt worden (APA 2013). Soweit erkennbar, orientiert sich die bislang nur im Internet verfügbare vorläufige Definition von Persönlichkeitsstörungen nach ICD-11 an dieser Konzeption, wenn sie nun folgendermaßen definiert (WHO 2021):

»Eine Persönlichkeitsstörung ist gekennzeichnet durch Probleme in der Funktionsweise von Aspekten des Selbst (z. B. Identität, Selbstwert, Genauigkeit der Selbsteinschätzung, Selbststeuerung) und/oder zwischenmenschliche Störungen (z. B. die Fähigkeit, enge und für beide Seiten befriedigende Beziehungen aufzubauen und aufrechtzuerhalten, die Fähigkeit, die Sichtweise anderer zu verstehen und mit Konflikten in Beziehungen umzugehen), die über einen längeren Zeitraum (z. B. 2 Jahre oder länger) bestehen. Die Störung äußert sich in maladaptiven (z. B. unflexiblen oder schlecht regulierten) Mustern der Kognition, des emotionalen Erlebens, des emotionalen Ausdrucks und des Verhaltens und zeigt sich in einer Reihe von persönlichen und sozialen Situationen (d. h. sie ist nicht auf bestimmte Beziehungen oder soziale Rollen beschränkt). Die Verhaltensmuster, die die Störung charakterisieren, sind entwicklungsmäßig nicht angemessen und können nicht in erster Linie durch soziale oder kulturelle Faktoren, einschließlich sozialpolitischer Konflikte, erklärt werden. Die Störung ist mit erheblichem Stress oder einer signifikanten Beeinträchtigung in persönlichen, familiären, sozialen, schulischen, beruflichen oder anderen wichtigen Funktionsbereichen verbunden [Übersetzung durch den Autor].«

Im ICD-11 gibt es bislang noch keine differenzierteren Ausführungen zu dieser Neudefinition von Persönlichkeitsstörungen. Die Definition bezieht sich aber erkennbar auf die o. g. Alternativdefinition von Persönlichkeitsstörungen im DSM-5 (APA 2013). Offensichtlich werden hier neue Begrifflichkeiten eingebracht, wenn etwa das Selbst, die Beziehungsgestaltung und die Fähigkeit der Perspektivübernahme in den Mittelpunkt gerückt werden. Insbesondere der zentrale Begriff der Schwierigkeit, die Sichtweise anderer zu verstehen, erinnert sehr an Probleme der kognitiven Empathie, Theory-of-Mind bzw. Mentalisierungsfähigkeit bei autistischen Syndromen (▶ Kap. 6.1 und ▶ Kasten 1). Wie genau die Begrifflichkeit des Selbst und der Identität verstanden werden sollen, bleibt aktuell noch unklar, da noch keine Langtexte zu den vorläufigen Definitionen publiziert wurden. Es würde an dieser Stelle zu weit gehen, auf die bislang nur schemenhaft erkennbaren Änderungen der ICD-11 im Detail einzugehen. Hier kann auch auf andere Publikationen verwiesen werden (Tebartz van Elst 2021). Positiv hervorzuheben ist aus meiner Sicht jedoch, dass versucht wird, das Persönlichkeitskonzept in einem eher dimensionalen Sinne zu fassen und nicht so sehr die klassischen Krankheitskategorien zu betonen (dazu auch Tebartz van Elst 2021; S. 60 f.).

> Persönlichkeitsstörungen nach ICD und DSM repräsentieren zeitstabile und überdauernde Muster im Wahrnehmen, Erleben, Denken und Verhalten von Menschen, die in der ersten und zweiten Dekade des Lebens dieser Menschen erkennbar werden.
> Persönlichkeitsstörungen werden verstanden als primäre psychische Störungen im Sinne der in ▶ Kap. 4.4 vorgestellten Definition.
> Bei der Definition dessen, was qualitativ als nicht mehr normal bewertet werden soll, orientieren sich sowohl ICD als auch DSM in Abgrenzung von früheren Autoren wie Kurt Schneider ausdrücklich an der sozialen Norm der Bezugsgruppe.

5.3 Häufigkeit von Persönlichkeitsstörungen

So definierte Persönlichkeitsstörungen sind sehr häufig. In der Literatur wird die Lebenszeitprävalenz irgendeiner Persönlichkeitsstörung mit 4–14 % in internationalen Studien (Bohus et al. 2015) und mit etwa 9 % in Deutschland angegeben (Barnow 2008). Nach neuesten Metaanalysen werden sie mit 10–12 % für westliche Gesellschaften und damit auch für Deutschland angegeben (Volkert et al. 2018; Herpertz et al. 2022).

In manchen Studien bei Kindern und Jugendlichen zwischen 11 und 17 Jahren wird sogar von einer Prävalenzrate von 15–20 % berichtet (Johnson et al. 2000). Von besonderem Interesse ist dabei, dass die Häufigkeit von entsprechenden Störungsdiagnosen mit dem Alter deutlich abnimmt. Es scheinen also auch Reifungsprozesse eine Rolle zu spielen (Johnson et al. 2000).

Da bei den genannten Untersuchungen die oben beschriebenen Ausschlusskriterien galten, kann zumindest aus der Perspektive eines statistischen Normalitätskonzepts kritisch angemerkt werden, dass hier auch normale Varianz eines Phänotyps unter dem Begriff einer psychischen Störung klassifiziert wird. Einschränkend muss dazu aber angemerkt werden, dass bislang kaum hochwertige bevölkerungsbasierte Studiendaten vorliegen.

> In Studien, die ICD- und DSM-Konzepten folgen, werden Persönlichkeitsstörungen bei 15–20 % der Kinder und Jugendlichen zwischen 11 und 17 Jahren gesehen.

> Das belegt, dass aus der Perspektive der statistischen Norm in der Psychiatrie und Psychotherapie der Gegenwart unter Bezugnahme auf soziale Normen Phänomene der normalen (statistischen) Varianz mit Störungsbegriffen belegt werden.

5.4 Die Ursachen von Persönlichkeitsstörungen

Wie bei den meisten psychischen Störungen sind die genauen Ursachen der Persönlichkeitsstörungen nach wie vor unklar. Es existieren verschiedene biologische sowie psychologische und psychodynamische Theorien dazu, wie Persönlichkeitseigenschaften genetisch determiniert, erworben, geprägt oder erlernt werden könnten, ohne dass ein allgemein akzeptiertes Modell oder aber empirische Befunde festgestellt werden können, die das eine oder andere Konzept beweisen könnten. Im Folgenden werden die wichtigsten Sichtweisen und Befunde zusammenfassend skizziert. Für eine ausführlichere Darstellung sei auf die spezifische Literatur verwiesen (Barnow 2008; Bohus et al. 2015).

5.4.1 Genetische Befunde

Genetische Untersuchungen brachten insgesamt bislang die klarsten Befunde hervor. Demnach lässt sich etwa die Hälfte der Varianz sowohl für das Auftreten bestimmter Persönlichkeitszüge (Impulsivität, Extroversion, Aggressivität, Ängstlichkeit etc.) als auch für das Auftreten von Persönlichkeitsstörungen durch genetische Faktoren erklären (Bouchard und Loehlin 2001). Diese Befunde konnten auch in Zwillingsstudien bestätigt werden (Torgersen et al. 2000). Dagegen konnte der Einfluss familiärer Faktoren unabhängig von der Genetik bislang eher nicht bestätigt werden (Bohus et al. 2015). Der Versuch, einzelne Genloci zu identifizieren, die für bestimmte Persönlichkeitsmerkmale kodieren, wie z. B. Extroversion, Impulsivität, Offenheit oder Aggressivität, ist bislang erfolglos geblieben. In Anlehnung an das in ▶ Kap. 4.4 zu den primären psychischen Störungen Gesagte kann also auch für die Persönlichkeitsstörungen offensichtlich davon ausgegangen werden, dass sich zumindest in der primären Variante eine familiäre Häufung findet, die wahrscheinlich auf eine polygenetisch bedingte Veranlagung für die Ausprägung entsprechender Merkmale zurückgeführt werden kann.

> Sowohl Persönlichkeitseigenschaften als auch Entwicklungsstörungen sind zu einem großen Teil durch eine multigenetische Vererbung bedingt.

5.4.2 Bildgebende und weitere neurobiologische Befunde

Es würde zu weit führen, die zahllosen bildgebenden und anderen neurobiologischen Befunde zur Biologie von Persönlichkeitsstörungen hier darzustellen. Zwar wird die neurobiologische Organisation von Persönlichkeitseigenschaften wie Impulsivität, Extroversion oder Ängstlichkeit zunehmend besser verstanden, doch ergeben sich daraus bislang keine Befundmuster, die als reproduzierbare neuronale Korrelate zu bestimmten Persönlichkeitstypen erkannt werden könnten. Insgesamt kann davon ausgegangen werden, dass Persönlichkeitsmerkmale aus neurobiologischer Perspektive psychobiologische Komplexleistungen sind, für deren Organisation das Frontalhirn zwar nicht die alleinige, aber doch eine herausragende Rolle spielt (Tebartz van Elst 2008).

> In der neurobiologischen Forschung zeichnen sich keine klaren Befundmuster ab, die primäre Persönlichkeitsstörungen in einem kategorialen Sinne charakterisieren können.

5.4.3 Psychologische Theorien

Es bestehen zahlreiche psychologische und psychodynamische Theorien zum Zustandekommen gegebener Persönlichkeitsstrukturen, die hier nur kurz skizziert werden können.

Nach psychoanalytischer Theorie bildet sich die Struktur der Persönlichkeit des Menschen in kritischen psychosexuellen Reifungsphasen wie der oralen, der analen, der phallischen, der Latenzphase und der genitalen Phase. Erlebnisreaktive Störungen in diesen Reifephasen können dann zu spezifischen Persönlichkeitsmerkmalen wie Narzissmus, Zwanghaftigkeit, Selbstunsicherheit usw. führen (Hoffmann und Hochapfel 1991).

Der kognitiv-behavioralen Theorie zufolge üben Menschen in ihrer biografischen Entwicklung in Schlüsselerlebnissen bestimmte Wahrnehmungs-, Denk- und Verhaltensmuster ein, die sich dann im weiteren Verlauf des Lebens als starre Schemata zeigen, die die Persönlichkeit der Betroffenen prägt.

Zu diesen beiden Hauptströmungen psychodynamischer Konzeption und auch unabhängig davon gibt es zahllose mehr oder weniger spekulative Theorien darüber, wie das So-Sein des Menschen in seiner Biografie geprägt wird. Soweit erkennbar kann bislang keine der entsprechenden Theorien den Anspruch erheben, durch empirische Befunde abgesichert zu sein.

> Psychologische Theorien gehen davon aus, dass Wahrnehmungs-, Erlebens-, Denk- und Verhaltensmuster durch Lernprozesse in Prägephasen der Biografie oder durch andere prägende Lebenserfahrungen mitbedingt werden.
> Trotz der hohen Plausibilität dieser Annahmen konnte bislang keine spezifische psychologische Theorie zur Persönlichkeit empirisch bewiesen werden.

5.4.4 Die dimensionale Sichtweise

Nicht zuletzt aufgrund der oben skizzierten genetischen Befunde findet die jüngere Forschung zunehmend zu der bereits von Kurt Schneider betonten Sichtweise zurück, dass Persönlichkeitsstörungen nicht kategorial von Persönlichkeitsakzentuierungen oder auch nur Persönlichkeitsmerkmalen unterschieden werden können. Das heißt, dass Eigenschaften wie Impulsivität, Extrovertiertheit, Ängstlichkeit, Offenheit usw. nicht aufgrund qualitativer Kriterien überhaupt als pathologisch eingestuft werden können. Vielmehr sind alle Menschen aufgrund ihrer genetischen Ausstattung und komplexen biografischen Lern- und Prägeerfahrung mehr oder weniger impulsiv, offen, extrovertiert usw. Autoren wie Faraone gehen dabei davon aus, dass die quantitative Ausprägung solcher Eigenschaften in der Allgemeinbevölkerung annähernd normalverteilt ist und diejenigen Menschen, die als persönlichkeitsgestört klassifiziert werden, die Subgruppe innerhalb der Normalverteilung mit der stärksten Merkmalsausprägung repräsentieren (Faraone et al. 1999). In der Metaphorik vom ▶ Kap. 2 ausgedrückt sind dies also die besonders Großen bzw. die Riesen in der Kategorie Impulsivität, Offenheit usw. Offensichtlich findet die Forschung in Ansätzen zu einem statistischen Normkriterium zurück, welches von den großen Klassifikationssystemen lange Zeit zugunsten eines sozialnormativen (moralischen) Störungskriteriums aufgegeben wurde. Dies findet seinen Niederschlag auch in Neuentwicklungen der grundlegenden Klassifikation von Persönlichkeitsstörungen z. B. im Anhang des DSM-5 bzw. im ICD-11 (▶ Kap. 5.2).

Insbesondere in der psychologischen Persönlichkeitsforschung (Tebartz van Elst 2021, S. 60 f.), die sich weniger auf das Pathologische konzentriert hat, konnten in diesem Zusammenhang recht stabil fünf Eigenschaftsdimensionen erkannt werden, die voneinander unabhängig sind und kulturunabhängig bei den Menschen verschiedenster Herkunft und Bildung festgestellt werden können.

Dabei handelt es sich um die Eigenschaften Offenheit für Erfahrungen (Aufgeschlossenheit), Gewissenhaftigkeit (Perfektionismus), Extroversion (Geselligkeit), Verträglichkeit (Rücksichtnahme, Kooperationsbereitschaft, Empathie) und Neurotizismus (emotionale Labilität und Verletzlichkeit). In der ursprünglichen englischen Diktion spricht man auch vom sogenannten OCEAN-Modell der Persönlichkeit nach den ersten Buchstaben der kritischen Eigenschaften (OCEAN-Modell: Openness, Conscientiousness, Extraversion, Agreeableness, Neuroticism). ▶ Tab. 5.4 veranschaulicht die kritischen Eigenschaften und ihre Ausprägungsvarianten.

Auch diese Persönlichkeitseigenschaften sind ähnlich wie die Körpergröße im Sinne einer strukturellen Besonderheit der Menschen zu begreifen, die sie aufweisen. Sie können nicht ohne weiteres willentlich kontrolliert oder geändert werden, sind zeitstabil und situationsunabhängig vorhanden und bilden damit eine strukturelle Konstante für das Leben betroffener, in die sich alles Wahrnehmen, Fühlen, Denken und Entscheiden in den verschiedenen Situationen des Lebens zwangsläufig einbetten muss.

Dieses dimensionale und strukturelle Verständnis von Persönlichkeitsmerkmalen und ihrer Ausprägungsintensität ist deshalb von großer Bedeutung, weil in völliger Analogie zur Körpergröße extreme Ausprägungen einer Eigenschaft nicht automatisch im kategorialen Sinne als krankhaft verstanden werden müssen. Natürlich

Tab. 5.4: Fünf Persönlichkeitseigenschaften (»the big five«), die empirisch gut abgesichert voneinander unabhängig sind und kulturunabhängig in einem dimensionalen Sinne zu beobachten sind

Eigenschaft	Schwach ausgeprägt	Stark ausgeprägt
Offenheit	vorsichtig, konservativ	neugierig, experimentierfreudig
Gewissenhaftigkeit	leichtfertig, nachlässig	sorgfältig, organisiert, genau
Extro-(/Intro-)version	ruhig, schweigsam zurückhaltend	unterhaltsam, gesellig, sprechfreudig
Verträglichkeit	konkurrenzbetont, antagonistisch, empathiearm	kooperativ, freundlich, mitfühlend
Neurotizismus	gelassen, selbstsicher, ruhig	instabil, emotional, verletzlich

ist es bedeutungsvoll für einen Menschen und die Entwicklung seines individuellen Lebens, ob er sehr groß oder klein, impulsiv, ängstlich, misstrauisch gewissenhaft, experimentierfreudig, zurückhaltend oder schüchtern ist. Aber es ist eben nicht zwingend krankhaft, sondern nur extrem ausgeprägt. Die Tatsache, dass extreme Ausprägungen von Eigenschaften in der alltäglichen Lebenswirklichkeit oft zu einem Problem werden können, etwa, weil man sich als extrem großer Mensch oft den Kopf stößt und keine geeigneten Schuhe findet, als extrem misstrauischer Mensch isoliert und häufig auf Skepsis und Ablehnung trifft oder als extrem ängstlich-vermeidender, schüchterner Mensch nur wenig Freunde kennen lernt, ist dabei unbenommen. Aber es ist eben nicht krankhaft, sondern nur ein meist nachvollziehbares, häufiges Problem, welches in musterhafter Ähnlichkeit bei vielen ähnlich strukturierten Mensch aus der extremen Eigenschaft resultiert. Dass es die durchschnittlich strukturierten Menschen in der Gesellschaft oft leichter haben, ist vor dem Hintergrund dieser Sichtweise völlig nachvollziehen. Denn die strukturelle Differenz zu den anderen ist naturgemäß geringer bei durchschnittlich strukturierten Menschen als bei den Extremen. Und so wie sich die Türen, Schuhe und Kleider in unserer sozialen Wirklichkeit im Allgemeinen an den durchschnittlichen Größen orientieren, ist es auch mit den sozialen Verhaltenserwartungen an andere im Hinblick auf schüchternes, misstrauisches, gewissenhaftes, offenes oder konflikthaftes Verhalten. Die extrem strukturierten Menschen »stoßen sich öfter die Köpfe an den für sie zu kleinen Türen« um im Bild zu bleiben. Das muss aber nicht Ausdruck einer Krankheit sein, sondern ist oft nur Folge einer fehlenden Passung zwischen den eigenen extremen Eigenschaften und einer Welt, die sich in ihren Erwartungen an andere am eigenen So-Sein und damit eben meist am Durchschnitt orientiert.

> Mit der dimensionalen Betrachtungsweise zur Bedingtheit von Persönlichkeit findet die Forschung der jüngsten Vergangenheit teilweise wieder zu den alten Konzepten der statistischen Norm zurück und versteht Persönlichkeitseigenschaften als ein Kontinuum des Normalen.

> Extreme Eigenschaften müssen der dimensionalen Sichtweise folgend per se nicht als krankhaftes Phänomen begriffen werden.

5.5 Persönlichkeitsstörungen und Entwicklungsstörungen

Unter Vorgriff auf ▶ Kap. 6 und ▶ Kap. 7 soll bereits an dieser Stelle ein erster Vergleich zwischen den Persönlichkeitsstörungen und den Entwicklungsstörungen angestellt werden.

Wie beschrieben, repräsentieren Persönlichkeitsstörungen spezifische Muster von Merkmalen der Wahrnehmung, des Erlebens, Denkens und Handelns, welche unabhängig von konkreten Kommunikationspartnern oder Konfliktsituationen auftreten und wenigstens in der zweiten Dekade, oft aber auch schon im ersten Lebensjahrzehnt gut erkennbar sind. Der psychobiologische Grund für die Tatsache, dass diese charakteristischen Eigenschaften gemeinsam auftreten, ist nach wie vor unklar, hat aber mit hoher Wahrscheinlichkeit etwas mit der Organisation des Gehirns zu tun. Sofern Menschen wegen dieser Eigenschaftscluster beim Arzt oder Psychologen vorstellig werden, steht meist das Problematische daran – meist daraus resultierende Konflikte oder Probleme – im Vordergrund. Dies sollte aber nicht darüber hinwegtäuschen, dass fast immer mit den genannten Eigenschaftsclustern auch ausgesprochene Stärken verbunden sind. So sind Menschen mit zwanghafter Persönlichkeit meist sehr ordentlich, korrekt und gepflegt. Narzisstische Menschen sind häufig sehr unterhaltsam, initiativ und mitreißend. Menschen mit einer Borderline-Störung sind oft ausgesprochen lebendig, unternehmungslustig, risikobereit und fantasievoll.

Die kurze Beschreibung zeigt, dass das jeweils kritische Eigenschaftscluster aus umfassender Perspektive als Stärke-Schwäche-Cluster begriffen werden kann.

Die Dynamik dieser Stärke-Schwäche-Cluster ist bei den Persönlichkeitsstörungen definitionsgemäß zeitstabil, d.h. sie ändern sich nicht von einer Woche auf die andere. Und schlussendlich konnten genetische Untersuchungen zeigen, dass sowohl Persönlichkeitszüge als auch Persönlichkeitsstörungen eine hohe genetische Konkordanz aufweisen, wahrscheinlich im Sinne einer multigenetischen Vererbung wie z.B. bei der Körpergröße.

Persönlichkeit kann also als ein Cluster von psychobiologischen Eigenschaften verstanden werden, welches wesentlich durch eine multifaktorielle Genetik mitgeprägt wird und sich dementsprechend als für vertraute Menschen gut erkennbares Eigenschaftsprofil schon früh in der Entwicklung zeigt. Ob sich daraus Probleme und dann reaktive psychische Symptome wie eine erlernte Angst, pessimistische Grundeinstellungen, feindselige Kognitionsmuster oder depressive Reaktionen

Tab. 5.5: Gegenüberstellung der nosologischen Charakteristika von Persönlichkeitsstörungen und Entwicklungsstörungen

Kriterium	Persönlichkeitsstörung (PS)	Entwicklungsstörung
Symptomatik	Cluster von je nach Typ unterschiedlichen Symptomen • z. B. Borderline PS: emotionale Instabilität, Impulsivität, Dissoziation, Selbstverletzung, instabiles Selbstbild, defizitäre kognitive Empathie • z. B. narzisstische PS: leichte Kränkbarkeit, Größen-Ich, Aufmerksamkeitsbedürftigkeit • z. B. zwanghafte PS	Cluster von je nach Typ unterschiedlichen Symptomen • z. B. Autismus-Spektrum-Störung: defizitäre soziale Wahrnehmung, kognitive Empathie, Kommunikation; emotionale Instabilität, Dissoziation, Selbstverletzung • z. B. ADHS: Aufmerksamkeitsstörung, motorische Hyperaktivität, Impulsivität, emotionale Instabilität • z. B. Tic-Störung
Dynamik der Symptomatik	Zeitstabil unabhängig von Kommunikationspartner	Zeitstabil unabhängig von Kommunikationspartner
Beginn der Symptomatik	In erster oder zweiter Dekade	In erster Dekade
Genetik der primären Variante	Starke familiäre Veranlagung im Sinne einer wahrscheinlich multigenetischen Vererbung	Starke familiäre Veranlagung im Sinne einer wahrscheinlich multigenetischen Vererbung
Psychotherapeutische Strategien	Akzeptanzförderung und Aufbau von Kompensationsstrategien	Akzeptanzförderung und Aufbau von Kompensationsstrategien

entwickeln, hängt ganz wesentlich von den familiären, interpersonellen, schulischen, arbeitsplatzbezogenen und gesellschaftlichen Rahmenbedingungen ab.

Damit werden weitreichende konzeptuelle Parallelen zur Definition der neuronalen Entwicklungsstörungen klar (▶ Tab. 5.5), die im Folgenden aufgegriffen werden. In letzter Zeit wird die Diskussion über die Parallelen von Entwicklungs- und Persönlichkeitsstörungen im Sinne von Strukturdiagnosen in der Wissenschaft in ersten Beiträgen aufgenommen. Diesbezüglich sei auch auf die Primärliteratur verwiesen (Tebartz van Elst in Vorb.).

> Aus theoretisch konzeptueller Perspektive ergeben sich zahlreiche Parallelen zwischen Persönlichkeits- und Entwicklungsstörungen.
> Die Abgrenzung von Persönlichkeitsstörungen zu Entwicklungsstörungen wird bislang in der Wissenschaft nur in ersten Ansätzen thematisiert.

6 Was ist Autismus?

In diesem Kapitel soll ein umfassendes Verständnis vom Phänomen Autismus in der vielgestaltigen Wirklichkeit menschlicher Existenz entwickelt werden. Damit soll die Grundlage für das Verständnis von Autismus als Normvariante, im Sinne einer Persönlichkeitsstörung und als eine neuropsychiatrische Krankheit im engeren Sinne entwickelt werden.

6.1 Das autistische Syndrom

Der Autismus-Begriff unterliegt wie die meisten Begriffe der Wissenschaft und Medizin einem Bedeutungswandel in der Zeit.

6.1.1 Historische Entwicklung des Autismus-Begriffs

Der Autismus-Begriff wurde in der medizinisch-psychiatrischen Literatur vor allem durch den Schweizer Psychiater Eugen Bleuler (1857–1939) bekannt. Der Begriff Autismus stammt aus dem Griechischen (von αὐτός »selbst«) und beschreibt bei Bleuler den sozialen Rückzug und ein Zurückweichen in die eigene Gedankenwelt mit immer spärlicherer Kommunikation bei Menschen mit schizophrenen Störungen.

Grunja Ssucharewa (1926), Leo Kanner (1943) und Hans Asperger (1944) beschrieben wahrscheinlich weitgehend unabhängig voneinander Kinder mit auffälliger psychosozialer Entwicklung, die unter anderem durch die beeinträchtigte Fähigkeit, emotionale Beziehungen aufzunehmen, und Auffälligkeiten der Sprache und Kommunikation gekennzeichnet waren (Tebartz van Elst 2021). Asperger prägte den Begriff der »autistischen Psychopathie« (1943/1994), während Ssucharewa von der »schizoiden Psychopathie« sprach (1926). Der Psychopathie-Begriff bezeichnete zu dieser Zeit aber zeit- und situationsstabile Muster im Wahrnehmen, Erleben und Handeln von Menschen (Aschof 1968), die später als autistisch charakterisiert wurden. Er entspricht damit weitgehend dem heutigen Begriff der Persönlichkeitsstörung (▶ Tab. 5.5). Der heutige Psychopathie-Begriff meint dagegen meist besonders schwere Formen der dissozialen und antisozialen Persönlichkeitsstörung. Werden die Texte Aspergers oder Ssucharewas mit diesem modernen Psychopathie-Begriff im Kopf gelesen, so führt dies zu Missverständnissen.

> Hans Asperger konzeptualisierte das nach ihm benannte Asperger-Syndrom im Sinne einer autistischen Persönlichkeitsstörung.
> Ähnliche klinische Bilder wie von Asperger wurden bereits 1926 von der russischen Ärztin Grunja Ssucharewa und 1943 von dem amerikanischen Arzt Leo Kanner beschrieben.

6.1.2 Die Symptomatik autistischer Syndrome

Das autistische Syndrom ist durch drei symptomatische Kernbereiche definiert:

1. qualitative Beeinträchtigungen der sozialen Interaktion,
2. qualitative Beeinträchtigungen der Kommunikation und
3. eingeschränkte Interessen, stereotype Verhaltensmuster, Sonderbegabungen und Besonderheiten der Aufmerksamkeitslenkung.

Darüber hinaus gibt es weitere Auffälligkeiten, die in den Klassifikationssystemen unterschiedlich klar herausgearbeitet wurden. ▶ Tab. 6.1 fasst die gemeinten Besonderheiten zusammen.

Qualitative Beeinträchtigung der sozialen Wahrnehmung, Interaktion und Kommunikation

Autistische Menschen fallen meist sowohl durch ungewöhnliche zwischenmenschliche Verhaltensmuster als auch durch ein seltsames Sprachverhalten auf. Es fällt ihnen oft extrem schwer, zwanglose Beziehungen aufzubauen und alltägliche Small-Talk-Situationen zu beherrschen. Die Sprache kann seltsam monoton, wenig moduliert und eintönig klingen. Häufig ist auch das Blickverhalten auffällig und durch ein Vermeiden von Blickkontakt gekennzeichnet. Auch fällt es betroffenen Menschen meist schwer, soziale Signale anderer Menschen zu entziffern und spontan (implizit) und unreflektiert zu erschließen, was andere Menschen im Sinn haben. Diese Fähigkeit wird in der Wissenschaft Mentalisierung, Theory-of-Mind-Fähigkeit oder kognitive Empathie genannt. So kann von autistischen Menschen die Bedeutung des emotionalen Gehalts von Gesichtsausdrücken oft kaum entschlüsselt werden. Das Betrachten von wütenden, fröhlichen, traurigen oder angeekelten Gesichtsausdrücken führt also nicht wie bei den meisten Menschen zu einem spontanen und unreflektierten Mitschwingen, sondern die gezeigte Emotion wird synthetisch bzw. spontan gar nicht wahrgenommen.

Ähnliches gilt für die Wahrnehmung der Sprachmelodie (Prosodie). Stimmen werden also von autistischen Menschen spontan nicht als gelangweilt, ängstlich, drohend oder ironisch wahrgenommen, sondern das Gehörte konzentriert sich auf das wörtlich Gesagte. So stellen Situationen, in denen die komplexe und spontane

6 Was ist Autismus?

Tab. 6.1: Klinische Charakteristika des autistischen Syndroms (Tebartz van Elst et al. 2014a)

Syndromales Kriterium	Klinische Konkretion des Gemeinten
Qualitative Beeinträchtigung der sozialen Interaktion	• Beeinträchtigte basale soziale Wahrnehmung: Gesichter erkennen, Emotionen erkennen, Prosodie erkennen, Sprecher in reizreichen Kontexten identifizieren (filtern) • Beeinträchtigte soziale Kognition, beeinträchtigte Fähigkeit mentale Zustände anderer zu erkennen (Mentalisierung, kognitive Empathie, Theory-of-Mind)
Qualitative Beeinträchtigung der Kommunikation	• Expressive Kommunikationsprobleme: nonverbale Kommunikation durch Mimik, Gestik, Prosodie, Verhalten ist beeinträchtigt • Schwierigkeiten mit wechselseitigem Miteinander in kommunikativen Situationen • Schwierigkeiten beim Telefonieren • Sprachliche Schwierigkeiten: Konkretismus, d. h. metaphorische Sprache wird rein wörtlich verstanden; Sprachpragmatik, d. h. kontexteingebundenes Sprachverständnis und -verhalten, ist beeinträchtigt
Repetitive und stereotype Verhaltensweisen und eingeengte Interessen	• Bedürftigkeit nach erwartungsgemäßen Tagesabläufen: rigide Aufsteh-, Zu-Bett-geh- oder Ablaufroutinen in alltäglichen Dingen • Variierende Tagesabläufe (vor allem im sozialen Bereich) werden detailliert geplant und vorbereitet • Exzessives Interesse an speziellen Themen (Sonderinteressen) • Systematische und enzyklopädische Sonderinteressen • Detailorientiertheit der Wahrnehmung
Sensorische Besonderheiten	• Sensorische Überempfindlichkeit: Anfälligkeit für Reizüberflutung v. a. im akustischen aber auch im visuellen und olfaktorischen Erleben • Detailorientiertheit vor allem der visuellen Wahrnehmung • Empfindlichkeit vor allem für leichte und unerwartete Berührungen
Motorische Besonderheiten	• Blickmotorik: fehlender spontaner Blickkontakt oder auffällige Blickdynamik bei bewusst antrainiertem Blickverhalten • Wenig expressive, mimisch-gestische, prosodische und behaviorale Ausdrucksmotorik • Motorische Koordination: Schwierigkeiten bei der Feinmotorik oder Gruppensportarten wie Fußball, Volleyball, Handball etc.
Die autistische Stressreaktion	• Reizüberflutung, Erwartungsfrustration, Missverständnisse, Berührungen führen zu: • Wutattacken mit überschießender Aggression • dissoziativem Rückzug, Mutismus, Anspannungszuständen und Selbstverletzungen • motorische Stereotypien zur Anspannungsregulation: Schaukeln, Flattern, im Kreis Laufen etc.

Wahrnehmung von emotionalen Inhalten eine große Rolle spielt (Small Talk, Partys, Pausengespräche, Ironie, Witze etc.), autistische Menschen oft vor große Schwierigkeiten. Immer wieder kommt es zu Missverständnissen, mehrdeutige oder ironische Aussagen werden nicht erfasst oder wörtlich missverstanden. Auch kann der Reiz oder die Witzigkeit von solchen Small-Talk-Konstellationen kaum nachvollzogen werden. Vielmehr ziehen sich autistische Menschen aus solchen komplexen kommunikativen Situationen typischerweise zurück, weil die Geschwindigkeit des meist impliziten und assoziativ lockeren Austausches mehrdeutiger sozialer Informationen autistische Menschen aufgrund ihrer Schwächen in diesem Bereich überfordert (▶ Kasuistik 3).

Kasten 1: Begriffsklärung: Theory of Mind, Mentalisierung, kognitive Empathie, soziale Empathie, Mitleid

Im Zusammenhang mit dem Thema Autismus kursieren viele Begriffe im Dunstkreis des Bedeutungsbereichs Empathie/Mitleid, die hier geklärt werden sollen, um Missverständnisse zu vermeiden.

Theory-of-Mind

Das Konzept der Theory-of-Mind-Fähigkeit geht auf die Autoren Premack und Woodruff (1978) zurück. Es beschreibt die Fähigkeit von Menschen, aber auch von Tieren, plausible Theorien über die mentalen Zustände anderer Lebewesen zu entwickeln. Dazu müssen durch Verhaltensbeobachtungen und mithilfe von Wissen und Analogieschlüssen Annahmen darüber entwickelt werden, was der andere Mensch denkt und will. Diese Fähigkeit entwickelt sich bei Menschen meist im vierten oder fünften Lebensjahr und beinhaltet notwendig die Fähigkeit, zwischen dem eigenen Denken und dem anderer Lebewesen zu unterscheiden.

Gelegentlich wird in diesem Zusammenhang auch der Begriff »Perspektivübernahme« benutzt. In der Forschungsgeschichte spielte dabei das sogenannte Sally-Anne-Paradigma eine große Rolle. Dabei handelt es sich um eine Art Puppenspiel wie in ▶ Abb. 6.1 illustriert. Zuerst werden die Figuren Sally und Anne den Kindern vorgestellt. Anne sieht, wie Sally einen Ball in einem Korb versteckt. Nachdem Sally den Raum verlässt, nimmt Anne den Ball aus dem Korb und legt ihn in eine Kiste. Danach kommt Sally zurück in den Raum und die Kinder werden gefragt, wo sie nach dem Ball schaut.

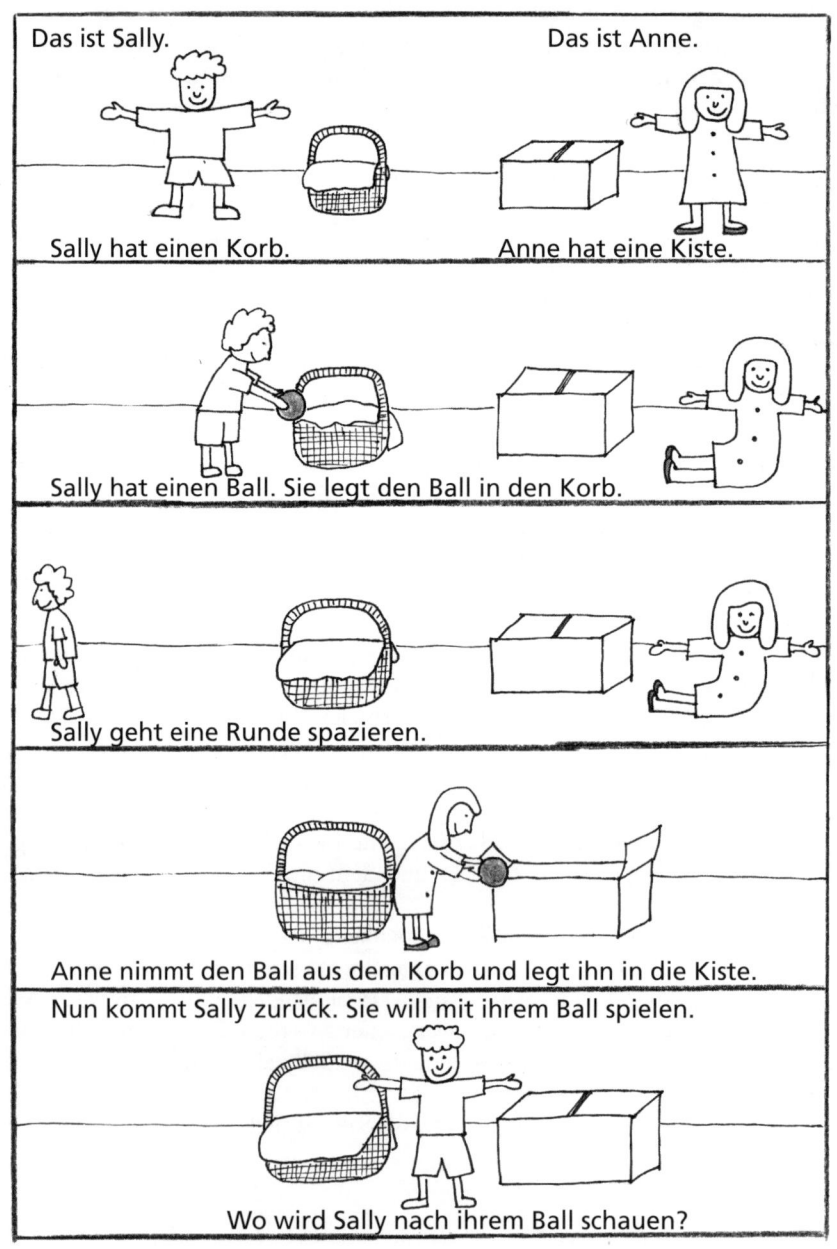

Abb. 6.1: Das Sally-Anne-Paradigma (frei skizziert von Antonia Tebartz van Elst nach http://wheredidthebirdgo.com/2013/11/sally-anne-false-belief-test/; Zugriff am 13.05.2022)

Kleine Kinder, die sich noch nicht in die Perspektive von Sally versetzen können, antworten, dass sie in der Kiste nachschaut, weil sie ja wissen, dass dort der Ball ist. Ältere Kinder, etwa ab dem vierten Lebensjahr, können sich aber in die Perspektive von Sally versetzen und ihr eigenes Denken von dem von Sally trennen und antworten daher, dass Sally in dem Korb nachschauen wird, weil der Ball dort ja war, als sie den Raum verließ. Der Begriff Theory-of-Mind-Kompetenz ist also eng mit der Fähigkeit von Lebewesen verknüpft, die Perspektive von anderen zu übernehmen.

Mentalisierung

Dieser Begriff wurde wesentlich von dem britischen Wissenschaftler Fonagy geprägt und meint deskriptiv die fast identische Fähigkeit von Menschen, die kognitiven und intentionalen (zielgerichteten) Zustände anderer Menschen, aber auch von sich selbst, durch Zuschreibung bestimmter mentaler Eigenschaften zu interpretieren (Fonagy et al. 2002). Der Begriff bewegt sich aber mehr in einer psychoanalytischen Denktradition. Es wird nicht so sehr davon ausgegangen, dass sich diese Fähigkeit als natürlicher Prozess der Hirnreifung von allein etwa im Alter von vier bis fünf Jahren herausbildet, sondern dass er ganz wesentlich in der sozialen Interaktion von Kindern mit ihren Bezugspersonen erlernt wird. Die theoretische Einbettung des Begriffs ist also wesentlich weiter und im Kontext der psychoanalytischen Tradition der Entwicklung des »Selbst« zu sehen, während der Theory-of-Mind-Begriff deskriptiver und theorieärmer konzeptualisiert wurde.

Kognitive Empathie

Der Begriff Empathie leitet sich von dem griechischen Wort »empatheia«: Leidenschaft (»en« = ein, »patheia« = Gefühl) ab und wird auch in der Populärwissenschaft und den Medien sehr breit und mit unterschiedlichen Bedeutungen gebraucht. Entscheidend für die heutige Bedeutung des Empathie-Begriffs waren die Arbeiten des Psychologen und Philosophen Theodor Lipps (1851–1914) (Montag et al. 2008). Lipps verstand unter Empathie die Fähigkeit von Menschen, die mentalen Zustände anderer zu verstehen (*Einfühlung*). Er vertrat die Theorie einer »*inneren Imitation*«, um Erkenntnisse über die mentalen Zustände anderer zu erklären (Lipps 1903).

Der heutige Begriff »kognitive Empathie« meint im Wesentlichen dasselbe wie der Begriff Theory-of-Mind, also die Fähigkeit, aufgrund einer komplexen Informationsverarbeitung spontan die Wahrnehmung, das Denken, Fühlen und Wollen anderer Menschen zu erschließen. Der Begriff emotionale oder affektive Empathie bezeichnet dagegen das, was in der Alltagssprache als Mitleid verstanden wird. Kognitive und emotionale Empathie sollten nicht verwechselt werden. Zwar muss man z. B. dazu in der Lage sein, ein trauriges Gesicht als traurig zu erkennen (kognitive Empathie), um dann in einem zweiten Schritt Mitleid für diesen Menschen zu entwickeln (emotionale Empathie). Beide Teilleistungen sind aber nicht identisch. Autistische Menschen haben typischerweise Probleme mit der kognitiven Empathie oder der Theory-of-Mind, sprich sie erkennen z.B. emotionale Gesichtsausdrücke nicht adäquat als traurig oder gequält. In der Folge kann es geschehen, dass sie kein Mitleid für solche Menschen entwickeln, weil sie den Affekt erst gar nicht erkennen. Wenn sie ihn aber erkennen, dann entwickeln sie auch Mitleid (Dziobek et al. 2008). Menschen mit soziopathischer Persönlichkeitsstörung dagegen erkennen zwar die emotionalen Gesichtsausdrücke (kognitive Empathie intakt), entwickeln jedoch kein Mitleid (emotionale Empathie gestört) (De Brito et al. 2021).

Innere Imitation nach Lipps und eine gestörte kognitive Empathie bei nicht-autistischen Menschen

Nun mag es sein, dass für die Fähigkeit der kognitiven Empathie in der Tat – so wie es Lipps schon vor über 100 Jahren gedacht hat – eine innere Imitation von kritischer Bedeutung ist. Denn die sensorischen Grunderfahrungen autistischer Menschen sind oft deutlich anders geprägt als die nicht-autistischer Menschen. Und so könnte es sein, dass die unterschiedlichen sensorischen Grunderfahrungen von viel weitreichenderer Bedeutung für die darauf basierende Fähigkeit zur kognitiven Empathie sind als gedacht. Dies könnte die Beobachtung erklären, dass autistische Menschen sich untereinander deutlich besser verstehen als mit nicht-autistischen Menschen. So ziehen sich autistische Menschen etwa bei Stress typischerweise zurück und wollen allein gelassen werden, während nicht-autistische Menschen Trost und die Nähe anderer suchen. Ein autistischer Mensch würde typischerweise den Versuch, ihn nach einem Streit durch Körperkontakt zu trösten, schroff ablehnen, was dann meist als feindliche Ablehnung fehlinterpretiert wird. Als Reaktion darauf kommt es nicht selten zu Vorhaltungen, Unterstellungen und weiterem Streit. Autistische Menschen unter sich lassen sich dagegen bei Stress in Ruhe, ziehen sich in eine ruhige Ecke zurück und schaukeln, wenn sie es sich erlauben. Nicht-autistische Menschen unter sich nehmen sich in den Arm und streicheln sich, wenn sie es sich erlauben. Die Missverständnisse kommen vor allem zwischen den unterschiedlich strukturierten Menschen zustande, aufgrund ihrer jeweils unterschiedlichen Art und Weise, die Welt zu erleben.

Es zeigt sich, dass eine beeinträchtigte kognitive Empathie ganz im Sinne von Lipps Grundverständnis der inneren Imitation nicht nur seitens der autistischen, sondern auch seitens der nicht-autistischen Menschen besteht. Die Missverständnisse aufgrund von kognitiv-empathischen Fehlschlüssen entstehen vor allem zwischen den Gruppen unterschiedlich strukturierter Menschen und weniger innerhalb der Gruppen (Ebert et al. 2013).

Stereotypien und zwangsartige Verhaltensweisen

Eine markante Eigenschaft, welche den Autismus vielleicht am meisten von anderen Störungsbildern unterscheidet, ist das extreme Bedürfnis nach erwartungsgemäßen Tagesabläufen und Verhaltensroutinen. Bei vielen Betroffenen beginnt und endet jeder Tag mit bestimmten Ritualen. Das Aufstehen am Morgen, Waschen und Ankleiden folgt bestimmten und genau festgelegten Reihenfolgen und auch der Tagesablauf ist streng definiert. Die Arbeitsabläufe des Tages sind oft stereotyp auf die immer gleiche Art und Weise organisiert und ebenso endet der Tag häufig nach einem streng reglementierten Ritual. Auch bei den Ess- und Kleidungsgewohnheiten sind solche stereotypen Verhaltensmuster zu beobachten. Oft werden nur ganz bestimmte Lebensmittel gegessen. Nicht selten sind Beschaffenheit, Konsistenz oder das Gefühl im Mund wichtige Entscheidungskriterien für bestimmte Vorlieben. Ähnlich sieht es bei der Kleidung aus. Autistische Menschen tragen oft immer dieselben oder die gleichen Kleidungsstücke. Wenn etwa ein Pullover gefällt, werden gleich drei oder vier davon gekauft, damit auch während der Wäsche das gewohnte Kleidungsstück getragen werden kann (▶ Kasuistik 3). Darüber hinaus erfolgt die Auswahl nicht selten nach dem Gefühl auf der Haut und weniger nach Optik oder Mode.

Nun sind Routinen bei den meisten Menschen häufig. Die Besonderheit, die aus einer gewöhnlichen Routine eine Stereotypie macht, ist die unflexible Rigidität und die hohe, oft kaum nachvollziehbare Bedeutung, die sie für autistische Menschen hat. Werden Stereotypien und Rituale etwa von außen gestört, kann dies zu extremen Überforderungsgefühlen, Anspannung und Frustrationen führen, die sich nicht selten in Wutausbrüchen entladen. Gerade diese Rigidität der Rituale und die damit verbundenen Wutausbrüche sind oft Gegenstand intensiver Konflikte sowohl am Arbeitsplatz als auch im privaten Rahmen. Denn für Außenstehende ist es meist nicht nachvollziehbar, wieso der Partner oder Kollege so unflexibel ist und sich wegen Kleinigkeiten so stark aufregt. Auch wenn diese Symptomatik gelegentlich an Zwangsstörungen erinnern kann, so fehlt die typische Angst-Zwangs-Dynamik der primären Zwangsstörung. Mit den zwangsähnlichen Routinen und Stereotypien werden also nicht wie bei klassischen Zwangshandlungen irrationale Ängste abgewehrt und sie werden dementsprechend auch nicht als ich-dyston (wesensfremd) erlebt wie bei der klassischen Zwangsstörung (Tebartz van Elst in Vorb.).

Sonderinteressen, Sonderbegabungen und Besonderheiten der Aufmerksamkeitsregulation

Die Aufmerksamkeitssteuerung bei Menschen mit Asperger-Syndrom kann an Probleme bei Menschen mit einer ADHS erinnern (▶ Kap. 7). Einer ausgeprägten Fähigkeit zur Hyperfokussierung auf interessierende Themen kann eine nicht weniger starke Unaufmerksamkeit bei als uninteressant empfundenen Themenbereichen entgegenstehen. Möglicherweise verbunden mit der Fähigkeit zur Hyperfokussierung und der Tendenz zu stereotypen Verhaltensweisen entwickeln manche, autistische Menschen in Teilbereichen ausgeprägte Sonderinteressen und damit oft verbunden Sonderbegabungen. Diese können sich z. B. in bestimmten lexikalischen Wissensbereichen, aber auch im perzeptiven, gestalterischen oder mathematischen Bereich bewegen. So interessieren sich manche Menschen mit Autismus brennend für Fahrpläne, Flugzeuge, Autos, Züge, Dinosaurier, Planeten etc., aber auch das Beobachten von Tieren oder anderen Natur- oder Technikphänomenen, oder das Malen von Mangas oder kopieren von Bildern kann außergewöhnlich großes Interesse hervorrufen. Auch sprachlich können Betroffene außergewöhnliche Leistungen vollbringen (Erlernen vieler Sprachen, schriftstellerische und dichterische Leistungen), wobei hier selten der kommunikativ-pragmatische Aspekt subjektiv im Zentrum der Faszination steht, sondern eher der systematische (Faszination einer Sprachstruktur und Grammatik) oder der konstruktive Aspekt (Kreierung von Sonder- und Eigensprachen, Ästhetik, Dichtung etc.). Das Aneignen von enzyklopädischem Wissen fasziniert viele autistische Menschen sehr, ohne dass dabei die pragmatische und anwendungsorientierte Seite dieses Wissenserwerbs subjektiv im Zentrum steht (▶ Kasuistik 3).

Besonderheiten der Wahrnehmung

Darüber hinaus gibt es eine Reihe von teilweise sehr markanten Besonderheiten, die bislang nur marginal Eingang in die Klassifikationssysteme gefunden haben.

Akustische Wahrnehmung: Die Wahrnehmung ist oft extrem sensibel. Das betrifft vor allem, aber nicht ausschließlich den akustischen Kanal. So können oft leise Geräusche wie das Summen von Elektrogeräten gehört werden, was nicht selten irritiert. Laute und vielgestaltige Geräusche wie z. B. in einer Fußgängerzone, im Straßenverkehr, einem vollen Supermarkt oder einer belebten Gaststätte werden als unangenehm bis schmerzhaft erlebt und daher gemieden. Der Begriff Reizüberflutung ist fast allen autistischen Menschen unmittelbar eingängig, während nichtautistische Menschen befragt nach Reizüberflutung meist erst einmal nachfragen, was damit denn gemeint sein solle. Als besonders unangenehm wird von vielen autistischen Menschen das Reden in Großgruppen erlebt. Dabei ist es zum einen die Entschlüsselung der vielen gleichzeitigen sozialen Informationen in Form von durcheinanderredenden Menschen mit unterschiedlichen Gesichtsausdrücken, Stimmelodien, Lautstärken, Gesten und Betonungen die mal ironisch, mal sarkastisch mal zur Sache direkt sprechen. Dies überfordert die analytische Kompensationsfähigkeit auch sehr intelligenter autistischer Menschen, weshalb sie solche »Partyszenen« meiden oder sich einzelne Gesprächspartner im Sinne einer Kompensationsstrategie heraussuchen und mit diesen sachliche Fachgespräche führen. Darüber hinaus schildern viele autistische Menschen auch viel basalere Wahrnehmungsprobleme der Form, dass sie in einer solch komplexen Sprechsituation gar nicht zuordnen können, wer überhaupt gerade spricht. Unter dieser Voraussetzung wird auch für nicht-autistische Menschen nachvollziehbar, wieso solche Situationen als überfordernd erlebt und folglich gemieden werden.

Kasuistik 3 illustriert viele der genannten Besonderheiten anhand einer Fallgeschichte.

Kasuistik 3

Siegrid B. ist eine 24-jährige Jurastudentin mit klassischem Asperger-Syndrom. Sie kam als drittes Kind zur Welt und wird von ihrer Mutter seit frühester Kindheit als anders als die beiden Geschwister beschrieben. Schon als kleines Baby habe sie es nicht gerne gehabt, wenn man mit ihr geschmust habe. Dann habe sie sich steif gemacht und meist geschrien. Im Tragetuch habe sie es dagegen gut ausgehalten. Gelaufen sei sie mit 14 Monaten, allerdings sei sie von Anfang an ein tollpatschiges Kind gewesen. Sie habe erst mit zweieinhalb Jahren zu sprechen begonnen, dann aber relativ schnell sehr gut gesprochen. Manche hätten kommentiert, dass sie wie eine Erwachsene rede. In den Kindergarten sei sie gar nicht gerne gegangen. Schon früh sei der Mutter klargeworden, dass ihrer Tochter alle Umstellungen ausgesprochen schwerfielen. Sie habe auch keine Freundinnen oder Freunde gehabt. Sie habe sich aber schon mit fünf Jahren allein das Lesen beigebracht. Seitdem sei es weder im Kindergarten noch in der Schule für sie problematisch gewesen. Sie sei immer schon ein ausgesprochen gutaussehendes Mädchen gewesen. Daher hätten die Jungen ihre Nähe gesucht. Sie habe aber nichts von den anderen gewollt, sondern sich immer nur mit Büchern abgegeben. Sie sei eine ausgesprochene Leseratte und habe Bücher aller Art verschlungen. Puppen oder Rollenspiele hätten sie nicht interessiert. Auch sei sie nie zum Spielen auf die Straße gegangen. In Gruppengesprächen verstehe sie ohnehin nichts. Zum einen sei es ihr schon immer schwergefallen, überhaupt zu erkennen, wer spreche, wenn mehrere Menschen durcheinander sprächen. Und wenn sie doch folgen könne, weil nur eine Person spräche, so wisse sie oft gar nicht, was diese überhaupt sagen wolle und was gemeint sei. In der Grundschule habe sie lauter Einser nach Hause gebracht. Nur im Sport habe sie meistens eine Vier bekommen. Sie habe Sport und vor allem Gruppensport gehasst. Die Turnhalle sei ihr zu laut gewesen. Schon im Kindergarten habe sie sich dort die Ohren zugehalten. Auf dem Gymnasium habe sie dann eine Freundin aus der Nachbarschaft gehabt. Der habe sie oft bei den Hausaufgaben geholfen. Dieses Mädchen sei sozial sehr kompetent und ausgesprochen nett zu ihr gewesen. Sie habe sich in den Pausen um sie gekümmert und geschaut, dass sie immer dabei war, obwohl sie in Gruppensituationen nie ein Wort gesagt habe. Wenn man aber allein mit ihr sei, könne sie gut sprechen. Wenn eines ihrer Lieblingsthemen Musik oder Meerestiere zur Sprache kämen, könnte es auch nur so aus ihr heraussprudeln. Die Noten auf dem Gymnasium seien immer noch sehr gut, aber nicht mehr so wie in der Grundschule gewesen. Zwar habe sie immer noch ausnahmslos jede Klassenarbeit mit 1 oder allenfalls 2 geschrieben, aber im Mündlichen habe sie schlechte Noten bekommen. An Diskussionen habe sie sich gar nicht beteiligen wollen. Das sei in der Grundschule auch schon so gewesen, aber dort habe das die Noten nicht beeinträchtigt.

Eine partnerschaftliche Beziehung habe sie noch nie gehabt. Ihre ersten sexuellen Erfahrungen habe sie aber mit 24 gesammelt. Sie sei schon immer sehr stur gewesen und habe sich mit ihrem Willen durchgesetzt, wenn sie sich zu etwas entschieden habe. Sie habe sich entschieden, auf einer Skihütte die Sexualität kennenzulernen, habe sich Videos besorgt und genau studiert, wie sich die

Menschen auf Skihütten verhalten würden. Dann sei sie allein auf eine solche Hütte gefahren und habe dort wie geplant erste sexuelle Erfahrungen gesammelt. Bei ihrem Aussehen sei das gar kein Problem gewesen. Obwohl der Sex ihr gefallen habe, habe sie an partnerschaftlichen Beziehungen aber kein Interesse.

Nach dem Abitur habe sie mit dem Jurastudium begonnen. Das Lernen bereite ihr keine Probleme. Sie könne sich die Gesetzbücher ohne Probleme anlernen, so etwas sei ihr immer leichtgefallen. Dennoch sei sie durch mehrere Prüfungen gefallen. Das habe sie sehr frustriert, weil sie gemerkt habe, dass sie eigentlich mehr wisse als ihre Kommilitonen. Sie sei aber sehr isoliert gewesen. Auch habe sie allein in einer 1-Zimmer-Wohnung gelebt. Mit anderen Menschen zusammen zu wohnen, könne sie sich nicht vorstellen. Sie habe sehr rigide Ablaufroutinen, würde in einer bestimmten immer gleichen Reihenfolge zwischen Küche, Bad und Schlafzimmer morgens hin- und herwandern, um sich und das Frühstück zurechtzumachen und sich anzuziehen. Die Kleider lege sie sich schon am Vorabend heraus. Sie habe sich für jeden Wochentag eine bestimmte Kleidung herausgesucht. Das mache sie so, seit ein Kommilitone im zweiten Semester dumme Bemerkungen über sie gemacht habe, weil sie immer dieselbe Kleidung trage. Erst nach zwei Jahren habe sie festgestellt, was es mit den verhauenen Klausuren auf sich habe. Ihre Kommilitonen hätten einfach immer nach alten Klausuren und nicht nach den Lehrbüchern gelernt. Sie dagegen habe fast alles gewusst, aber die alten Fragen nicht gekannt. Das habe sie sehr frustriert. Sie sei daraufhin in ein depressives Loch gefallen. Nun habe sie auch noch ihren Job bei einem Supermarkt an der Kasse aufgeben müssen und bekomme Geldprobleme. Befragt, ob die Arbeit an der Kasse mit all den Kundenkontakten denn das Richtige für sie sei, antwortete Frau B, das sei schon in Ordnung. Sie möge zwar keinen Small Talk, aber die Menschen würden an der Kasse immer das Gleiche reden. Darauf könne sie sich problemlos einstellen. Sie habe immer ein paar Redewendungen parat, die sie einsetzen könne, wenn sie irgendetwas nicht verstanden habe. Befragt, wieso sie den Job verloren habe, antwortete sie, sie habe kündigen müssen, weil der Supermarkt neue Kühltruhen bekommen hatte. Diese hätten einen anderen Brummton als die früheren Truhen. Früher seien sie angenehm und beruhigend gewesen und hätten wie ein tiefes E geklungen. Nun seien es undefinierbare, höhere Geräusche mit fiesen Obertönen, was sie nicht ertragen könne.

Diese Kasuistik illustriert nicht nur die typischen Besonderheiten der Lebensgeschichte einer Frau mit hochfunktionalem Autismus, sie weist auch am Ende auf die herausragende Bedeutung von Besonderheiten der Wahrnehmung (sensorischer Überempfindlichkeit) hin. Dass das Austauschen von Kühltruhen wegen der damit verbundenen anderen Geräusche einen Menschen so belasten kann, dass er dafür einen langjährigen Job aufgibt, obwohl dieser ansonsten zusagt, kann sich nur vorstellen, wer solche Besonderheiten bei autistischen Menschen kennt.

Visuelle Wahrnehmung: Auch visuell beschreiben viele autistische Menschen ausgesprochene Überempfindlichkeiten. So wird helles oder grelles Licht oft als unangenehm oder schmerzhaft beschrieben. Viele autistische Menschen meiden helles

Sonnenlicht oder benutzen exzessiv Sonnenbrillen, um sich vor der Lichtintensität zu schützen. Auch die Flimmerfrequenzen von Neonröhren, die von nicht-autistischen Menschen meist gar nicht bemerkt werden, können für autistische Menschen ausgesprochen unangenehm sein.

Taktile Wahrnehmung: Viele autistische Menschen berichten, dass es für sie unangenehm ist, berührt zu werden. Dies gilt insbesondere für leichte, sanfte und *unerwartete* Berührungen, die oft wie ein Schmerz erlebt werden. Auch Händeschütteln ist häufig unangenehm. Berührungen in Form eines festen Händedrucks bzw. einer festen Umarmung können dagegen, vor allem dann, wenn sie erwartet und gewollt werden, durchaus auch als angenehm erlebt werden.

In diesem Zusammenhang sei auf die in den USA berühmte Autistin Temple Grandin hingewiesen, die es durch geschickte Kompensationsstrategien trotz eines ausgeprägten autistischen Syndroms bis zur Universitätsprofessorin gebracht hat. Eine wichtige Kompensationstechnik für sie war dabei eine selbstgebaute »Pressmaschine«. In diese Pressmaschine legte sie sich bei Anspannung und Stress, betätigte einen Hebel und ließ sich von schweren Lederkompressen eine halbe Stunde fest zusammendrücken, was sie als ausgesprochen entspannend erlebte. Leichte, zarte Berührungen dagegen fand auch sie sehr unangenehm (Grandin und Panek 2014).

Synästhesien: Eine kleine Untergruppe von autistischen Menschen berichtet von synästhetischen Phänomenen. Das bedeutet, dass etwa Töne auch eine Farbe oder einen Geschmack haben oder Farben einen Geruch. Sensorische Wahrnehmungen aus unterschiedlichen Kanälen werden dabei in der subjektiven Wahrnehmung spontan kombiniert wahrgenommen, ohne dass dies vom betroffenen Menschen gewollt oder im Sinne einer intendierten Vorstellung gezielt herbeigeführt wird (Baron-Cohen et al. 2013).

Detailorientierte Wahrnehmung: Auf einer höheren Ebene *der* Wahrnehmung sind schon von Hans Asperger und Leo Kanner Auffälligkeiten dahingehend beschrieben worden, dass autistische Menschen sich vor allem mit kleinen Funktionsteilen und Objekten oder visuellen Details auseinandersetzen und darüber das große Ganze leicht aus dem Blick verlieren. Hier findet sich also eine Verschiebung der Wahrnehmung weg vom Holistischen hin zu den Details.

Emotionale Wahrnehmung: Die emotionale Wahrnehmung ist bei vielen autistischen Menschen auf vielfältige Art und Weise auffällig. Zum einen fällt es ihnen oft schwer, den emotionalen Ausdruck von Mimik, Gestik oder Prosodie richtig zu verstehen. Wütende *Gesichter*, kritische Blicke oder einladende Gesten werden als solche einfach nicht erkannt, sondern rufen nur Verwirrung hervor. Allenfalls können sie von sehr intelligenten Patienten gezielt im analytischen Sinne wie eine Fremdsprache erlernt werden, während sie nicht-autistischen Menschen unmittelbar und spontan eingängig sind. Dies betrifft nicht nur die Emotionen anderer Menschen, sondern auch die eigenen Affekte (Alexithymie). So können von vielen Betroffenen eigene Gefühle nicht richtig benannt werden. Die zugeschnürte Kehle, der Frosch im Hals, die Enge in der Brust und der Kloß im Bauch werden nicht als eigene Angstsymptome erkannt, sondern als Halsschmerzen, Luftnot oder Bauchschmerzen fehlgedeutet. Dies führt nicht selten zu frustranen Arztbesuchen für die Betroffenen und die Ärzte, die ebenfalls nicht verstehen, was bei diesem Menschen nicht stimmt.

Darüber hinaus müssen beim Thema Autismus und emotionale Wahrnehmung die Begriffe kognitive und emotionale Empathie erläutert werden (▶ Kasten 1). Kognitive Empathie meint die Fähigkeit eines Menschen, aufgrund von Sprache, Verhalten, Stimmmelodie, Gestik, Mimik und situativen Rahmeninformationen zu erschließen, was ein anderer Mensch gerade denkt, will und worauf er hinauswill. Diese Fähigkeit wird in der Fachsprache auch Theory-of-Mind- oder Mentalisierungsfähigkeit genannt. Die drei Begriffe bedeuten im Wesentlichen das gleiche, dürfen aber nicht mit dem Begriff Mitleid oder emotionale Empathie verwechselt werden. Während Probleme bei der kognitiven Empathie zu den Kernsymptomen des autistischen Syndroms gehören, gibt es keine Hinweise darauf, dass autistische Menschen weniger Mitleid mit anderen Menschen oder Tieren haben. Ganz im Gegenteil finden einige Studien sogar, dass die emotionale Empathie bei autistischen Menschen eher stärker ausgeprägt ist (Dziobek et al. 2008).

Fehlende Sprachpragmatik

Die Sprache stellt für viele autistische Menschen ein besonderes Problem dar. Die meisten verstehen gesprochene Sprache primär wörtlich. Die lebendige gesprochene Sprache ist aber voller Vieldeutigkeiten, Anspielungen und metaphorischer Redewendungen, die nicht wie die klassischen Sprichwörter gelernt werden können, sondern aus der Situation heraus intuitiv erschlossen werden müssen. Gerade dies bereitet autistischen Menschen aber große Probleme. So kommt es immer wieder zu Missverständnissen, bei denen sich die betroffenen Menschen blöd vorkommen. Alle lachen, nur sie verstehen nicht, worum es geht. Dieses Gefühl ist unangenehm und tut dem Selbstwertgefühl nicht gut. Gerade aus dieser autistischen Schwäche ergeben sich viele witzige Anekdoten, über die im Übrigen auch autistische Menschen selbst gut lachen können. Fehlender Humor kann ihnen, zumindest wenn es ihnen gut geht, sicher nicht vorgeworfen werden. Solange das Problem aber nicht als Ausdruck des schicksalhaften autistischen So-Seins – und damit als persönliche Schwäche – erkannt und akzeptiert ist, können sich daraus viele unangenehme und peinliche Situationen ergeben, bei denen nicht-autistische Menschen sich verschaukelt fühlen und dementsprechend reagieren.

Kasuistik 4

Ein 35-jähriger arbeitsloser Elektroingenieur, der an einem Asperger-Autismus leidet, kommt ins Schlaflabor zur weiteren Diagnostik seiner schweren Schlafstörungen. Das Personal des Schlaflabors ist nicht über den Autismus informiert. Sie fordern den Patienten ausdrücklich auf, sich tagsüber nicht aufs Bett zu legen, da dies die Untersuchungen beeinträchtigen könnte. Zwei Stunden später trifft ein Mitarbeiter des Schlaflabors den Patienten schlafend auf dem Boden liegend vor. Empört berichtet er der Stationsärztin, der Patient wolle die Untersuchungen boykottieren. Dieser entschuldigt sich und bemerkt: »Ich dachte, ich dürfe mich nur nicht aufs Bett legen!«

Kasten 2: Was ist Pragmatik?

Der Begriff Pragmatik ist in aller Munde. Amerikaner gelten als ausgesprochen pragmatische Menschen, von der deutschen Kultur wird das nicht unbedingt angenommen. Autistischen Menschen wird eine mangelnde Sprachpragmatik nachgesagt. Aber was bedeuten diese Begriffe in diesen Kontexten wirklich?

Etymologisch leitet sich das Wort aus dem Griechischen her, wo *pragma* (πρᾶγμα) so viel bedeutet wie »Handlung« oder »Sache«.

In der Philosophie ist der Pragmatismus eine Denkrichtung, die in erster Linie auf eine Reihe amerikanischer Philosophen des 19. Jahrhunderts wie Charles Sanders Peirce (1839–1914), William James (1842–1910) und John Dewey (1859–1952) zurückgeführt wird. Inhaltlich wird für die Inhalte und Formen des Denkens der daraus resultierende praktische Nutzen betont. Zugespitzt könnte die Grundidee folgendermaßen formuliert werden: »Wahr ist, was unserem Interesse dient« (Skirbekk und Gilje 1993). Diese Grundidee, dass es keine Wahrheit gibt, die unabhängig ist von den Interessen der denkenden Menschen, findet z. B. auch in der Wahrheitstheorie von Habermas ihren Widerhall (Habermas 1984). Sie erklärt, wieso im kommunikativen Diskurs postmoderner Mediengesellschaften so heftig und mit manipulativen Mitteln in Form der Propaganda um die öffentliche Wahrnehmung und Meinung gerungen wird, oft auch ohne dass dies den durchaus gebildeten Diskursteilnehmern in angemessener Art und Weise bewusst ist (Herman und Chomsky 1994).

Aber auch jüngere Vorschläge, Erkenntnisse als adaptive Prozesse zu verstehen, in deren Kontext sowohl aus der Perspektive der Evolution (Phylogenese) als auch der individuellen Entwicklungsgeschichte (Ontogenese) eine adaptive Komplexitätsreduktion der individuellen Informationsverarbeitung stattfindet (Tebartz van Elst 2003), greifen implizit auf den Grundgedanken zurück, dass das pragmatische Element der »Bewährung im Handeln« für die Inhalte des Denkens eine wichtige Rolle spielt.

Im Zusammenhang mit autistischen Seins-Weisen ist dagegen nicht dieser philosophische Pragmatismus gemeint, wenn etwa davon die Rede ist, autistische Menschen hätten Probleme mit der Sprachpragmatik. Was meint der Begriff dann?

Der linguistische Begriff der Sprachpragmatik hat sich aus der pragmatischen Philosophie entwickelt und meint all die Aspekte von Sprache, die über die wörtliche Bedeutung von Begriffen hinausgehen. Damit wird also Bezug genommen auf Sprache nicht als theoretisches oder situationsunabhängiges abstraktes Phänomen, sondern auf die konkrete in den verschiedenen Situationen des Alltags gesprochene Sprache. In der Linguistik werden demnach die drei thematischen Bereich Syntax, Semantik und Pragmatik unterschieden. Die

Syntax beschreibt, nach welchen allgemeinen Regeln und Gesetzmäßigkeiten in einer Sprache Begriffe miteinander verknüpft werden dürfen (z. B. in Form der Grammatik). Der Begriff Semantik bezieht sich dagegen auf das inhaltlich Gemeinte eines Begriffs (begriffliches Lexikon). Beide Bereiche thematisieren ihren Gegenstand aber jeweils unabhängig von der konkreten Sprechsituation.

Auf genau diesen Bereich der real gesprochenen Sprache in den konkreten Lebenssituationen bezieht sich nun der Begriff der Sprachpragmatik. Was meint ein Sprecher wirklich, wenn er nach einem verlorenen Spiel der Nationalmannschaft erklärt: »Na, das war ja nun wirklich eine tolle Leistung!«? Hat der zerstreute Professor, der die Schlüssel nicht findet, wirklich »Tomaten auf den Augen«? Und was meint der Autoverkäufer, wenn er sagt: »Sie müssen diese Entscheidung nicht übers Knie brechen!«? In all diesen Sprechsituationen kann das situativ Gemeinte weder lexikalisch noch syntaktisch erschlossen werden. Die Form der Aussagesätze ist völlig klassisch. Bei der Entschlüsselung des situativ Gemeinten ist aber der Rückgriff auf das klassische Lexikon der begrifflichen Bedeutungen nicht zielführend. Genau dazu aber neigen autistisch strukturierte Menschen. Sie verstehen die gesprochene Sprache wörtlich im Sinne der im klassischen Lexikon hinterlegten Begriffsbedeutung und erfassen nicht, dass aufgrund der konkreten (praktischen) Sprechsituation ein wichtiger Bedeutungswandel vom Sprecher intendiert wird. Genau diese mangelnde Fähigkeit bezeichnet der Begriff der eingeschränkten Sprachpragmatik.

Eingeschränkte Sprachpragmatik bedeutet, dass es Menschen schwerfällt, die situative Bedeutung von Sprache in solchen Situationen angemessen zu erfassen, in denen nicht die klassisch wörtliche (lexikalische bzw. klassisch semantische) Bedeutung der Begriffe und Sätze vom Sprecher gemeint wurde.

Die autistische Stressreaktion (Besonderheiten der Affektregulation)

Autistische Menschen weisen charakteristische Stressreaktionen auf. Nicht-autistischen Menschen, vor allem aber Ärzten und Therapeuten, sollten die typischen stressverursachenden Trigger autistischer Menschen bekannt sein. Denn dies sind nicht nur zwischenmenschliche Konflikte und klassische Überlastungen, sondern häufig Phänomene wie Reizüberflutung, leichte ungewollte Berührungen z. B. in der Straßenbahn, bei der Arbeit, in der Fußgängerzone oder die Frustration von Erwartungen zum Tagesablauf. Auch Gruppengespräche, Telefonieren oder eine uneindeutige Kommunikation sind klassische Trigger, die bei autistischen Menschen *Anspannungszustände* hervorrufen können. Aber auch die Berührungen etwa im Rahmen einer medizinischen körperlichen Untersuchung oder das Gel und der Schallkopf eines Ultraschallgeräts können bei manchen autistischen Menschen extreme Anspannungszustände mit aggressiven oder dissoziativen Reaktionen bis hin zu einem völligen Einfrieren und Nicht-Sprechen-Können auslösen. Dies sollten Ärzte jedweder Disziplin wissen, um die Reaktionen ihrer Patienten richtig einschätzen zu können.

Kommt es zur Stressreaktion, ergibt sich wie bei nicht-autistischen Menschen ein emotionaler Anspannungszustand. Der wird aber aufgrund der alexithymen Schwächen von autistischen Menschen selbst häufig gar nicht als emotionaler Zustand erkannt, sondern es werden – wenn überhaupt – körperliche Symptome wie Halsschmerzen, Luftnot oder Bauchschmerzen erlebt. Aufgrund der Neigung von vielen autistischen Menschen, auf Themen einzuengen, werden solche Körpersymptome von Ärzten und Therapeuten häufig als hypochondrisch-somatoforme Syndrome interpretiert. Der zeitliche Zusammenhang mit dem Stress wird oft ebenso wenig erkannt wie die Tatsache, dass die geklagten Bauchschmerzen, Stiche in der Brust oder Halsschmerzen schlichtweg unerkannte Symptome der Angst sind. Diese Zusammenhänge werden aber oft auch von den Betroffenen selbst nicht erkannt. Häufig wird viel zu spät gegen den die Angst induzierenden Stress gegenreguliert, weswegen es dann zur akuten Stressreaktion kommt.

Nach klinischem Eindruck reagieren vor allem Kinder, Jungen und Männer dann häufiger mit Wutattacken und Aggression. In diesem Punkt mögen sich autistische Männer von nicht-autistischen Männern am Ende nur wenig unterscheiden. Die Streitdynamik an sich kann aber durchaus viel heftiger und unkontrollierter ablaufen (▶ Alltagspraktische kognitive Besonderheiten).

Nicht selten kommt es vor allem bei Mädchen und Frauen – und bei weiter eskalierendem Streit schlussendlich auch bei Männern – zu *dissoziativen Stressreaktionen*. Die Betroffenen gehen aus dem Kontakt, *hören auf zu sprechen*, werden mutistisch und »frieren ein«. Steigt die Anspannung weiter an und fehlen Kompensationsstrategien zum Spannungsabbau, kommt es in solchen Situationen dann häufig zu *selbstverletzenden Verhaltensweisen zum Anspannungsabbau* wie Ritzen, Schneiden, Brennen, Kopf-gegen-die-Wand-Schlagen oder anderem autoaggressiven Verhalten. Neigen die Betroffenen zum Externalisieren, kann es auch zu aggressiven Wutattacken kommen. Diese Anspannungszustände und damit verbundenen selbstverletzenden Verhaltensweisen führen in Unkenntnis der typischen autistischen Psychodynamik dann vor allem bei Mädchen und Frauen häufig zur Fehldiagnose einer Borderline-Persönlichkeitsstörung.

Kasuistik 5

Die 25-jährige Studentin lebt in einer Großstadt Nordrhein-Westfalens und berichtet von Eigenschaften im Sinne eines klassischen autistischen Syndroms seit der frühen Kindheit. Die Eltern seien liebevoll, aber sehr einfache Leute gewesen. Die Mutter arbeitete als Verkäuferin und der Vater als einer der letzten Bergmänner im nördlichen Ruhrgebiet. Im Kindergarten seien ihre Eigenheiten akzeptiert worden. Dabei habe auch ihre zweieiige Zwillingsschwester geholfen. Sie sei eine Art Ankerfreundin gewesen, die sie immer in den Gruppen integriert gehalten habe, obwohl sie selbst eigentlich nie verstanden habe, was in den Gruppensituationen gesprochen worden sei. Auf dem Gymnasium habe es aber große Probleme gegeben. Ihre Schwester sei auf die Realschule gegangen, weil sie sich mit dem Lernen schwerer getan habe. Sie habe damit gar keine Probleme gehabt und habe ohnehin den ganzen Tag nur gelesen. Freunde habe sie nicht gehabt. Sie sei vielmehr Außenseiterin gewesen und sei auch aktiv geärgert worden. Ihre Sachen seien absichtlich durcheinandergebracht worden, weil die anderen gemerkt hätten, wie sehr sie dies störe. Sie hätten sich dann daran gefreut, dass sie geschimpft und geschrien habe, wenn z. B. die Ordnung ihrer Stifte auf dem Pult leicht durcheinandergebracht worden sei. Sie habe schon auch manchmal Wutattacken gehabt in solchen Fällen. Immer sei sie die Schuldige gewesen. Sie habe sich den anderen und den Lehrern einfach nicht erklären können. Mit 14 habe sie dann Depressionen entwickelt. Damals habe sie sich das Schaukeln abgewöhnt, was ihr eigentlich immer geholfen habe. Sie sei damit aber immer mehr geärgert worden und auch ihre Eltern hätten gemeint, das sehe unvorteilhaft aus. Die Anspannungszustände und Selbstverletzungen wären danach schlimmer geworden. Auch habe sie sich gelegentlich zum Erbrechen gebracht, weil sie damit ihre Anspannung habe regulieren können. Ihre Psychotherapeutin habe erst an eine Essstörung gedacht, sei dann auf die Diagnose Asperger-Syndrom gekommen. Sie sei in die Schule gekommen und habe es der Klasse erklärt. Danach sei sie von einem Tag auf den anderen kaum noch geärgert worden. Auch das Schlagen, was es vorher immer wieder heimlich gegeben habe, habe sofort aufgehört. Und so habe sie ihre Schule recht erfolgreich abschließen können. Das Lernen sei kein Problem gewesen und die Regelmäßigkeit und Berechenbarkeit der schulischen Abläufe und Anforderungen hätten ihr gutgetan. Auch habe sie sich über ihre guten Noten freuen können und die Eltern seien sehr stolz gewesen. Nach dem Abitur seien ihre Depressionen dann aber viel schlimmer geworden. Sie habe versucht, zu studieren, und sei damit völlig gescheitert. Sie habe einen Abitur-Durchschnitt von 1,8 gehabt und alle hätten gemeint, sie müsse das mit links schaffen. Sie habe aber die Wege nicht gefunden, habe nicht gewusst, wie sie sich immatrikulieren solle, in der Vorlesung sei es viel zu laut gewesen und sie habe wieder einmal keine Kontakte knüpfen können. Daraufhin seien ihre Anspannungszustände und Selbstverletzungen wieder deutlich häufiger geworden. Sie sei zu einem neuen Psychiater gegangen, der sie in eine Klinik für Psychotherapie überwiesen habe. Dort sei eine Borderline-Persönlichkeitsstörung diagnostiziert worden und sie habe eine Gruppenpsychotherapie in dialektischer Verhaltenstherapie machen müssen. Das habe sie aber alles nicht verstanden. Sie begreife nicht, wieso sie mit Verhaltensanalysen bestraft werden solle, wenn sie Probleme habe. Man habe ihr auch nicht geglaubt, dass sie an einem Asperger-Syndrom leide, sondern habe auf der Diagnose einer Borderline-Störung beharrt. Wegen ständiger Konflikte auch mit ihren Mitpatienten habe sie die Therapie schließlich abgebrochen und sei frustriert nach Hause gefahren.

Trotz der langjährigen Erfahrungen mit dem Thema Autismus kommt es auch in der Freiburger Klinik immer wieder vor, dass Patientinnen mit einer Autismus-Spektrum-Störung auf der Spezialstation für die Therapie der Borderline-Persönlichkeitsstörung nicht sofort erkannt werden. Das liegt vor allem daran, dass die meist sehr intelligenten und hochfunktionalen Patientinnen differenzierte und teilweise funktionierende Kompensationsstrategien entwickelt haben, die eine Diagnose deutlich erschweren können. So ist nicht selten der Augenkontakt gezielt trainiert worden, kommunikative Floskeln wurden erlernt, das autismustypische

Schaukeln unterdrückt. Auch der Fokus der Therapie auf die scheinbar für die Borderline-Störung pathognomonischen Anspannungszustände und Selbstverletzungen verhindert, dass die autismusspezifischen Eigenheiten als solche erkannt werden.

Motorische Besonderheiten

Vor allem autistische Kinder versuchen sich spontan häufig durch repetitive schaukelnde Bewegungen zu beruhigen, was oft auch sehr gut funktioniert. Im späteren Kindesalter werden solche Verhaltensweisen von Eltern, Erziehern oder auch Altersgenossen dann oft als sozial unangemessen kritisiert, weshalb viele autistische Menschen im weiteren Verlauf dieses Schaukeln vollkommen unterdrücken. Dies ist dann nachteilig, wenn damit eine einfache, gut funktionierende und nebenwirkungsfreie Methode der Anspannungsregulation wegfällt. In manchen Fällen ist es Therapieziel im Freiburger Therapiekonzept für Erwachsene mit Autismus, diese effektive Methode zur Anspannungsregulation wieder neu zu erlernen.

Kasuistik 6

Eine 26-jährige Informatikstudentin mit klinisch klassischem Asperger-Syndrom lebt zurückgezogen in einer kleinen Hütte im Wald am Rande einer Universitätsstadt in Norddeutschland. Im Rahmen der diagnostischen Befragungen berichtet sie, dass sie als Kellnerin in einer Gaststätte mit Gartenwirtschaft jobbe, um Geld zu verdienen. Auf die erstaunte Rückfrage, wie sie mit den Sozialkontakten und der Reizüberflutung fertig werde, berichtet sie, dass die Bestellungen ihr keine Schwierigkeiten bereiten würden. Sie habe ein fotografisches Gedächtnis und könne jede Szene willentlich wie mit einer Videokamera aufgenommen wieder aufrufen und abspulen. Die sozialen Interaktionen seien alle berechenbar. Der Lärm sei allerdings ein großes Problem. Ihr Chef wisse aber Bescheid und sie dürfe sich jede Stunde für 15 Minuten in einen ruhigen Kellerraum zurückziehen. Dort setze sie sich auf einen Stuhl und schaukele etwa zehn Minuten, bis sie sich wieder entstresst habe. Dann könne sie weitermachen. Ihr Chef würde ihre Arbeit sehr schätzen. Es sei aber schon ein anstrengender Job.

Die Kasuistik zeigt, wie effektiv entsprechende Methoden zur Stressreduktion im Einzelfall sein können. Nebenbei sind sie sicher gesünder als die ebenfalls oft wirksamen Zigaretten, die nicht-autistische Menschen häufig zur Anspannungsregulation einsetzen.

Neben dem typischen Schaukeln berichten viele autistische Menschen auch von flatternden Bewegungen vor allem von Händen und Armen, die häufig, aber weniger zur Stressreduktion eingesetzt werden, sondern als Ausdruck von Freude und Hochstimmung angegeben werden. Schließlich berichten viele autistische Menschen von motorischen und gelegentlich auch vokalen Tics vor allem in der Kindheit, gelegentlich aber auch bis ins Erwachsenenalter persistierend (Tebartz van Elst 2013a).

Alltagspraktische kognitive Besonderheiten

Viele autistische Menschen haben ausgesprochen große Probleme, sich zu orientieren und von einem Ort zu einem anderen zu kommen. Immer wieder berichten Patienten, dass sie ein Navigationsgerät benutzen, um sich vor allem an neuen Orten wie der Universität zurechtzufinden. Diese Probleme werden oft erst nach dem Verlassen des Elternhauses offensichtlich. Denn die Wege der Kindheit und Jugend werden regelmäßig initial von den Eltern oder Freunden begleitet und wurden so oft wiederholt, dass die *Orientierungsschwäche* nicht zum Tragen kommt und auffällt. Dies ändert sich schlagartig nach dem Verlassen des Elternhauses. Nun müssen plötzlich in kürzester Zeit zahlreiche neue Wege gefunden werden. Da es autistischen Menschen dann meist schwerfällt, sich kommunikativ Hilfe zu organisieren, enden sie hilflos in der Stadt und finden die Wege nicht mehr.

Gleichzeitig und in scheinbarem Widerspruch dazu berichten viele autistische Menschen von einem *Gedächtnis* mit fotografischen bzw. Tonbandqualitäten. So können, wie auch in Kasuistik 6 illustriert, einzelne biografische Sequenzen wie abfotografiert wieder aufgerufen oder aber Gesprächssequenzen wie auf einem Tonbandgerät wieder abgespult werden, was in vielen Situationen sehr vorteilhaft sein kann (Riedel 2013).

Das *Essen* mit autistischen Menschen kann sehr kompliziert sein. Oft ernähren sich Betroffene sehr gezielt nur von bestimmten Nahrungsmitteln, die in Farbe, Aussehen, Geruch, Geschmack und vor allem Konsistenz und Gefühl im Mund genau ihren Vorstellungen entsprechen müssen. Das macht den schnellen Restaurantbesuch nicht unbedingt leichter.

Telefonieren bereitet vielen autistischen Menschen ein ausgesprochenes Unbehagen. Wieso dies so ist, kann nicht immer eindeutig beantwortet werden. Viele berichten, dass sie telefonieren regelrecht lernen mussten, wie andere Menschen Klavier spielen. Als Erklärung wird gelegentlich angeführt, dass sie nicht wüssten, wann sie im Telefondialog an der Reihe seien. Viele Betroffene können aber auch keine klaren Erklärungen für ihre Schwierigkeiten mit dem Telefonieren angeben.

Lügen bereitet autistischen Menschen oft ausgesprochen große Schwierigkeiten. Die Feststellung ruft bei vielen Zuhörern von Fortbildungsvorträgen ein amüsiertes Lächeln hervor. Dabei wird dann spontan übersehen, dass die Beherrschung der »sozialen Lüge« eine kommunikative Grundfertigkeit ist, die die meisten nichtautistischen Menschen mit großer Selbstverständlichkeit beherrschen.

Kasuistik 7

Der 43-jährige berentete und geschiedene Informatiker berichtet, er hasse Lügen. Er würde Menschen verabscheuen, die die Unwahrheit sagten. Er merke es nicht, wenn andere ihn beschwindelten. Ihm sei schon aufgefallen, dass er das kaum mitbekomme. Aber er ärgere sich sehr darüber, wenn er beschwindelt werde. Das sei doch einfach nicht in Ordnung. Er selbst könne gar nicht lügen, wolle es auch gar nicht. Wozu solle man denn bitte wohl lügen? Wozu sich verstellen? Er sage immer die Wahrheit und sei auch stolz darauf. Wenn seine Frau vom Friseur gekommen sei und ihm die neue Frisur nicht gefallen habe, so habe er ihr dies klipp und klar auch so gesagt. Mit neuen Kleidern oder dem Essen sei es ebenso gewesen. Es könne schon sein, dass seiner Ex-Frau das nicht gefallen habe, aber das sei doch wohl nicht sein Problem. Er meine, man solle schon freundlich sein, aber das könne doch nicht bedeuten, dass man lüge oder sich verstelle!? Bei der Arbeit habe es auch oft Probleme gegeben. Er habe immer allen offen und ehrlich gesagt, was er von ihnen und ihren Vorschlägen gehalten habe. Vor allem seine Vorgesetzten hätten das jedoch manchmal gar nicht gut gefunden. Aber auch mit seinen Kollegen habe er es sich damit vielleicht verdorben. Auf alle Fälle habe es immer Streit gegeben. Der Begriff »soziale Lüge« sage ihm nichts bzw. er finde dieses Konzept »voll daneben«.

Solche oder ähnliche Berichte autistischer Menschen können verdeutlichen, welch weitreichende Konsequenzen die scheinbar banale fehlende Fähigkeit zur sozialen Lüge haben kann. Aufgrund der Schwäche der sozial-kommunikativen Wahrnehmung bzw. der kognitiven Empathie oder Theory-of-Mind-Fähigkeit fällt es den autistischen Menschen dann oft gar nicht auf, dass sich viele ihrer zwischenmenschlichen Konflikte und Missverständnisse daraus ergeben, dass sie ihren Kollegen, Partnern und Freunden die Wahrheit allzu ungeschminkt um die Ohren hauen.

Autistische Menschen beschreiben ferner oft ausgestaltete *Fantasiewelten*, in die sie sich flüchten können, wenn ihnen das Hier und Jetzt zu stressig oder überfordernd wird. Von außen betrachtet werden sie dann oft als unaufmerksam oder nicht bei der Sache beschrieben. Ähnliche Phänomene finden sich auch bei Menschen mit einer ADHS (▶ Kap. 7).

Abschließend sei noch der *autistische Streit* erwähnt. Es ist eine interessante Beobachtung, dass sich alle Menschen in Streit- und Konfliktsituationen oft insofern deutlich autistischer verhalten, als dass eine Übernahme der Perspektive der anderen Seite völlig zurückgefahren wird. Stattdessen wird konsequent die eigene Perspektive eingenommen, wahrgenommen, erlebt, emotional empfunden und danach gehandelt. Die Zurücknahme der Bereitschaft zur Perspektivübernahme kann aus analytischer Sicht fast schon als Wesensmerkmal des Streits betrachtet werden, aus dem in der Endstufe der Eskalation Gewalt und Krieg im Kleinen wie im Großen resultieren. Dies gilt für den Nachbarschaftskonflikt ebenso wie für den Rosenkrieg oder die Auseinandersetzung zwischen Staaten oder Machtblöcken, was in aktuellen politischen Konflikten gut beobachtet werden kann. Die Verweigerung der Perspektivübernahme ist an sich nichts Autismusspezifisches, sondern einfach nur ein Aspekt des Konflikts oder Streits, ob er nun zwischen autistischen, zwischen nicht-autistischen oder zwischen autistischen und nicht-autistischen Menschen stattfindet.

Wenn der Streit sich dann aber entwickelt, die Emotionen hochkochen, jede Seite sich in ihren eigenen Kränkungen suhlt und aus einer gerecht empfundenen Empörung heraus die andere Seite angreift, verunglimpft, beschimpft oder schlägt, führt dies zu Verletzungen, Schmerzen und Leid. Die Wahrnehmung dieser Verletzung des anderen Menschen, der Ausdruck der Angst auf seinem Gesicht, das Entsetzen über das Gesagte in seinen Augen, das furchtsame Zurückweichen vor der angedrohten Gewalt, das Zittern in der angsterfüllten Stimme, all diese Signale können autistische Menschen oft gar nicht oder zumindest viel weniger deutlich wahrnehmen als andere. Und während diese Wahrnehmung des ängstlichen Entsetzens im Gesicht des anderen bei den meisten Menschen eine Aggressionshemmung hervorruft, ist dies bei autistischen Menschen oft deshalb nicht der Fall, weil sie dieses Entsetzen eben nicht erkennen.

Der nicht-autistische Konfliktpartner denkt sich dann: »Der muss mich abgrundtief hassen, wenn er immer weiter draufhaut, obwohl er doch sehen muss, wie ich schon verletzt am Boden liege!« Und so kommt es zu einem weiteren Missverständnis zwischen autistischen und nicht-autistischen Menschen, welches nur dann aufgelöst werden kann, wenn jeder seine Eigenart erkennt, anerkennt und bereit ist, zu einer Perspektivübernahme zurückzukehren.

6.2 Autistische Subtypen: die Klassifikation des Autismus

Nach ICD-10-Kriterien können drei Untertypen der autistischen Störungen unterschieden werden: der frühkindliche Autismus, das Asperger-Syndrom und der atypische Autismus.

6.2.1 Frühkindlicher Autismus

Wie in ▶ Tab. 6.2 beschrieben wird, sind die Kernsymptome des frühkindlichen Autismus und des Asperger-Syndroms weitgehend ähnlich. Der frühkindliche Autismus wird gelegentlich vor allem in der älteren Literatur auch nach dem Erstbeschreiber Leo Kanner (1896–1981) »Kanner-Syndrom« genannt. Dieser führte den Begriff 1944 als medizinischen Fachbegriff ein und wollte damit die charakteristischen Eigenschaften einer Gruppe von Kindern mit Auffälligkeiten der psychomotorischen Entwicklung seit Geburt zusammenfassen. Nach Kanners Beobachtungen war die zentrale Auffälligkeit dieser Kinder darin zu sehen, dass sie von Geburt an nicht dazu in der Lage waren, in normaler Weise eine Beziehung zu anderen Personen, vor allem Eltern und Geschwistern, aber auch Objekten der Umwelt aufzubauen. Darüber hinaus wurden die Betroffenen von Kanner als selbstgenügsam und zurückgezogen beschrieben (Kanner 1943). Kanner grenzte das von ihm Gemeinte dahingehend klar von kindlichen Schizophrenien ab, als dass er hervorhob, dass es sich nicht um einen Rückzug in die eigene Welt nach zuvor unauffälliger Entwicklung mit Aufbau von weitestgehend unauffälligen zwischenmenschlichen Beziehungen handelte, sondern die Betroffenen vielmehr seit Geburt die beschriebenen Auffälligkeiten zeigten.

Auch nach dem heutigen, noch gültigen ICD-10-Konzept des frühkindlichen Autismus kommt es von Geburt an zu Auffälligkeiten der psychomotorischen Entwicklung. Meist fallen deutliche Verzögerungen der Sprache und der motorischen Entwicklung auf. Aber auch die vorsprachliche soziale Kontaktaufnahme der betroffenen Babys und Kleinkinder etwa in Form von Augenkontakt, einer gemeinsamen gerichteten Aufmerksamkeit (»joint attention«) oder sozialem Lächeln sind oft gestört. Nicht selten ist der frühkindliche Autismus auch mit einer allgemeinen Intelligenzminderung vergesellschaftet. Viele Menschen mit frühkindlichem Autismus werden also insbesondere von Laien unter dem Begriff »Menschen mit geistiger Behinderung« geführt. Dabei sind die Begriffe inhaltlich nicht deckungsgleich. Es gibt sowohl Menschen mit frühkindlichem Autismus, die einen normalen oder auch überdurchschnittlichen IQ aufweisen, als auch Menschen mit geistiger Behinderung, die keinen Autismus haben. Entscheidendes inhaltliches Kriterium für die Abgrenzung des frühkindlichen Autismus vom Asperger-Syndrom ist die Frage, ob es bis zum dritten Lebensjahr zu eindeutigen Auffälligkeiten der psychomotorischen Entwicklung gekommen ist. Ist dies der Fall und treffen die in ▶ Tab. 6.2 und in ▶ Kap. 6.1 beschriebenen inhaltlichen Kriterien für einen Autismus zu, so spricht man definitionsgemäß von frühkindlichem Autismus. Kasuistik 8 veranschaulicht eine typische Entwicklung.

Kasuistik 8

Herr H. wurde 1976 nach einer unauffälligen Schwangerschaft als dritter Junge einer 35-jährigen Lehrerin und ihres 43-jährigen Ehemannes, der ebenfalls Lehrer ist, geboren. Zum Geburtstermin wurden Auffälligkeiten der kindlichen Herztöne festgestellt. Es kam zu einem Notkaiserschnitt und das Neugeborene wurde wegen hypoxischer Probleme zwei Wochen auf einer Babyintensivstation versorgt. Danach kam es zu einer deutlichen Stabilisierung. Schon im ersten Jahr der Entwicklung fiel auf, dass Herr H. kaum Blickkontakt aufnahm. Ein soziales Lächeln als Reaktion auf Gesichter wurde kaum beobachtet. Bei plötzlichen und unerwarteten lauten Geräuschen oder bei Berührungen konnte es zu heftigen Schreiattacken kommen, die die Eltern sehr belasteten. Das Laufen erlernte er gegen Ende des zweiten Lebensjahrs, wobei es deutliche Probleme mit der Feinmotorik gab. Herr H. war sehr eigen, was das Essen und die Kleidung anbelangten. Über Jahre wollte er nur einen bestimmten Babybrei essen und nur gewohnte Kleider aus Baumwolle tragen. Er reagierte schon in frühen Jahren sehr sensitiv auf Änderungen in der Umgebung. Bei Stress begann er zu schaukeln, um sich zu beruhigen. Hautkontakt und vor allem leichte Berührungen waren für ihn offensichtlich stressig. Er machte sich dann steif, fror ein oder reagierte mit Wut, Anspannung und Schaukeln. Er interessierte sich exzessiv für kleine Details, z. B. von Matchboxautos, und klappte deren Türen immer wieder auf und zu oder leckte die Autos ab. Im fünften Lebensjahr entwickelte sich innerhalb weniger Monate eine sehr strukturierte und etwas hölzern wirkende Sprache. Im sechsten Lebensjahr brachte sich Herr H., noch bevor er auf einer sonderpädagogischen Einrichtung eingeschult wurde, selbst das Lesen bei. Er entwickelte mehrere Sonderinteressen. So faszinierten ihn Dinosaurier und Eisenbahnen und er las zu diesen Themen alles, was ihm in die Finger kam. Soziale Kontakte zu anderen Kindern, aber auch zu seinen Geschwistern, konnte er nur sehr schwer aufbauen. Gemeinschaftsspiele waren kaum möglich. Mit Puzzeln konnte er sich dagegen stunden- und tagelang auseinandersetzen. Herr H. konnte in der sonderpädagogischen Einrichtung seinen Hauptschulabschluss absolvieren. Jeder Wechsel der Lehrer, der Bezugspersonen oder der Räumlichkeiten fiel ihm jedoch extrem schwer und war mit einer erkennbaren Zunahme an Anspannungszuständen, Wutattacken und selbstverletzenden Verhaltensweisen (vor allem Kopf an die Wand schlagen) verbunden. Seit seinem 20. Lebensjahr lebt Herr H. in einer betreuten heimartigen Einrichtung für erwachsene Menschen mit Autismus und besucht eine Werkstatt für Behinderte. Er kann sich gut und auch ausgelassen freuen, genießt sein Leben, vor allem wenn es regelmäßig und ohne große Störungen dahinfließt, und macht auf seine Eltern, Geschwister und Bezugspersonen überwiegend einen zufriedenen Eindruck.

6.2.2 Das Asperger-Syndrom

Das Asperger-Syndrom geriet nach seiner Erstbeschreibung durch Grunja Ssucharewa (1926) und Hans Asperger (1944) lange Zeit in Vergessenheit und wurde erst durch die Arbeiten der britischen Psychiaterin Lorna Wing (1981) wiederentdeckt. 1991 wurde es erstmalig in die ICD-10 aufgenommen. Damit begann eine stürmische Forschungsentwicklung.

Das Asperger-Syndrom unterscheidet sich dahingehend vom frühkindlichen Autismus, dass es bis zum dritten Lebensjahr nicht zu einer offensichtlichen allgemeinen Entwicklungsverzögerung gekommen ist. Insbesondere muss sich per definitionem vor dem dritten Lebensjahr Sprache entwickelt haben, da ansonsten die Diagnose eines frühkindlichen Autismus gestellt werden müsste. Allerdings können gewisse Besonderheiten der frühen Sprachentwicklung auch bei Kindern mit Asperger-Syndrom oft festgestellt werden. So beginnen die Betroffenen oft relativ spät zu sprechen, um dann rasch einen elaborierten, oft altersunangemessenen Sprachstil zu erwerben.

Menschen mit Asperger-Syndrom haben oft eine unauffällige Intelligenz und weisen nicht selten sogar überdurchschnittliche IQ-Scores in klassischen IQ-Tests auf. Insbesondere das Gedächtnis kann überdurchschnittlich gut ausgeprägt sein und nicht selten kommt die Schule mit ihren sehr geregelten Abläufen den Betroffenen entgegen. Vor allem dann, wenn auf der Sachebene gute Leistungen erbracht werden können, sind die guten Noten und die Sonderbegabungen dazu angetan, das Selbstwertgefühl zu stabilisieren. Die Schwierigkeiten in der sozialen Wahrnehmung und Kommunikation, die in Gruppensituationen oder etwa in den Pausen für den geschulten Beobachter oft gut erkennbar sind, können aber nicht selten von den sehr intelligenten Betroffenen durch geschickte Kompensationsstrategien so gut gemeistert werden, dass eine Diagnose lange nicht gestellt wird. Wenn sich aber aus den Problemen der sozialen Wahrnehmung und Kommunikation sowie der rigiden und veränderungssensitiven Grundstruktur der Betroffenen gravierende und chronische zwischenmenschliche Konflikte und Erfahrungen des Ausgegrenzt- und Gemobbt-Werdens entwickeln, so ist die korrekte Diagnose für viele Betroffene nicht selten der Schlüssel für ein angemessenes Verständnis des eigenen So- und Anders-Seins und der zahlreichen sich daraus entwickelnden Probleme und Konflikte.

Kasuistik 9

Herr P. ist 53 Jahre alt, IT-Techniker bei der Telekom in einer Großstadt Norddeutschlands und seit Jahren in psychiatrischer Behandlung unter der Diagnose einer atypischen Depression. Er berichtet, früher auch einmal die Diagnose einer Schizophrenie gehabt zu haben. Er hat einen Freund, mit dem er seit fünf Jahren zusammen ist, lebt aber in einer eigenen Zwei-Zimmer-Wohnung. Das ständige Zusammensein könne er nicht ertragen.

Herr P. berichtet, dass er sich anders fühle, solange er zurückdenken könne. Seine Eltern seien vor einigen Jahren bei einem Autounfall verstorben. Bis dahin habe er aber ein gutes Verhältnis vor allem zu seiner Mutter gehabt. Das Verhältnis zu seinem Vater sei schwieriger gewesen, der habe kaum gesprochen und habe schnell wütend und cholerisch werden können. Sein Vater sei angestellter Elektriker gewesen und seine Mutter Hausfrau und habe später in einem Büro gearbeitet. Schon als Kind sei er nach Angaben der Mutter anders gewesen als andere Kinder. Er habe nie kuscheln wollen und habe ihr nie in die Augen geschaut. Sie habe das aber von ihrem Vater gekannt und habe sich keine allzu großen Sorgen gemacht. Sprechen habe er spät mit zweieinhalb Jahren gelernt, dann aber sehr gut gesprochen. Er sei nie sportlich gewesen. Zwar habe er gut und schnell laufen können, Fußball spielen habe aber einfach nicht funktioniert. Er sei ein sehr selbstzufriedenes Kind gewesen und habe sich gern und viel mit Lego-Steinen und Matchbox-Autos beschäftigen können. Im Essen sei er eigen gewesen. Äpfel habe er nur von einer bestimmten Sorte mit einer ganz bestimmten Grünfarbe gegessen.

Im Kindergarten sei es ihm viel zu laut gewesen. Er habe sich öfter die Ohren zugehalten, wenn es besonders laut gewesen sei, oder habe sich in die Puppenecke zurückgezogen und dort allein mit den Puppen gespielt und sich in fremde Welten fantasiert. Es sei ihm nicht aufgefallen, dass die anderen Kinder das seltsam fanden. Als dies zu Hause bekannt wurde, habe der Vater sich extrem aufgeregt. Ein Junge, der allein mit Puppen spiele und kein Fußball spiele, sei doch kein richtiger Junge. Mit fünf habe er sich selbst das Lesen beigebracht und habe danach alle Bücher verschlungen, die er bekommen konnte. Er habe sehr gerne Lexika und Atlanten studiert. Das habe seinen Vater noch mehr aufgeregt. Nun sitze er auch noch tagelang auf dem Sofa herum. Der Vater habe ihn dann sehr energisch vor die Tür zum Fußballspielen geschickt – wie das ein richtiger Junge nun einmal mache. Dabei habe der Vater selbst auch nie Fußball gespielt, aber das sei wohl nicht wichtig gewesen. Ihn habe das gekränkt und verwirrt. Er habe nicht verstanden, wieso das Fußballspielen so wichtig sei. Er habe es aber nun einmal nicht gekonnt und die anderen hätten ihn auch gar nicht haben wollen, wenn er es doch einmal versucht habe. So habe er sich heimlich in die Stadtbibliothek geschlichen und dort alles gelesen, was ihm zwischen die Finger gekommen sei.

Sein Leben sei schon damals immer in klaren Bahnen verlaufen. Er sei immer genau zur gleichen Zeit in die Bibliothek gegangen und auf die Minute zur gleichen Zeit nach Hause gegangen. Sein Vater sei aber auch ein »Pünktlichkeitsfreak« gewesen. Wenn seine Planungen durcheinandergebracht worden wären, habe ihn das unter Druck gesetzt. Als Kind habe er dann gerne geschaukelt. Später habe er sich das abgewöhnt, weil sein Vater Druck gemacht habe. Das Schaukeln sehe »bescheuert« aus. Im Kindergarten und der Schule habe er keine Freunde gehabt. Die Schulnoten seien aber sehr gut gewesen, da er immer alles gewusst habe und auch in den Arbeiten keine Fehler gemacht habe. Das Lernen sei ihm leichtgefallen. In den Schulpausen habe er nicht mit anderen zusammengestanden, das habe irgendwie nicht funktioniert. Stattdessen habe er immer in einem Buch gelesen. Er sei schon geärgert worden wegen seines absonderlichen Verhaltens – aber nicht sehr schlimm. Auch auf dem Gymnasium sei er ein Einzelgänger gewesen. Er sei aber respektiert worden, vor allem wegen seiner guten Noten. Im Mündlichen sei er sehr still gewesen. Er habe aber immer auf alle Fragen die richtige Antwort gewusst. Nur die Aufsätze in Deutsch hätten ihm Probleme bereitet und das Fach Sport, in dem er immer eine Vier gehabt habe. Er habe etwa mit acht Jahren so einen Tic entwickelt. Da habe er in der Stadtbibliothek das statistische Jahrbuch entdeckt. Daraus habe er dann seither jeden Tag eine Seite auswendig gelernt. Daher wisse er auch so viel. Warum er das mache, könne er gar nicht sagen, es fühle sich einfach gut an.

Mit 17 sei es bei einem Schülerausflug zu einem homosexuellen Übergriff gekommen. Ein Mann habe sich ihm unangemessen genähert. Für ihn sei das aber nicht so schlimm gewesen. Er habe dabei seine homosexuelle Neigung entdeckt. Das sei für ihn eine riesige Erleichterung gewesen, ein richtiges Aha-Erlebnis. Denn er habe gedacht, seine Homosexualität sei die Erklärung dafür, wieso er sich immer schon als so anders als all die anderen Menschen erlebt habe. Daher sei er nach dem Abitur zum Studium in eine andere Großstadt gezogen, von der er gewusst habe, dass es dort eine große homosexuelle Szene gebe. Dort angekommen, habe er sich in die Kreise begeben wollen, in der Hoffnung, endlich irgendwo »zu Hause zu sein«, »verstanden zu werden«, »unter Gleichen zu sein«. Dort sei er aber total gescheitert. Wie zuvor auch habe er sich in Gruppen nicht zurechtgefunden, er habe einfach nicht verstanden, was die anderen wollten und sagten, wenn sie in Cliquen zusammengestanden seien. Er habe keinen Kontakt gefunden, sei genauso isoliert gewesen wie zu Schulzeiten.

Auch die Organisation des Studiums habe ihm Probleme bereitet. Er habe Schwierigkeiten gehabt, die Wege zu finden. Er habe nicht herausgefunden, was alles zu tun sei. In die Gruppen, die nach der Vorlesung zusammengestanden seien, sei er nicht reingekommen. Er habe sich als der totale Versager erlebt. In dieser Situation hätte er auch noch Halluzinationen entwickelt. Er habe Stimmen gehört, die sein Tun und Denken kommentiert und ihm Befehle gegeben hätten. Er habe auch das Gefühl entwickelt, alle seien gegen ihn, würden ihn anschauen und schlecht über ihn reden. Er habe nicht mehr schlafen können und sei kaum aus dem Haus gegangen. Nach einigen Wochen sei er überzeugt gewesen, sein Telefon werde abgehört. Das sei eine schreckliche Zeit gewesen. Er habe sich dann in ärztliche Behandlung begeben. Er habe Medikamente genommen und es sei rasch besser gegangen. Er sei zurück in seine Heimatstadt gezogen und habe eine Lehre als Fernmeldetechniker absolviert. Später habe er eine Stelle bei der Telekom bekommen und habe sich dort in den IT-Bereich eingearbeitet. Dort habe er nun eine Nische gefunden, in der er seit Jahren zurechtkomme. Die Depressionen hätten sich gelegt. Er sei aber immer noch sehr empfindlich, vor allem wenn sich die Rahmenbedingungen ändern würden. Vor drei Jahren habe er in ein anderes Büro ziehen müssen. Dort sei es lauter gewesen und die Lampen hätten geflimmert. Das habe ihn krank und depressiv gemacht. Die Kollegen und der Chef hätten sich über ihn aufgeregt, weil er sich so anstelle. Schließlich sei er für sechs Wochen depressionsbedingt krankgeschrieben worden. Im Rahmen eines stationären Aufenthaltes habe die Sozialarbeiterin es geschafft, dass er einen fensterlosen Kellerraum als Büro bekommen habe. Dort gehe es ihm sehr gut. Es sei angenehm dunkel und ruhig.

6.2.3 Der atypische Autismus

Der atypische Autismus stellt eine begriffliche Restkategorie dar (▶ Tab. 6.2). Nach ICD-10 wurde er vor allem mit Blick auf meist schwerer betroffene Patienten entwickelt, die bis zum dritten Lebensjahr keine Auffälligkeiten zeigten, dann aber eine Vielzahl von Symptomen entwickelten, die zum einen über das klassische autistische Syndrom hinausgehen, zum anderen jedoch nicht alle Kriterien erfüllen. Beispiele wären etwa Menschen, die nach einer Hirnentzündung (Encephalitis) im fünften Lebensjahr oder nach Beginn einer epileptischen Erkrankung im späteren Leben ein inkomplettes autistisches Syndrom entwickeln, oft verknüpft mit Symptomen aus anderen Bereichen wie etwa einer allgemeinen Intelligenzminderung, sensorischen Problemen, Wahrnehmungsstörungen, Tics, ADH-Symptomen etc.

In der Erwachsenenpsychiatrie und -psychotherapie spielt diese Kategorie pragmatisch nicht selten in solchen Fällen eine Rolle, in denen ein autistisches Syndrom zwar auch seit frühester Kindheit überzeugend aufgewiesen werden kann, bei denen aber insbesondere aus dem Kriterienbereich der Routinen, Stereotypien und Sonderinteressen nicht ausreichend klare oder schwere Auffälligkeiten identifiziert werden können.

6.2.4 Die autistische Regression

Die autistische Regression stellt einen klinischen Sonderfall autistischer Syndrome dar, der in den aktuell gängigen Klassifikationssystemen noch nicht differenziert abgebildet ist. Gemeint sind mit diesem Begriff Fälle, bei denen eine ungestörte oder nur leicht auffällige psychomotorische Entwicklung der Kinder zunächst gut dokumentiert und nachgewiesen ist. In erkennbarer Abgrenzung davon kommt es dann mit zumindest grob zeitlich identifizierbarem Beginn zu einem Stillstand oder auch einem Abbau sprachlicher, sozialer, motorischer, kognitiver oder interaktiver Fähigkeiten. Dies geht oft einher mit einem veränderten Spielverhalten, einer Reizbarkeit und emotionalen Unausgeglichenheit, Schlafstörungen und unflexiblen stereotypen motorischen Verhaltensweisen oder manieristischen Bewegungsmustern (Barger et al. 2013). Die Häufigkeit einer solchen autistischen Regression wird einer jüngeren Metaanalyse an 29.035 Menschen mit Autismus zufolge mit über 32,1 % eingeschätzt. Wurden die Daten populationsbasiert ausgewertet, war die Prävalenz mit 21,8 % etwas geringer als bei klinikbasierten Berechnungen (33,6 %)

bzw. bei elternbasierten Kalkulationen (40,8 %). Das Risiko für eine Regression war für Jungen und Mädchen gleich hoch und das mittlere Alter bei Beginn der Regression betrug 1,8 Jahre. Inwieweit diskrete entzündliche zerebrale Prozesse oder eine damit möglicherweise verbundene klinische oder subklinische Epilepsie oder pathologische EEG-Entladungsmuster eine Rolle bei der autistischen Regression spielen könnten, ist nach wie vor ungeklärt. Detailliertere Überlegungen zu dieser Problematik und damit gegebenenfalls verbundenen therapeutischen Konsequenzen sind an anderer Stelle publiziert und würde hier den Rahmen des Textes sprengen (Tebartz van Elst und Perlov 2013).

6.2.5 Autistische Persönlichkeitsstruktur

In der jüngeren Literatur wird eine mildere und im klinischen Sinne subsyndromale Variante des Autismus zunehmend unter dem Begriff des »broader autism phenotype« beforscht. Gemeint ist damit ein autistisches Syndrom, welches qualitativ den autistischen Eigenschaften entspricht, im Hinblick auf den Schweregrad aber die Diagnose einer Autismus-Spektrum-Störung nicht rechtfertigt. Im deutschen Sprachgebrauch ist dann oft von »autistischen Zügen« oder einer autistischen Persönlichkeitsstruktur die Rede. In den großen Klassifikationssystemen werden für diesen Bereich des weniger stark ausgeprägten autistischen So-Seins aktuell keine begrifflichen Kategorien vorgehalten.

Allerdings wurde im DSM-5 und ICD-11 die neue Kategorie der »sozialen Kommunikationsstörung« (»social communication disorder« in DSM-5 und »developmental language disorder plus social (pragmatic) communication disorder« in ICD-11) eingeführt (▶ Kap. 6.2.8). Bei der Lektüre der vorhandenen Definitionen entsteht dabei der Eindruck, damit habe eine Möglichkeit geschaffen werden sollen, um auch leichtere Varianten eines Autismus im Sinne subsyndromaler autistischer Persönlichkeitseigenschaften zu fassen. Allerdings werden in dieser neuen Entität nur Symptome im Sinne der eingeschränkten sozialkommunikativen Kompetenz gefasst. Auffälligkeiten wie die Bedürftigkeit nach Routinen und erwartungsgemäßen Tagesabläufen, perzeptive und sensorischer Besonderheiten (sensorische Überempfindlichkeit bzw. »overloads«) oder die typischen autistischen Stressreaktionen wie ein dissoziatives Aus-dem-Kontakt-Gehen (»shutdown«) oder auch autistische Wutattacken (»meltdown«) werden dabei gar nicht berücksichtigt, obwohl sie auch bei Menschen mit autistischen Persönlichkeitsstrukturen für das alltägliche Leben von großer Bedeutung sind.

Aus der Sicht des Klinikers handelt es sich bei der Diagnose einer autistischen Persönlichkeitsstruktur aber um eine sehr wichtige Kategorie. Insbesondere dann, wenn sich aus der autistischen Persönlichkeitsstruktur sekundäre psychosoziale Probleme und Konflikte ergeben, kann die Identifikation der autistischen Grundstruktur gerade aus psychotherapeutischer Perspektive ein wichtiger Schritt dafür sein, die Konfliktgenese und -dynamik angemessen zu verstehen und zu interpretieren.

Jüngste Studien zeigen, dass solche autistischen Persönlichkeitsstrukturen eine starke erbliche Komponente im Sinne einer multifaktoriellen komplexen Genetik

6.2 Autistische Subtypen: die Klassifikation des Autismus

Tab. 6.2: Definition der autistischen Störungen gemäß ICD-10

Tiefgreifende Entwicklungsstörungen ICD-10 F 84	Frühkindlicher Autismus ICD-10 F 84.0	Asperger-Syndrom ICD-10 F 84.5	Atypischer Autismus ICD-10 F 84.1
Diese Gruppe von Störungen ist gekennzeichnet durch qualitative Abweichungen in den wechselseitigen sozialen Interaktionen und Kommunikationsmustern und durch ein eingeschränktes, stereotypes, sich wiederholendes Repertoire von Interessen und Aktivitäten. Diese qualitativen Auffälligkeiten sind in allen Situationen ein grundlegendes Funktionsmerkmal des betroffenen Kindes.	Diese Form der tiefgreifenden Entwicklungsstörung ist durch eine abnorme oder beeinträchtigte Entwicklung definiert, die sich vor dem dritten Lebensjahr manifestiert. Sie ist außerdem gekennzeichnet durch ein charakteristisches Muster abnormer Funktionen in den folgenden psychopathologischen Bereichen: in der sozialen Interaktion, der Kommunikation und im eingeschränkten stereotyp repetitiven Verhalten. Neben diesen spezifischen diagnostischen Merkmalen zeigt sich häufig eine Vielzahl unspezifischer Probleme, wie Phobien, Schlaf- und Essstörungen, Wutausbrüche und (autodestruktive) Aggression.	Diese Störung von unsicherer nosologischer Validität ist durch dieselbe Form qualitativer Abweichungen der wechselseitigen sozialen Interaktionen, wie für den Autismus typisch, charakterisiert, zusammen mit einem eingeschränkten, stereotypen, sich wiederholenden Repertoire von Interessen und Aktivitäten. Die Störung unterscheidet sich vom Autismus in erster Linie durch fehlende allgemeine Entwicklungsverzögerung bzw. den fehlenden Entwicklungsrückstand der Sprache und der kognitiven Entwicklung. Die Störung geht häufig mit einer auffallenden Ungeschicklichkeit einher. Die Abweichungen tendieren stark dazu, bis in die Adoleszenz und das Erwachsenenalter zu persistieren. Gelegentlich treten psychotische Episoden im frühen Erwachsenenleben auf.	Diese Form der tiefgreifenden Entwicklungsstörung unterscheidet sich vom frühkindlichen Autismus entweder durch das Alter bei Krankheitsbeginn oder dadurch, dass die diagnostischen Kriterien nicht in allen genannten Bereichen erfüllt werden. Diese Subkategorie sollte immer dann verwendet werden, wenn die abnorme oder beeinträchtigte Entwicklung erst nach dem dritten Lebensjahr manifest wird und wenn nicht in allen für die Diagnose Autismus geforderten psychopathologischen Bereichen (nämlich wechselseitige soziale Interaktionen, Kommunikation und eingeschränktes, stereotyp repetitives Verhalten) Auffälligkeiten nachweisbar sind, auch wenn charakteristische Abweichungen auf anderen Gebieten vorliegen. Atypischer Autismus tritt sehr häufig bei schwer retardierten bzw. unter einer schweren rezeptiven Störung der Sprachentwicklung leidenden Patienten auf.

aufweisen (Colvert et al. 2015). Damit fügen sie sich sehr gut in das in ▶ Kap. 6.2.7 vorgestellte Konzept des primären, in diesem Falle subsyndromalen Autismus ein.

Im Grunde entsprechen sie der Diagnose einer autistischen Persönlichkeitsstörung – zumindest, wenn sich aus den erkannten persönlichkeitsstrukturellen Besonderheiten subjektives Leid und objektive Beeinträchtigungen in den Beziehungen in der Familie, der Schul- oder Arbeitswelt und den außerfamiliären privaten Lebensbereichen ergeben. Allerdings ist eine entsprechende Kategorie in den aktuellen Klassifikationssystemen bislang noch nicht vorgesehen, was sich in der Zukunft aber ändern mag.

6.2.6 Autismus und Konflikte

Vor dem Hintergrund des großen populärwissenschaftlichen Interesses am Autismus-Thema kommt es häufig vor, dass mögliche Autismus-Diagnosen in interpersonellen, aber auch institutionellen Konflikten instrumentalisiert werden (»Den kann man nicht ernst nehmen, das ist doch ein Autist ...«). So wird etwa in »Rosenkriegskonstellationen« dem ehemals geliebten Partner Autismus unterstellt, um so die schwer begreifliche Entfremdung verständlich zu machen, um eine komplexe und direkt nicht bearbeitbare Konfliktkonstellation durch psychopathologische Personalisierung einer Konfliktpartei zu verdrängen oder aber um in der Hochphase solcher Konflikte den nun verhassten ehemaligen Partner schlicht zu verunglimpfen. Die Angemessenheit solcher Unterstellungen ist für den Diagnostiker oft nur sehr schwer zu objektivieren. Wie bei den in solchen Kontexten ebenfalls gerne benutzten Vorwürfen anderer Persönlichkeitsstörungen (»Er ist so ein Narzisst«, »Sie ist einfach unglaublich hysterisch«) ist es die genaue Analyse der biografischen Entwicklung eines Menschen, die hier Klarheit schafft. Liegen tatsächlich eine narzisstische oder histrionische Persönlichkeitsstörung oder aber eine autistische Persönlichkeitsstruktur vor, dann müssen sich die entsprechenden Eigenschaften und Konfliktdynamiken auch völlig unabhängig von dem aktuellen Konfliktgeschehen wie ein roter Faden durch das Leben der betroffenen Personen ziehen. Ist dies nicht der Fall, so ist es wahrscheinlicher, dass die beklagten Verhaltensweisen in einem unmittelbaren und spezifischeren Zusammenhang mit dem aktuellen Konflikt stehen.

6.2.7 Primärer und sekundärer Autismus

Die Ursachen dafür, dass ein Mensch an einem autistischen Syndrom leidet, spielen in den aktuellen Klassifikationssystemen keine zentrale Rolle. Für die betroffenen Patienten und ihre Angehörigen sind sie aber dennoch wichtig. Um hier auch begrifflich mehr Klarheit zu verschaffen, macht es Sinn, zwischen einem primären und einem sekundären Autismus zu unterscheiden.

Sekundärer Autismus (symptomatischer Autismus)

Beim sekundären oder auch symptomatischen Autismus ist das autistische Syndrom Folge einer identifizierbaren Erkrankung. Typische Beispiele wären das in ▶ Kap. 2.2 genannte Rett-Syndrom, eine klassisch genetische X-chromosomale Erkrankung, das Fragile-X-Syndrom oder das Angelman-Syndrom. Aber auch bei Erkrankungen wie einer intrauterinen Rötelninfektion, einer Herpes-Encephalitis oder einer Valproat-Exposition in utero kann es zu einem sekundären Autismus mit klar benennbarer Ursache kommen, die in diesem Fall nicht genetischer, sondern erworbener Natur ist.

Einen Sonderfall des sekundär-symptomatischen Autismus bilden die sogenannten kryptogenen Formen des Autismus. In diesen Fällen wird aufgrund der klinischen Gesamtkonstellation mit hoher Wahrscheinlichkeit davon ausgegangen, dass erworbene (z. B. Geburtskomplikationen, Infekte, Gehirnentzündungen, EEG-Pathologien nach Hirnblutungen) oder genetische Ursachen (syndromaler Autismus) Ursache des autistischen Syndroms sind, ohne dass dies sicher bewiesen werden kann oder die genauen genetischen Probleme erkannt und verstanden sind (Gabis und Pomeroy 2014). Es wird davon ausgegangen, dass etwa 10 % der diagnostizierten autistischen Syndrome dieser Kategorie des sekundären Autismus zuzuordnen sind.

Primärer Autismus (idiopathischer Autismus)

In allen Fällen, in denen sich keine Hinweise auf eine sekundäre (symptomatische) Ursache des Autismus in Form genetischer oder erworbener Aspekte ergeben, kann von einem primären oder auch idiopathischen Autismus gesprochen werden. Beide Begriffe sollen betonen, dass es in dieser Konstellation eben keine erkennbaren oder begründet anzunehmenden Ursachen für den Autismus gibt. Die klinische Erfahrung zeigt, dass gerade beim primären Autismus die Familienanamnese oft insofern auffällig ist, als weitere Familienmitglieder in ihrer Persönlichkeit sehr ähnlich strukturiert sind wie der Indexpatient. Eine familiäre Veranlagung für das autistische So-Sein kann also gut erkannt werden. Das bedeutet, dass hier entweder eine soziale oder eine genetische Vererbung eine relevante Rolle für das autistische So-Sein des Patienten spielt. Die Tatsache, dass in vielen Familien einzelne Geschwister betroffen sind und andere nicht, spricht für eine genetische Vererbung, da die Geschwister in aller Regel ja in sehr ähnlichen sozialen Milieus und Erziehungsstilen aufwachsen. Diese Beobachtung schließt aber eine soziale Vererbung nicht notwendig aus. Die meisten Experten gehen gestützt auf zahlreiche empirische Untersuchungsbefunde davon aus, dass es sich bei der Vererbung dieser Veranlagung eher um ein molekulargenetisches Phänomen handelt (Constantino und Todd 2005; Freitag 2007; Lyall et al. 2014). Bedeutet dies, dass die primäre, familiäre Variante des Autismus als Erbkrankheit verstanden werden muss?

Die Analogie Körpergröße

An dieser Stelle bietet es sich wieder an, das Beispiel der Körpergröße als Vergleich heranzuziehen. Denn auch die Körpergröße wird erkennbar von der Eltern- auf die Kindergeneration vererbt. Große Eltern bekommen im Allgemeinen große Kinder und kleine Eltern bekommen eher kleine Kinder. Dennoch kann die Varianz unter verschiedenen Kindern der gleichen Eltern erheblich sein. Dass die körperliche Eigenschaft Körpergröße wesentlich durch genetische Faktoren mitbestimmt wird, wird von den meisten Menschen und auch wissenschaftlich kaum bezweifelt. Ferner spielen bestimmte Genpools eine wichtige Rolle. So sind holländische und skandinavische Menschen meist größer als mitteleuropäische und die wiederum meist größer als Menschen aus Peru oder China. Dennoch spielen auch Umweltfaktoren wie z. B. die Ernährung eine wichtige Rolle bei der Entwicklung der finalen Körpergröße. Ist der Mensch aber einmal ausgewachsen, so hat sich im Zusammenspiel der verschiedenen genetischen und Umweltfaktoren die Eigenschaft Körpergröße in einer für das weitere Leben weitgehend starren und stabilen Art und Weise als biologische Eigenschaft des Körpers entwickelt, die kaum noch verändert werden kann.

Nun gibt es klar identifizierbare Krankheiten wie die Akromegalie, die mit einem Riesenwuchs, oder andere Krankheiten, die mit einem Minderwuchs einhergehen. Dies kann dann als sekundärer Riesen- oder Minderwuchs begriffen werden. Bei den meisten sehr großen oder sehr kleinen Menschen ist dies aber nicht der Fall. Sie sind bedingt durch eine komplexe individuell vererbte Genetik einfach sehr groß oder sehr klein gewachsen. Dies kann als primäres oder idiopathisches Groß- oder Klein-Sein verstanden werden.

Dieses Groß- oder Klein-Sein hat für die Betroffenen spezifische Konsequenzen, die mit der Eigenschaft Körpergröße in Beziehung stehen. So können sie möglicherweise darunter leiden, dass sie sich als sehr große oder kleine Menschen angestarrt oder ausgegrenzt fühlen. Auch hat es Konsequenzen für die berufliche Perspektive. So ist es für einen 2,10 m großen Menschen keine gute Idee, in einem Bergwerk zu arbeiten, und der 1,60 m große Mann wird sich als Basketballspieler kaum durchsetzen können. Gelingt aber die psychosoziale Anpassung an das eigene körperliche Stärke-Schwäche-Muster, so müssen weder die 2,10 m noch die 1,60 m für das Leben der Betroffenen eine zentrale Rolle spielen. Dennoch sind sie natürlich zeitlebens für andere Menschen als groß oder klein erkennbar.

Aus genetischer Perspektive sind es wahrscheinlich einige Hundert, vielleicht auch deutlich mehr Gene, die zusammenspielen, um gemeinsam mit der individuellen Entwicklung die Körpergröße eines Menschen weitgehend zu determinieren (Lango et al. 2010).

Das autistische Eigenschaftscluster kann als psychobiologische, seelisch-kognitive Eigenschaft des menschlichen Körpers in sehr weitgehender Analogie zu dem Beispiel der Körpergröße verstanden werden. Auch hier gibt es analog zu den polaren Extremen Groß-Sein und Klein-Sein die Extreme des Autistisch-Strukturiert-Seins auf der einen Seite und des Holistisch-Strukturiert-Seins auf der anderen Seite.
▶ Tab. 6.3 fasst die polar entgegengestellten mentalen Eigenschaften zusammen.

Ob der Begriff Holismus als polarer Gegenbegriff zum Autismus-Begriff gut gewählt ist, sei an dieser Stelle zunächst einmal dahingestellt. In ersten Vorträgen zu diesem Thema wurden als Alternativbegriffe auch solche wie »empathisches« oder »soziophiles« psychobiologisches Eigenschaftscluster gewählt. Dies erschien problematisch auch wegen der konnotativen Auflading dieser beiden Begriffe, sodass der Begriff »holistisch« aktuell als der geeignetste Begriff erscheint.

Um bei der Körpergröße-Analogie zu bleiben, bedeutet dies nun, dass alle Menschen in dem psychobiologischen Kontinuum zwischen autistisch und holistisch schicksalhaft als Individuum irgendeine Position einnehmen. Manche wenige sind sehr autistisch strukturiert, andere sind sehr holistisch strukturiert, die meisten bewegen sich auf irgendwelchen Positionen zwischen diesen polaren Extremen. Und analog zum Beispiel Körpergröße gibt es extreme Formen, für die ein Krankheitsbegriff völlig passend erscheint. So gibt es Menschen mit Riesenwuchs als Ausdruck einer klassischen Krankheit beispielsweise bei der Akromegalie, bei der eine pathologische Ausschüttung des Wachstumshormons Ursache des extremen Wachstums ist. Und ganz analog gibt es autistische Krankheiten etwa nach einer Rötelnenzephalitis des Gehirns oder als Folge des Fragilen-X-Syndroms. In solchen Fällen handelt es sich um einen sekundären (symptomatischen) Riesenwuchs oder einen sekundären (symptomatischen) Autismus. In den meisten Fällen muss Körpergröße aber als primäre, komplex bedingte Eigenschaft des menschlichen Körpers begriffen werden, die im Zusammenspiel einer komplexen, multigenetischen Vererbung mit biografischen Umweltfaktoren entstanden ist. Und ganz analog muss der primäre Autismus als komplex bedingtes psychobiologisches Eigenschaftscluster des menschlichen Körpers verstanden werden, welches im unüberschaubar komplizierten Zusammenspiel einer multigenetischen Vererbung mit biografischen Umweltfaktoren entstanden ist.

Für den primären Autismus (»broader autism phenotype«) weisen eine zunehmende Anzahl von wissenschaftlichen Arbeiten darauf hin, dass in weitgehender Analogie zur Körpergröße zahlreiche Gene mit jeweils mehr oder weniger großen Effekten eine entscheidende Rolle spielen (Constantino und Todd 2003, 2005; Freitag 2007; Lyall et al. 2014; Masin et al. 2020; Dardani et al. 2022). Diese Beobachtung erklärt auch auf einfache und überzeugende Art und Weise, wieso es so schwer ist, eine klare Grenze zwischen syndromaler und subsyndromaler Form des primären Autismus zu ziehen. Denn gerade in diesem Bereich sind die autistischen Eigenschaften qualitativ oft in ihrer Breite gut identifizierbar, quantitativ sind sie jedoch in allen Schweregraden anzutreffen, und daher ist es gelegentlich kaum zu leisten, bei faktisch fließenden Übergängen theoretisch und pragmatisch überzeugende kategoriale Grenzen zu ziehen.

Wie bei der Körpergröße die Betrachtung der Eigenschaft an sich es meist nicht erlaubt zu entscheiden, ob eine Körpergröße etwa von 2,05 m eher als sekundär oder als primär verursacht zu verstehen ist, so ist dies auch bei stark ausgeprägten Autismusformen allein aufgrund der Betrachtung der autistischen Eigenschaften nicht zu leisten. Es sind vielmehr weitere Randbedingungen und Rahmenfaktoren, die eine Einordnung erlauben. So sind es bei der Körpergröße etwa weitere körperliche Auffälligkeiten wie z. B. große Hände, Laborwerte mit erhöhten Wachstumshormonspiegeln oder Befunde wie ein Tumor der Hirnanhangdrüse, die die Diagnose

6 Was ist Autismus?

Tab. 6.3: Gegenüberstellung der psychobiologischen Eigenschaften des autistischen und holistischen Pols

Mentale Kategorie	Qualität	Merkmalsausprägung	
		Autistisches psychobiologisches Eigenschaftscluster	Holistisches psychobiologisches Eigenschaftscluster
Wahrnehmung (Perzeption)	Hören	Ausgesprochene Wahrnehmungssensibilität, auch feine Geräusche werden gehört	Robuste Wahrnehmung, feine Geräusche werden nicht diskriminiert
	Sehen	Empfindlichkeit für helle und grelle Farben	Keine besonderen Sensitivitäten
	Riechen	Hohe Empfindlichkeit für starke Gerüche	Geringe Empfindlichkeit für Gerüche
	Fühlen	V. a. leichte Berührung aversiv	Berührung angenehm
Wahrnehmung (Integration)	Synthesestil	Detailorientiert, geringe zentrale Kohärenz	Holistisch orientiert, hohe zentrale Kohärenz
	Kontextintegration	Geringer Hysterese-Effekt	Hoher Hysterese-Effekt
	Filterleistung	Empfindlichkeit für Reizüberflutung	Robustheit gegenüber Reizüberflutung
Emotionalität	Emotionale Wahrnehmung	Geringe Differenzierungsfähigkeit	Hohe Differenzierungsfähigkeit
	Emotionale Reagibilität (Stressreaktion)	Idiosynkratisch und unangepasst, oft überschießend (Wutattacken, Selbstverletzung, Mutismus)	Konventionell und sozial angepasst, meist kontrolliert und ins soziale Beziehungsgefüge eingegliedert
Kommunikation	Nonverbal	Wenig moduliert	Stark moduliert
	Verbal	Sachliche Sprache	Metaphorische Sprache
	Sprache	Wenig pragmatisch	Sehr pragmatisch
	Kognitive Empathie (Theory-of-Mind, Mentalisierungsfähigkeit)	Gering ausgeprägt, schlechte Menschenkenntnis, schlechte manipulative Fähigkeiten	Gut ausgeprägt, gute Menschenkenntnis, gute manipulative Fähigkeiten

Tab. 6.3: Gegenüberstellung der psychobiologischen Eigenschaften des autistischen und holistischen Pols – Fortsetzung

Mentale Kategorie	Qualität	Merkmalsausprägung	
		Autistisches psychobiologisches Eigenschaftscluster	Holistisches psychobiologisches Eigenschaftscluster
	Emotionale Empathie (Mitgefühl, Mitleid, altruistische Einstellung)	Variabel, oft gut ausgeprägt	Variabel, oft gut ausgeprägt
Kognitiver Stil	Denken	Dogmatisch: systematisierender, analytischer Denkstil, an Regeln und Prinzipien orientiert	Pragmatisch: harmonisierender, synthetischer Denkstil, an Konsens und Integration orientiert
	Flexibilität	Ausgesprochene Rigidität bis zur Selbstzerstörung	Ausgesprochene Anpassungsfähigkeit bis zur Selbstaufgabe
	Interessen	Fokale Interessen, detailorientiert, in die Tiefe gehend	Globale Interessen, breit interessiert, an der Oberfläche bleibend
Interessen und Fähigkeiten	Themen und Kompetenzen	Sachthemen, hohe Sachkompetenz	Beziehungsthemen, hohe Beziehungskompetenz
Verhalten	Sozialverhalten	Können gut allein sein	Allein sein aversiv
	Kontaktverhalten	Formalistisch, ungelenk, gehen kaum auf andere zu	Locker, spontan, Kontaktaufnahme fällt leicht
	Konfliktverhalten	Egozentrisch widerständig	Gruppenorientiert angepasst
	Diskussionsverhalten	Sachorientiert, wenig Perspektivübernahme	Konsensorientiert, starke Perspektivübernahme
	Alltagsverhalten	Rigide, Stereotypien, Routinen, berechenbar	Flexibel, spontan, weniger berechenbar
	Kreativität	Hohe Kreativität, idiosynkratische originelle Ideen	Ästhetik des Mainstreams

einer sekundären Variante in Form einer Akromegalie erlauben. Und beim Autismus wären es analog bestimmte Hautveränderungen, epileptische Anfälle oder tuberöse Tumoren im Hirn, die eine Zuordnung zu einer sekundären Variante in Form einer tuberösen Sklerose erlauben. Wie bei der Körpergröße spricht das Fehlen von Hinweisen auf sekundäre Ursachen bei erkennbarer familiärer Häufung des Eigenschaftsclusters für eine primäre Variante.

Die aus dem Eigenschaftscluster resultierenden Probleme und Anpassungsstörungen im Leben, sprich das subjektive Leiden am Klein- oder Groß-Sein bzw. am Autistisch- oder Holistisch-Sein, weisen dagegen meist keinen kausalen Zusammenhang damit auf, ob die Eigenschaften primär oder sekundär verursacht wurden. Allerdings sind bei Autismus die sekundären Varianten nicht notwendig, aber doch überzufällig häufig mit einer höheren Anzahl von psychobiologischen Zusatzproblemen behaftet und gehen en-groupe oft auch mit einem niedrigeren allgemeinen Intelligenzniveau einher (Tebartz van Elst et al. 2014c).

Kasten 3: Soziologische Betrachtungen zum autistisch-holistischen Gegensatzpaar

Die folgenden Überlegungen verstehen sich als Betrachtungen und Reflexionen eines soziologischen Laien und haben damit einen eher impressionistischen Anspruch. Sie mögen aber dennoch den einen oder anderen Leser interessieren.

Betrachtet man den gesellschaftlichen Diskurs unserer Zeit über verschiedene politische, soziale oder kulturelle Themen hinweg, so scheint es mir, dass der politisch-mediale Diskurs von Positionen und die entsprechenden Machtpositionen zunehmend von Charakteren dominiert werden, die dem holistischen (bzw. empathischen oder soziophilen) Pol im Sinne des in ▶ Tab. 6.3 aufgeführten Eigenschaftsclusters zuzuordnen sind. Dies ist insofern gut nachvollziehbar, als dass die mediale Darstellung und Selbstdarstellungsfähigkeit offensichtlich eine zunehmende Bedeutung im Prozess der Auslese von Entscheidungsträgern in den kritischen Bereichen der Medien und Politik der postmodernen gesellschaftlichen Wirklichkeit gewinnen. Nun stellt sich die Frage, ob diese Entwicklung für unsere Gesellschaften positiv oder negativ ist. Auf den ersten Blick scheint es uneingeschränkt begrüßenswert zu sein, wenn mediale und politische Entscheidungsträger immer holistischer bzw. empathischer werden.

Während der Begriff »holistisch« in diesem Zusammenhang konnotativ noch weitgehend neutral wahrgenommen wird, so taucht der Begriff Empathie im öffentlichen Diskurs in fast uneingeschränkt positiv konnotierten Kontexten auf. Das wäre auch dann überzeugend, wenn damit im Hinblick auf politisch-mediale Entscheidungsträger die emotionale Empathie im Sinne von Mitgefühl und Mitleid gemeint ist. Es ist aber wichtig, an dieser Stelle zwischen den Begriffen emotionaler und kognitiver Empathie zu differenzieren (▶ Kasten 1). Denn in der Fähigkeit zu Mitgefühl, Mitleid und in den altruistischen Grundeinstellungen unterscheiden sich autistisch strukturierte Menschen nicht von empathisch strukturierten Menschen (Rogers et al. 2007; Dziobek et al. 2008). Die Fähigkeit der kognitiven Empathie, der Theory-of-Mind, bzw. die Mentalisierungsfähigkeit ist dagegen bei Menschen am autistischen Pol der Persönlichkeitsstrukturierung geringer ausgeprägt als am holistischen bzw. kognitiv-empathischen Pol. Dies ist aber zunächst einmal eine völlig wertfreie Betrachtung.

Wie auch ▶ Tab. 6.3 zu entnehmen ist, sind beide Pole des Eigenschaftsclusters als Stärke-Schwäche-Pole zu verstehen. Und so stehen den Schwächen der Menschen des autistischen Pols klare Stärken gegenüber wie z. B. oft überdurchschnittliche Fähigkeiten im Bereich der Sachkompetenzen, eine hohe Kreativität und eine ausgesprochene Originalität – die eine ihrer Quellen auch darin haben mag, dass sich autistisch strukturierte Menschen weniger holistisch an der Gruppe und am Mainstream orientieren. Auch sind sie meist sehr geradlinig, zuverlässig, widerstandsfähig und verabscheuen Lüge und Verstellung – vielleicht auch aus der Not geboren, da erfolgreiches Lügen und Heucheln einer guten kognitiven Empathie bedürfen.

Umgekehrt stehen den Stärken der holistisch-empathisch strukturierten Menschen am Gegenpol auch Schwächen gegenüber. So erkennen sie zwar die intentionalen Strukturen anderer Menschen mit Leichtigkeit, bewegen sich behände auf dem Parkett der Talk-Shows und öffentlichen Bühnen, sind kommunikativ kompetent, schlagfertig und schaffen es schnell, die Sympathien auf ihre Seite zu ziehen. Aber in der Gruppenorientiertheit, Anpassungsbereitschaft und umfassenden Pragmatik liegen auch Nachteile verborgen, wie eine geringere Originalität und Kreativität im Denken, eine größere Oberflächlichkeit und Unzuverlässigkeit, eine geringere Widerständigkeit gegenüber den Mehrheitsströmungen der eigenen Peer Group und eine Ästhetik, die den Mainstream der aktuellen kognitiven und ästhetischen Moden kaum verlässt.

Es ist nicht das Ziel dieses Textfragments, den holistisch-empathischen Pol der Persönlichkeitsstrukturierung in einem Akt der ausgleichenden Ungerechtigkeit abzuwerten. Vielmehr soll darauf hingewiesen werden, dass nüchtern betrachtet beide Pole des autistisch-holistischen (empathischen) Gegensatzpaars sowohl mit Vor- als auch mit Nachteilen behaftet sind.

Und beide Eigenschaftspole bringen auch innerhalb von sozialen Gruppen jeweils ihre eigenen Qualitäten ein. Holistische (empathische) Persönlichkeiten sorgen eher für den sozialen Zusammenhalt, gleichen aus, harmonisieren nach innen und polarisieren nach außen (Dominanz des »In-group-Prinzips«), um so die innere Gruppenkohärenz zu fördern – und verlieren inhaltliche Prinzipien dabei leicht aus den Augen. Autistische Persönlichkeiten bringen neue und kreative Inhalte ein, weil sie idiosynkratischer und weniger gruppenorientiert denken, sind widerständig gegen Moden, können nach außen leichter Brücken schlagen – und verfolgen ihre Prinzipien oft mit einer Vehemenz, die innerhalb von Gruppen Spannungen erzeugt.

Aus der Perspektive der Gruppe scheint es so zu sein, dass die autistischen Eigenschaften eher zentrifugale und die holistisch-empathischen eher zentripetale Dynamiken entfalten. Für das dauerhafte Wohl der Gesamtgruppe erscheint es mir vorteilhaft, wenn beide Pole von Persönlichkeiten in einem ausgewogenen Verhältnis auch in den kritischen Positionen der medialen und politischen

Wirklichkeit vertreten sind. Denn würde tatsächlich der eine Pol der Persönlichkeiten und Positionen eine Gesellschaft umfassend dominieren, so würden Kreativität und Innovationskraft oder aber der soziale Zusammenhalt einer Gesellschaft leiden. Beides würde innergesellschaftliche Spannungen befördern und sich nachteilig auf das Gemeinwohl auswirken.

Primärer Autismus und Geschlecht

Im Jahre 2002 schlug der Autor Baron-Cohen vor, Autismus als eine Extremvariante der normalen männlichen psychobiologischen Struktur zu verstehen (Baron-Cohen 2002). In diesem Zusammenhang kontrastierte er die psychobiologischen Eigenschaften Empathiefähigkeit (»empathizing«) und Systematisierungsfähigkeit (»systemizing«). Er definierte dabei Empathiefähigkeit als die neurokognitive Kompetenz, die intentionale Struktur des Verhaltens anderer Lebewesen, insbesondere von Menschen, zu erschließen, deren Verhalten zu prädizieren und sich darauf adäquat einzustellen (weitgehend analog zu den Begriffen kognitive Empathie, Theory-of-Mind-Fähigkeit, Mentalisierungsfähigkeit; ▶ Kasten 1). Systematisierungsfähigkeit wurde dagegen verstanden als die Kompetenz, die funktionale und logische Struktur unbelebter Systeme durch Analyse von Input-Output-Relationen zu erfassen und so entsprechende Systeme zu steuern. Baron-Cohen sah zumindest im statistischen Mittel die Empathiefähigkeit stärker bei weiblichen Menschen ausgeprägt (»the female advantage«) und die Systematisierungsfähigkeit stärker bei männlichen Menschen (»the male advantage«).

In der Folge konnte diese Hypothese teilweise durch empirische Befunde unterstützt werden (Baron-Cohen et al. 2005). Einige Autoren diskutieren, inwieweit die Exposition zu intrauterinem Testosteron, welches wesentlich vom Fötus selbst produziert wird, die Hirnentwicklung derart prägen könnte, dass eher ein männlicherer bzw. autistischerer Phänotyp resultiert (Hauth et al. 2014). Sicher ist es denkbar, dass die vermehrte Anwesenheit von Testosteron in der Embryonalentwicklung dazu führt, dass die Ablesung verschiedenster Gene moduliert und auf diese Weise das Gehirn anders strukturiert wird. Dass dies bei den klar identifizierbaren geschlechtsbezogenen Merkmalen wie Körperbau, Körpergröße und primären und sekundären Geschlechtsmerkmalen der Fall ist, ist offensichtlich. Inwieweit dies auch für die Feinstrukturierung des Gehirns und für die daraus resultierenden psychobiologischen Eigenschaftscluster der Fall ist, ist nicht abschließend beurteilbar. An dieser Stelle soll darauf hingewiesen werden, dass, sollte sich die Hypothese im weiteren Verlauf als zutreffend erweisen, dies gut mit dem hier entwickelten Konzept des primären Autismus zu verbinden ist. Denn das Faktum männliches Geschlecht würde dann vor dem Hintergrund des eigenen genetischen Setups und der individuellen biografischen Entwicklungsgeschichte die Wahrscheinlichkeit erhöhen, in seiner psychobiologischen Strukturiertheit näher beim autistischen als bei holistisch-empathischen Pol zu enden.

Die Bedeutung der Unterscheidung zwischen primärem und sekundärem Autismus

Die Unterscheidung zwischen primärem und sekundärem Autismus mag auf den ersten Blick sehr akademisch wirken. Viele Leser werden sich fragen, ob dies im Alltag überhaupt von Bedeutung ist für Patienten und deren Familien. Dieser Frage soll anhand zweier weiterer Kasuistiken aus dem Bereich der Tic-Phänomene nachgegangen werden.

Kasuistik 10

Eine Familie stellt sich mit einem 16-jährigen Schüler vor, der an einem schweren Gilles-de-la-Tourette-Syndrom leidet. Der Vater ist Bankmanager einer mittelgroßen Sparkasse und die Mutter Lehrerin. Die familiäre Struktur ist intakt, aber von einer großen Sorge um den Sohn geprägt, der in seiner Schule zwar nicht ausgegrenzt wird, aber doch unter einer aktuell schweren Ausprägung seiner Tics leidet. Die organische Basisdiagnostik bleibt unauffällig. Es finden sich keine Hinweise auf eine sekundäre Tic-Störung. In der ausführlichen Anamneseerhebung wird klar, dass innerfamiliär ein erheblicher Druck besteht. Vor allem, wenn es am Essenstisch beim Sohn zu verbalen Tics kommt (Grunzgeräusche), führt dies häufig zu einem Wutausbruch des eigentlich sehr fürsorglichen Vaters. Im weiteren Gespräch wird klar, dass dieser auch deshalb subjektiv unter erheblichem Druck steht, weil er Sorge hat, dem Sohn könnten mit diesen Tics die Wege in eine gute berufliche Zukunft verbaut sein. Befragt auf eine positive Familienanamnese wird diese von allen Beteiligten verneint. Dabei ist es für den Untersucher offensichtlich, dass der Vater unter Blinzel-Tics leidet, welche immer wieder während des Gesprächs beobachtet werden können. Diese wurden aber offensichtlich von der Familie und auch dem Vater selbst völlig skotomisiert. Darüber hinaus ist für den Untersucher auch gut erkennbar, dass der Vater mit seiner Impulsivität, Sprunghaftigkeit und einer nach genaueren Befragungen deutlich werdenden sehr großen motorischen Aktivität über zahlreiche Eigenschaften aus dem ADHS-Cluster verfügt, welche häufig mit Tics vergesellschaftet auftreten. In der Folge gelang es, die Veranlagung des Sohnes für Tics im Sinne einer primären Tic-Variante zu begreifen (▶ Kap. 8), die als Extremform einer multikategorialen Normalität verstanden werden kann. Sowohl der Vater als auch die restliche Familie konnten die Analogie der persönlichkeitsstrukturellen Grundverfasstheit von Vater und Sohn auf eine nüchterne Art begreifen. Die Vererbung der Veranlagung verlor auch deshalb ihren Schrecken, weil deutlich wurde, dass der Vater trotz der in diesem Fall lebenslang persistierenden Tics ein gutes und erfolgreiches Leben aufbauen konnte.

Im Kontext der Autismus-Sprechstunde kommt es häufig zu sehr ähnlichen Konstellationen. Obwohl die begleitenden Eltern erkennbar autistisch strukturiert sind im Sinne des »broader autism phenotype«, ist ihnen dies selbst häufig nicht bewusst. Statt die Schwierigkeiten der Kinder im Sinne einer multikategorialen Normvariante zu begreifen, werden sie kategorial im Sinne einer unheilbaren, genetischen

Erbkrankheit gedacht, was im Einzelfall massive Ängste und Sorgen mobilisiert, die die Gesamtsituation oft deutlich erschweren.

Kasuistik 11

Eine 28-jährige Patientin stellt sich mit ihrer 34-jährigen Schwester in der Tourette-Sprechstunde vor. Die Patientin leidet an einer extrem schweren Variante eines Tourette-Syndroms mit schwersten verbalen und motorischen Tics, Echolalien (dem zwanghaften Wiederholen von Wörtern), zwanghaft-stereotypen Verhaltensweisen (es muss in bestimmten Mustern gekaut werden, bevor das Essen geschluckt werden kann) und deutlichen Aufmerksamkeitsproblemen. Im Rahmen der neuropsychiatrischen Diagnostik fällt ein pathologisches EEG auf. In der MRT-Bildgebung finden sich Hinweise auf alte Blutungen im Bereich der Basalganglien. Anamnestisch wird von einer Frühgeburtlichkeit und im Detail unklaren Geburtskomplikationen berichtet. Die Patientin sei als Baby sechs Wochen auf der Baby-Intensivstation behandelt worden. Die Familienanamnese in der großen und verzweigten Familie (zwei weitere Geschwister, insgesamt sieben Onkels und Tanten mit 18 Cousins und Cousinen) ist komplett unauffällig. Nach Aufklärung über die Tatsache, dass es sich um eine sekundäre Tic-Störung in Folge einer Funktionsstörung der Basalganglien nach Geburtskomplikationen handelt, bricht die Schwester in Tränen aus und lässt sich nur schwer beruhigen. Im weiteren Gespräch wird klar, dass sie sich immer Kinder gewünscht habe, dass sie sich diesen Wunsch aber bislang selber verwehrt habe, weil sie das Tourette-Syndrom als Erbkrankheit begriffen habe und sie ihren potenziellen Kindern das schwere Schicksal der Schwester nicht habe zumuten wollen.

Auch solche Konstellationen sind bei Familien mit autistischen Kindern immer wieder zu beobachten. Die Tatsache, dass gerade die primäre, familiäre Variante des Autismus von der Wissenschaft mit einer hohen Erblichkeit verknüpft wird, führt dazu, dass medizinische Laien dieses Faktum dahingehend missverstehen, dass sie sich den so erklärten primären Autismus wie eine klassische Erbkrankheit vorstellen. Das ist aber völlig unangemessen. Denn gerade die monogenetischen oder oligogenetischen, sekundären Varianten des Autismus sind häufig mit anderen Problemen und nicht zuletzt einer geringen allgemeinen Intelligenz vergesellschaftet. Dies gilt aber für die multigenetischen familiären Varianten im Sinne eines primären Autismus nicht in der gleichen Form. Hier können das Lebensschicksal und die oft sehr erfolgreichen Anpassungen der Elterngenerationen am ehesten als Modell und Prädiktor dafür herangezogen werden, was auf die Kinder im Sinne des ererbten So-Seins als Veranlagung zukommt. Zwar ist die Struktur der Persönlichkeit der Nachkommen als psychobiologische Eigenschaft des Körpers erkennbar einer genetischen Veranlagung unterworfen. Diese Veranlagung aber wegen ihrer Erblichkeit wie eine klassische monogenetische Erbkrankheit zu begreifen, wird der Wirklichkeit der sich dahinter verbergenden komplexen psychobiologischen Zusammenhänge nicht gerecht.

Umgekehrt kann es für Patienten und Familien, wie in Kasuistik 11 illustriert, eine erhebliche Entlastung darstellen, wenn sie erkennen, dass sie oder ihre geliebten

Familienmitglieder an einer schicksalhaften erworbenen Krankheit leiden, die aber mit aller Wahrscheinlichkeit gar nicht mit einem erhöhten Risiko für sie selbst oder ihre Familienmitglieder verbunden ist, die belastenden Eigenschaften an die nächste Generation weiterzugeben.

6.2.8 Neue konzeptuelle Entwicklungen: Autismus in DSM-5 und ICD-11

Im Mai 2013 hat die American Psychiatric Association (APA) das Klassifikationssystem DSM-5 offiziell herausgegeben (APA 2013; deutsche Übersetzung: APA 2015). Im Januar 2022 trat darüber hinaus die neueste Version der ICD, die ICD-11, in Kraft (WHO 2022), die aber für Deutschland vorläufig noch nicht zur Anwendung kommen kann, auch weil differenzierte Langtexte und spezifische Definitionen fehlen. ICD-11 wird, soweit absehbar, im Hinblick auf die neuronalen Entwicklungsstörungen grundsätzlich der DSM-5 folgen, wobei die konkreten Einschlusskriterien weniger streng gefasst werden als im DSM-5. In beiden Klassifikationssystemen werden die oben geschilderten autistischen Subtypen zugunsten des Begriffs der Autismus-Spektrum-Störung aufgegeben. Da zum Zeitpunkt der Erweiterung und Überarbeitung dieses Buches für die ICD-11 nur eine »frozen version« mit groben und wenig detaillierten Definitionen vorliegt, die dazugehörigen Langtexte und operationalisierten Ausarbeitungen fehlen und im Hinblick auf die Entwicklungsstörungen die ICD-11 soweit erkennbar grundsätzlich dem DSM-5 folgt, soll im Weiteren vor allem auf die dort vorgenommenen Neuerungen eingegangen werden.

Autismus-Spektrum-Störungen nach DSM-5 (Tebartz van Elst et al. 2021)

a. Das Konzept der neuronalen Entwicklungsstörungen wird konsequent weiterentwickelt und neu geordnet.

Im DSM-5 werden folgende Störungsbilder unter der Kategorie »neuronale Entwicklungsstörungen« zusammengefasst: i. Intelligenzminderung (IM), ii. Kommunikationsstörungen inklusive Sprachstörungen und Störung der sozialen (pragmatischen) Kommunikation, iii. Autismus-Spektrum-Störung (ASS), iv. Aufmerksamkeitsdefizit-Hyperaktivitätsstörung (ADHS), v. spezifische Lernstörungen, vi. Störungen der Motorik inklusive Tic-Störungen und Tourette-Syndrom. Hier wird also der frühe Beginn eines klar identifizierbaren symptomatischen Musters in der ersten Dekade als gemeinsames Merkmal der genannten Störungsbilder konsequent zur Definition der Störungsgruppe herangezogen.

b. **Das Konzept kategorialer autistischer Subtypen wird zugunsten eines Spektrums-Konzepts aufgegeben.**

Da sich die beiden autistischen Hauptkategorien »Frühkindlicher Autismus« und »Asperger-Syndrom« aufgrund von wissenschaftlichen Untersuchungen nicht valide voneinander trennen ließen (Lord et al. 2012), wurde der seit Langem erkennbare Trend aufgegriffen, diese kategoriale Unterscheidung zugunsten eines dimensionalen Ansatzes fallen zu lassen (APA 2013, 2015). Dieses Vorgehen wurde unterstützt durch die klinische Beobachtung fließender Übergänge zwischen den bisherigen Unterkategorien des Autismus, zwischen den verschiedenen neuronalen Entwicklungsstörungen untereinander, zwischen typischer und atypischer Entwicklung und schlussendlich auch zwischen (sogenannter) psychischer Gesundheit und psychiatrischer Erkrankung (Rutter 2011; Tebartz van Elst 2015). So konnte, was Kanner schon in den 1940er-Jahren beobachtet hatte, empirisch nachgewiesen werden, dass nicht erkrankte Verwandte autistischer Patienten ähnliche aber weniger stark ausgeprägte autistische Persönlichkeitsmerkmale aufwiesen (Constantino 2011). Dies ist wie oben gezeigt wahrscheinlich einer gemeinsamen, komplexen genetischen Prägung für »autistische Persönlichkeitsmerkmale« von Gesunden ebenso wie von Erkrankten geschuldet (Robinson et al. 2011). Zur Abgrenzung von nicht krankheitswertigen Zuständen dienen im DSM-5 die Kriterien C (Symptome müssen seit früher Kindheit vorhanden sein – aber können erst dann offensichtlich werden, wenn soziale Anforderungen die Kompensationsmöglichkeiten überschreiten) – und D (Symptome begrenzen und beeinträchtigen insgesamt das alltägliche Funktionieren) (▶ Kasten 4).

Kasten 4: Diagnostische Kriterien der Autismus-Spektrum-Störungen gemäß DSM-5

A. Anhaltende Defizite in der sozialen Kommunikation und sozialen Interaktion über verschiedene Kontexte hinweg. Diese manifestieren sich in allen folgenden aktuell oder in der Vergangenheit erfüllten Merkmalen (die Beispiele sind erläuternd, nicht vollständig):
  1. Defizite in der sozial-emotionalen Gegenseitigkeit. Diese reichen z. B. von einer abnormen sozialen Kontaktaufnahme und dem Fehlen von normaler wechselseitiger Konversation sowie einem verminderten Austausch von Interessen, Gefühlen oder Affekten bis hin zum Unvermögen, auf soziale Interaktion zu reagieren bzw. diese zu initiieren.
  2. Defizite im nonverbalen Kommunikationsverhalten, das in sozialen Interaktionen eingesetzt wird. Diese reichen z. B. von einer schlecht aufeinander abgestimmten verbalen und nonverbalen Kommunikation bis zu abnormem Blickkontakt und abnormer Körpersprache oder von Defiziten im Verständnis und Gebrauch von Gestik bis hin zu einem vollständigen Fehlen von Mimik und nonverbaler Kommunikation.
  3. Defizite in der Aufnahme, Aufrechterhaltung und dem Verständnis von Beziehungen Diese reichen z. B. von Schwierigkeiten, das eigene Verhalten

an verschiedene soziale Kontexte anzupassen, über Schwierigkeiten, sich in Rollenspielen auszutauschen oder Freundschaften zu schließen, bis hin zum vollständigen Fehlen von Interesse an Gleichaltrigen.

Bestimme den aktuellen Schweregrad:
Der Schweregrad basiert auf Beeinträchtigungen der sozialen Kommunikation sowie eingeschränkten, repetitiven Verhaltensmustern (siehe Tabelle 2).

B. Eingeschränkte, repetitive Verhaltensmuster, Interessen oder Aktivitäten, die sich in mindestens zwei der folgenden aktuell oder in der Vergangenheit erfüllten Merkmalen manifestieren (die Beispiele dienen der Erläuterung und sind nicht vollständig):
1. Stereotype oder repetitive motorische Bewegungsabläufe, stereotyper oder repetitiver Gebrauch von Objekten oder von Sprache (z.B. einfache motorische Stereotypien, Aufreihen von Spielzeug oder das Hin- und Herbewegen von Objekten, Echolalie, idiosynkratrischer Sprachgebrauch).
2. Festhalten an Gleichbleibendem, unflexibles Festhalten an Routinen oder an ritualisierten Mustern verbalen oder nonverbalen Verhaltens (z.B. extremes Unbehagen bei kleinen Veränderungen, Schwierigkeiten bei Übergängen, rigide Denkmuster oder Begrüßungsrituale, Bedürfnis, täglich den gleichen Weg zu gehen oder das gleiche Essen zu sich zu nehmen).
3. Hochgradig begrenzte, fixierte Interessen, die in ihrer Intensität oder ihrem Inhalt abnorm sind (z.B. starke Bindung an oder Beschäftigen mit ungewöhnlichen Objekten, extrem umschriebene oder perseverierende Interessen).
4. Hyper- oder Hyporeaktivität auf sensorische Reize oder ungewöhnliches Interesse an Umweltreizen (z.B. scheinbare Gleichgültigkeit gegenüber Schmerz/Temperatur, ablehnende Reaktion auf spezifische Geräusche, Strukturen oder Oberflächen, exzessives Beriechen oder Berühren von Objekten, visuelle Faszination für Licht oder Bewegungen).

Bestimme den aktuellen Schweregrad:
Der Schweregrad basiert auf Beeinträchtigungen der sozialen Kommunikation und eingeschränkten, repetitiven Verhaltensmustern (siehe Tabelle 2).

C. Die Symptome müssen bereits in der frühen Entwicklungsphase vorliegen (Sie manifestieren sich möglicherweise aber erst dann, wenn die sozialen Anforderungen die begrenzten Möglichkeiten überschreiten In späteren Lebensphasen können sie auch durch erlernte Strategien überdeckt werden).
D. Die Symptome verursachen in klinisch bedeutsamer Weise Leiden oder Beeinträchtigungen in sozialen, beruflichen oder anderen wichtigen Funktionsbereichen.

E. Diese Störungen können nicht besser durch eine Intellektuelle Beeinträchtigung (Intellektuelle Entwicklungsstörung) oder eine Allgemeine Entwicklungsverzögerung erklärt werden. Intellektuelle Beeinträchtigungen und Autismus-Spektrum-Störungen treten häufig zusammen auf. Um die Diagnosen Autismus-Spektrum-Störung und Intellektuelle Beeinträchtigung gemeinsam stellen zu können, sollte die soziale Kommunikationsfähigkeit unter dem aufgrund der allgemeinen Entwicklung erwarteten Niveau liegen.

Beachte: Bei Personen mit einer gesicherten DSM-IV-Diagnose einer Autistischen Störung, einer Asperger-Störung oder einer Nicht Näher Bezeichneten Tiefgreifenden Entwicklungsstörung sollte die Diagnose der Autismus-Spektrum-Störung gestellt werden. Bei Personen, die deutliche Defizite in der sozialen Kommunikation haben, deren Symptome jedoch ansonsten nicht die Kriterien der Autismus-Spektrum-Störung erfüllen, sollte die Diagnose Soziale (Pragmatische) Kommunikationsstörung erwogen werden.

Bestimme, ob:
Mit oder ohne Begleitende Intellektuelle Beeinträchtigung
Mit oder ohne Begleitende Sprachliche Beeinträchtigung
In Verbindung mit einem Bekannten Medizinischen oder Genetischen Krankheitsfaktor oder einem Umweltfaktor (**Codierhinweis:** Verwende eine zusätzliche Codierung, um den dazugehörigen medizinischen oder genetischen Krankheitsfaktor zu kennzeichnen).
In Verbindung mit einer Anderen Störung der Neuronalen und Mentalen Entwicklung oder einer Anderen Psychischen oder Verhaltensstörung (**Codierhinweis:** Verwende zusätzliche Codierung(en), um den (oder die) dazugehörigen medizinischen oder genetischen Krankheitsfaktor(en) zu kennzeichnen).
Mit Katatonie (für eine Definition siehe die Kriterien für Katatonie in Verbindung mit einer Anderen Psychischen Störung, S 161) (**Codierhinweis:** Codiere zusätzlich F06 1 Katatonie in Verbindung mit Autismus-Spektrum-Störung, um das Vorhandensein einer komorbiden Katatonie anzuzeigen).

Abdruck erfolgt mit Genehmigung vom Hogrefe Verlag Göttingen aus dem Diagnostic and Statistical Manual of Mental Disorders, Fifth Edition, © 2013 American Psychiatric Association, dt. Version © 2015 und 2018 Hogrefe Verlag.

c. Die autistische Kernsymptomatik der sozialen Interaktions- und Kommunikationsstörungen wird in einem Kriterium (»A-Kriterium«) zusammengefasst.

Da sich die beiden Hauptkriterien der ICD-10, soziale Interaktion und Kommunikation, nicht valide voneinander trennen ließen, wurden die beiden zu einem Kriterium »fusioniert«. Dieses wird wie folgt definiert« Andauernde Defizite der Kommunikation und sozialen Interaktion in mehreren Kontexten, die aktuell oder anamnestisch vorhanden sind und nicht durch eine generelle Entwicklungsverzögerung besser erklärt werden können.« (▶ Kasten 4).

d. **Das Kriterium der begrenzten, repetitiven und stereotypen Verhaltensmuster, Interessen und Aktivitäten wird als »B-Kriterium« aufgewertet und ausgeweitet.**

Unter dem neuen B-Kriterium werden nicht nur die klassischen repetitiven und stereotypen Verhaltensweisen und Interessenmuster geführt, sondern auch sensorische Besonderheiten wie etwa eine Empfindlichkeit gegenüber Reizüberflutung, welche im alten Autismus-Konzept gemäß DSM-IV noch unberücksichtigt blieben (▶ Kasten 4). Im Sinne einer Verschärfung der Diagnosekriterien werden nun allerdings mindestens zwei Symptome (und nicht nur ein einziges Symptom) aus diesem Bereich gefordert, um die Diagnose stellen zu können.

e. **Eine Diversifizierung der Diagnose wird über Komorbiditäten möglich.**

Der Unterschiedlichkeit der individuellen Fälle im klinischen Alltag kann nach DSM-5 dadurch besser Rechnung getragen werden, dass eine größere Breite von Zusatzdiagnosen zugelassen wird. Dies trifft insbesondere für eine ADHS-Diagnose zu, die nach DSM-IV und ICD-10 bei Autismus bislang ausgeschlossen war (Rommelse et al. 2011). Insbesondere für den kinder- und jugendpsychiatrischen Bereich ist dies sehr zu begrüßen, da der wechselseitige Ausschluss beider Diagnosen in der Vergangenheit bei Kindern mit Autismus und ADHS häufig zu Problemen führte.

f. **Der Schweregrad wird operationalisiert.**

Dem Konzept eines dimensionalen Krankheitsmodells folgend wurde die diagnostische Einordnung um eine Einteilung in Schweregrade erweitert (▶ Tab. 6.4), was in den kategorialen Konzepten weitgehend fehlte.

Tab. 6.4: Operationalisierung der Schweregrade einer Autismus-Spektrum-Störung gemäß DSM-5

Schweregrad	Soziale Kommunikation	Restriktive, repetitive Verhaltensweisen
Schweregrad 3 »Sehr umfangreiche Unterstützung erforderlich«	Starke Einschränkungen der verbalen und nonverbalen sozialen Kommunikationsfähigkeit verursachen beträchtliche Beeinträchtigungen, eine sehr begrenzte Initiierung sozialer Interaktionen und eine minimale Reaktion auf soziale Angebote von anderen.	Unflexibilität des Verhaltens, extreme Schwierigkeiten im Umgang mit Veränderungen oder andere restriktive/repetitive, restriktive Verhaltensweisen mit ausgeprägter Funktionsbeeinträchtigung in allen Bereichen.

Tab. 6.4: Operationalisierung der Schweregrade einer Autismus-Spektrum-Störung gemäß DSM-5 – Fortsetzung

Schweregrad	Soziale Kommunikation	Restriktive, repetitive Verhaltensweisen
	Eine Person mit Autismus-Spektrum-Störung verfügt z B über wenige Worte verständlicher Sprache, initiiert nur selten Interaktionen, und wenn sie dies tut, dann in ungewöhnlicher Form mit der Absicht, die eigenen Bedürfnissen zu erfüllen. Diese Person reagiert nur auf sehr direkte Kontaktaufnahme.	Zeigt großes Unbehagen bzw. hat große Schwierigkeiten, den Fokus oder die Handlung zu verändern.
Schweregrad 2 »Umfangreiche Unterstützung erforderlich«	Ausgeprägte Einschränkungen in der verbalen und nonverbalen sozialen Kommunikationsfähigkeit. Die sozialen Beeinträchtigungen sind auch mit Unterstützung deutlich erkennbar; reduzierte Initiierung von sozialen Interaktionen oder abnormalen Reaktionen auf soziale Angebote von anderen. Eine Person spricht z. B. in einfachen Sätzen, sie verfügt über eine eigenartige nonverbale Kommunikation und die Interaktion beschränkt sich auf begrenzte Spezialinteressen.	Unflexibilität des Verhaltens, Schwierigkeiten im Umgang mit Veränderungen oder andere restriktive/repetitive, Verhaltensweisen treten häufig genug auf, um auch für den ungeschulten Beobachter offensichtlich zu sein, und sie beeinträchtigen das Funktionsniveau in einer Vielzahl von Kontexten. Zeigt Unbehagen und/oder hat Schwierigkeiten, den Fokus oder die Handlung zu verändern.
Schweregrad 1 »Unterstützung erforderlich«	Die Einschränkungen in der sozialen Kommunikation verursachen ohne Unterstützung bemerkbare Beeinträchtigungen. Schwierigkeiten bei der Initiierung sozialer Interaktionen sowie einzelne deutliche Beispiele von unüblichen oder erfolglosen Reaktionen auf soziale Kontaktangebote anderer. Scheinbar vermindertes Interesse an sozialen Interaktionen. Die Person ist z. B. in der Lage, in ganzen Sätzen zu sprechen und sich jemandem mitzuteilen, aber ihre Versuche zu wechselseitiger Konversation misslingen, ihre Bemühungen, Freundschaften zu schließen wirken merkwürdig und sind in der Regel erfolglos.	Unflexibilität des Verhaltens führt zu deutlichen Funktionsbeeinträchtigungen in einem oder mehreren Bereichen. Schwierigkeiten, zwischen Aktivitäten zu wechseln. Probleme in der Organisation und Planung beeinträchtigen die Selbständigkeit.

g. Das Konzept einer von den ASS separierten sozialen (pragmatischen) Kommunikationsstörung (»social (pragmatic) communication disorder«) wird eingeführt.

Die Diagnose einer sozialen Kommunikationsstörung (social (pragmatic) communication disorder) wurde als neue Kategorie eingeführt. Sie ist weitgehend in Analogie zum A-, C- und D-Kriterium der ASS definiert, wobei Symptome im Sinne des B-Kriteriums nicht gefordert werden und eine ASS ausgeschlossen sein soll. Gemäß ICD-5 soll diese Kategorie entlang folgender Kriterien diagnostiziert werden (APA 2018):

Das **A-Kriterium** ist weitgehend analog zum A-Kriterium der ASS definiert insofern als andauernde Schwierigkeiten im sozialen Gebrauch und mit verbaler und nonverbaler Kommunikation vorliegen müssen, die sich in allen folgenden Merkmalen zeigen: ▶ Defizite im Gebrauch von Kommunikation für soziale Zwecke, beispielsweise beim Grüßen oder beim Austauschen von Informationen in einer dem sozialen Kontext angemessenen Art und Weise, ▶ Beeinträchtigung der Fähigkeit, den Kommunikationsstil an den Kontext oder die Bedürfnisse des Zuhörers anzupassen, beispielsweise in unterschiedlicher Weise im Klassenzimmer oder auf dem Spielplatz zu sprechen, anders mit einem Kind als mit einem Erwachsenen zu reden oder die Anwendung übermäßig formaler Sprache zu vermeiden, ▶ Schwie-Schwierigkeiten, Regeln für Konversationen und beim Erzählen zu beachten, beispielsweise den Gesprächspartner bei Unterhaltungen auch zu Wort kommen zu lassen, bei Missverständnissen eine andere Formulierung zu wählen oder verbale und nonverbale Signale zur Regulation von Interaktionen einzusetzen, ▶ Schwie-Schwierigkeiten im Verständnis von nichtexpliziten Botschaften (z. B. Schlussfolgerungen zu ziehen) und von nicht wörtlicher oder mehrdeutiger Sprache (z. B. bei Redewendungen, Humor, Metaphern, mehrdeutigen Begriffen, deren Bedeutung vom Kontext abhängt).

Gemäß **B-Kriterium** führen diese Schwierigkeiten zu funktionellen Beeinträchtigungen in der effektiven Kommunikation, bei der sozialen Teilhabe, in sozialen Beziehungen, in der schulischen oder beruflichen Leistungsfähigkeit (einzeln oder in jeglicher Kombination).

Der Beginn der Störung liegt nach **C-Kriterium** in der frühen Entwicklungsphase, wobei sich Schwierigkeiten aber erst voll manifestieren können, wenn die Anforderungen an die soziale Kommunikation die begrenzten Fähigkeiten überschreiten.

Das **D-Kriterium** fordert, dass die Symptome nicht auf einen anderen medizinischen oder neurologischen Krankheitsfaktor oder auf zu gering ausgeprägte Fähigkeiten in der Wortbildung und der Grammatik zurückgeführt werden können und nicht besser durch eine Autismus-Spektrum-Störung, eine intellektuelle Beeinträchtigung (Intellektuelle Entwicklungsstörung), eine allgemeine Entwicklungsverzögerung oder eine andere psychische Störung erklärt werden können.

Diese Kategorie soll möglicherweise die Option eröffnen, auch Menschen mit sub-syndromalen autistischen Zügen eine Diagnose zu eröffnen, sofern diese zu psychosozialen Beeinträchtigungen führen (▶ Kap. 6.2.5).

Autismus-Spektrum-Störungen nach ICD-11

Seit Januar 2022 trat international die 11. Version der ICD in Kraft, die in Deutschland allerdings zeitlich versetzt zur Anwendung kommt. Ein Hauptgrund dafür ist der, dass die Langversion und die spezifischen Störungskriterien auch im Englischen zum Zeitpunkt der Überarbeitung dieses Buches Anfang 2022 noch nicht verfügbar sind, geschweige denn ins Deutsche übersetzt wurden. Aktuell können nur die groben Definitionen einer sogenannten »frozen version« von Mai 2021 im Internet eingesehen werden (WHO 2022). Demnach wir die Kategorie der Autismus-Spektrum-Störungen folgendermaßen definiert:

> »Die Autismus-Spektrum-Störung ist gekennzeichnet durch anhaltende Defizite in der Fähigkeit, wechselseitige soziale Interaktion und soziale Kommunikation zu initiieren und aufrechtzuerhalten, sowie durch eine Reihe von eingeschränkten, sich wiederholenden und unflexiblen Verhaltensmustern, Interessen oder Aktivitäten, die für das Alter und den soziokulturellen Kontext der Person eindeutig untypisch oder exzessiv sind. Der Beginn der Störung liegt in der Entwicklungsphase, typischerweise in der frühen Kindheit, aber die Symptome können sich auch erst später vollständig manifestieren, wenn die sozialen Anforderungen die begrenzten Fähigkeiten übersteigen. Die Defizite sind so schwerwiegend, dass sie zu Beeinträchtigungen in persönlichen, familiären, sozialen, erzieherischen, beruflichen oder anderen wichtigen Funktionsbereichen führen, und sind in der Regel ein durchgängiges Merkmal der Funktionsweise der Person, das in allen Bereichen zu beobachten ist, auch wenn sie je nach sozialem, erzieherischem oder anderem Kontext variieren können. Personen, die dem Spektrum angehören, weisen ein breites Spektrum an intellektuellen Funktionen und Sprachfähigkeiten auf.« (übersetzt vom Autor)

Allerdings finden sich in der Fachliteratur erste Publikationen zu den dort vorgenommenen Neuerungen (First et al. 2021; Herpertz et al. 2022). Wie bereits erwähnt werden wie im DSM-5 die großen Störungsbilder der Autismus-Spektrum-Störungen, der ADHS, der Tic-Störungen und Intelligenzminderungen aus verschiedenen Kapiteln der ICD-10 nun zum ersten Kapitel der Störungen der »neurodevelopmental disorders« zusammengefasst. Auch hier werden die Unterscheidungen des ICD-10 in frühkindlichen Autismus, atypischen Autismus und des Asperger-Syndroms zugunsten des dimensionaleren Begriffs der Autismus-Spektrum-Störungen fallengelassen. Bei der konkreten Ausformulierung der diagnostischen Algorithmen ist die ICD-11 aber weniger streng als das DSM-5. So werden bei letzterem etwa für die Erfüllung des A-Kriteriums alle der folgenden Symptome A.1–3 gefordert (▶ Kasten 4), während die ICD-11 weniger scharf operationalisiert in Form der diagnostischen Vorschrift »Manifestationen können folgende Symptome beinhalten« (»manifestations may include the following«), wobei eine Liste mit verschiedenen Symptomen folgt (First et al. 2021).

Beim B-Kriterium dominieren bei der Auflistung beispielhafter Symptome im DSM-5 Symptome, die bei Menschen mit Autismus-Spektrum-Störungen und gleichzeitiger intellektueller Beeinträchtigung häufig gesehen werden (z. B. stereotypier, repetitiver Gebrauch von Objekten, exzessives Beriechen oder Berühren von Objekten, Echolalie), während im ICD-11 auch Symptome aufgelistet werden, die bei autistischen Menschen ohne geistige Behinderung häufig beobachtet werden (First et al. 2021). Während DSM-5 wieder mindestens zwei Symptome aus einer

Liste von sieben Beispielen für eine Diagnose verlangt, stellt die ICD-11 eine Liste von sieben Auffälligkeiten nur als Beispiele vor.

Die Kategorie der sozialen (pragmatischen) Kommunikationsstörung wird auch im ICD-11 unter dem Titel der »developmental language disorder plus social (pragmatic) communication disorder« aufgegriffen.

Insgesamt sind diese Neuerungen bei der Definition des Autismus, aber auch die Einordnung verwandter Störungen wie der ADHS oder der Tic-Störungen im Kapitel der Entwicklungsstörungen aus meiner Sicht sehr zu begrüßen. Diese Weiterentwicklung des Begriffs der neuronalen Entwicklungsstörungen beinhaltet darüber hinaus auch den Bereich der Lernstörungen und motorischen Störungen was ich für sinnvoll und plausibel halte, nicht zuletzt deswegen, weil diese Störungen das Charakteristikum des frühen Beginns einer qualitativ auffälligen Entwicklung gemeinsam haben und es individuell zahlreiche Überlappungen und Grenzfälle gibt, die das Zusammenfassen dieser verschiedenen Störungen unter einer übergeordneten Kategorie nahelegen. Ferner ist zu begrüßen, dass auch Doppeldiagnosen von Autismus und ADHS möglich geworden sind, da dies der klinischen Erfahrung entspricht und entsprechende Behandlungsversuche erleichtert. Auch die Vereinheitlichung der bislang kategorial gefassten autistischen Störungen zum dimensional gefassten Konzept eines »Autismus-Spektrums« ist nachvollziehbar und sinnvoll, da aus klinischer Perspektive die bisherigen Subkategorien in der Tat absolut fließend ineinander übergehen, prognostisch weitgehend bedeutungslos sind und auch therapeutisch deutlich weniger Implikationen haben als z. B. die intellektuelle Leistungsfähigkeit der Betroffenen (Cederlund et al. 2008; Howlin et al. 2004).

Vor allem dann, wenn die neue Kategorie der sozialen (pragmatischen) Kommunikationsstörung als Option zur Kodierung leichterer autistischer Varianten gedacht worden sein sollte, bleibt weitgehend unklar, warum gerade diese Spielart leichterer autistischer Auffälligkeiten aus dem »Spektrum« als separate Kategorie ausgegliedert wurde (Baird und Norbury 2016). Denn es gibt klinisch keine erkennbare Evidenz dafür, dass der Übergang von den schwereren, dann syndromalen ASS zur leichteren sozialen Kommunikationsstörung kategorial, also nicht-fließend sein sollte. Vielmehr zeigen auch die subsyndromalen, leichteren Varianten des Autismus klassische Symptome im Sinne des B-Kriteriums mit Rigidität, Bedürftigkeit nach erwartungsgemäßen Tagesabläufen, einer Empfindlichkeit gegenüber Reizüberflutung und typischen autistischen Stressreaktionsweisen, nur eben in weniger starker Ausprägung. Die psychosoziale Beeinträchtigung und sekundäre psychiatrische Symptome und Probleme haben auch dann oft in diesem Bereich ihre Wurzeln, wenn sie nicht ausgeprägt genug ist, um das B-Kriterium nach DSM-5 zu erfüllen. Somit ist es aus meiner Sicht wenig überzeugend, leichtere Varianten einer ASS unter Ausschluss der Symptome im Sinne des B-Kriteriums definieren zu wollen.

Unabhängig von diesen Überlegungen bleibt abschließend darauf hinzuweisen, dass momentan in Deutschland vor allem daran gearbeitet werden muss, dass gerade auch leichtere Varianten des Autismus überhaupt erkannt und in ihrer Bedeutung für sich daraus entwickelnde sekundäre psychiatrische Störungsbilder richtig eingeordnet werden (Tebartz van Elst et al. 2013; Riedel et al. 2016; Tebartz van Elst

2015). Denn dies ist Voraussetzung für ein adäquates, Akzeptanz-förderndes Krankheitsverständnis durch die Patienten und ihre Angehörigen und für eine angemessene Therapieplanung.

6.3 Autismus als Basisstörung

Angesichts der Häufigkeit des Autismus und des aktuell noch immer sehr geringen Stellenwerts in der klinischen Psychiatrie und Psychotherapie stellt sich die Frage, wo diese Menschen sind und wieso sie im klinischen Alltag nicht gesehen werden. Die Antwort ist eng mit dem Konzept des Autismus als Basisstörung verknüpft. Konkret lautet sie: Die betroffenen Menschen sind schon lange im Bereich der psychiatrisch-psychotherapeutischen Medizin angekommen, sie werden aber nicht als solche erkannt, sondern unter anderen Begriffen und Krankheitskonzepten geführt. Auch eigene Erfahrungen zeigen, dass sich viele unserer Patienten vor Diagnosestellung oft jahre- oder sogar jahrzehntelang in psychotherapeutischer oder psychiatrischer Behandlung befanden, aber nicht erkannt wurden. Erst die Beschäftigung mit dem Thema und die Anpassung der eigenen Untersuchungstechniken an die Besonderheiten autistischer Menschen führen dazu, dass sie im Folgenden korrekt identifiziert wurden. Da eine Diagnosestellung in den meisten Fällen als befreiende Erklärung für das lebenslange, oft als defizitär erlebte Gefühl des Anders- und Nicht-Richtig-Seins erfahren wird, ist es wichtig, das autistische So-Sein als Persönlichkeitsstruktur und überzeugende Quelle vieler sich daraus entwickelnder Symptome und Probleme zu identifizieren.

Insbesondere bei leichteren Varianten eines primären Autismus muss dabei die autistische Strukturiertheit nicht unbedingt als Krankheit oder Störung verstanden werden. Vielmehr kann sie auch als Variante einer multikategorialen Normalität begriffen werden, sobald auch in der Breite der Bevölkerung ein Verständnis davon etabliert werden kann, wie groß die Vielfalt des Normalen im Bereich des Lebens ist, wenn es nicht durch die Brille normativer moralischer Erwartungen betrachtet wird. Dennoch wird die autistische Strukturiertheit häufig zur Quelle nicht enden wollender Missverständnisse, Ausgrenzungserlebnisse, Mobbingerfahrungen und Erlebnisse des Scheiterns. In diesen Kontexten entwickeln sich dann – oft nach Ende der Schullaufbahn – sekundäre Depressionen, Angsterkrankungen, Zwangsstörungen, Essstörungen, Persönlichkeitsstörungen oder auch krisenhafte psychotische Dekompensationen. Unter diesen Diagnosen werden vor allem die hochfunktional autistischen Menschen im Kontext der Erwachsenenpsychiatrie und -psychotherapie dann gesehen und behandelt. Diese sekundären psychischen Störungen können in ihrer Werdensgeschichte aber nur vor dem Hintergrund der autistischen Grundstruktur verstanden werden. Das bedeutet, dass in solchen Kontexten die autistische Persönlichkeitsstruktur als Basis für sich daraus psycho- und erlebnisreaktiv entwickelnde sekundäre psychische Störungen begriffen werden muss (Tebartz van Elst et al. 2013). Ein solches, umfassendes Verständnis der Werdensgeschichte von psychischen Symptomen und Problemen ist in solchen Fällen meist der Schlüssel für eine erfolgreiche Therapie.

> Die autistische Strukturiertheit fungiert häufig als Basisstruktur oder Basisstörung, auf deren Grundlage sich Depressionen, Angsterkrankungen oder Persönlichkeitsstörungen entwickeln. In der Erwachsenenpsychiatrie und -psychotherapie sind die Autismus-Spektrum-Störungen oft versteckt hinter diesen komorbiden Problemen und Diagnosen.

6.4 Häufigkeit und Epidemiologie von Autismus

Die Häufigkeit – in der Fachsprache auch Prävalenz genannt – der Autismus-Spektrum-Störungen wurde im Jahre 1975 noch mit 1 auf 5.000 angegeben. Dies würde einer Prävalenzrate von 0,02% entsprechen. In den folgenden Jahren stiegen die Prävalenzzahlen jedoch stetig an. 1985 wurde sie schon mit 1 auf 2.500 (0,04%) angegeben, 2001 mit 1 auf 250 (0,4%), 2007 mit 1 auf 110 (0,9%) und 2014 mit 1 auf 88 Kinder (1,14%; CDC 2015). Die letzten Zahlen des amerikanischen Center for Disease Control von 2018 belaufen sich auf 1 auf 44 Kinder, was einer Prävalenz von 2,3% entsprechen würde (CDC 2018).

Die Ursachen für diesen dramatischen Anstieg der Zahlen sind vielfältig. Sie liegen zum Teil in einem höheren gesellschaftlichen Bewusstsein für das Autismus-Thema, in einer Verbesserung der diagnostischen Möglichkeiten und in einem höheren Alter der Elterngeneration der westlichen Gesellschaften begründet (Durkin et al. 2008). Allerdings gibt es auch Hinweise darauf, dass es eine genuine Zunahme der Häufigkeit des Autismus gibt (Weintraub 2011). Diese könnte etwa durch Umweltfaktoren wie Ernährungsgewohnheiten, medizinischen Fortschritt, Umweltgifte oder Medikamentenkonsum bedingt sein (Grandjean und Landrigan 2014; Man et al. 2015).

6.5 Über Ursachen des Autismus

Es ist die erklärte Kernabsicht dieses Buches, zu verdeutlichen, dass Entwicklungsstörungen wie Autismus oder ADHS aus wissenschaftlicher Perspektive sowohl als Normvariante vor dem Hintergrund eines multikategorialen Normbegriffs verstanden werden können als auch als Persönlichkeitsstörung sowie als echte neuropsychiatrische Krankheit. Welche Rolle spielen nun die Ursachen des Autismus für ein solches Verständnis? In ▶ Kap. 3 wurde gezeigt, dass für das Krankheitsverständnis die Ursächlichkeit eine wichtige Rolle spielt. Nun sind die Ursachen des Autismus bislang noch gar nicht verstanden. Allgemein wird sowohl für den Autismus (Lai et al. 2014) als auch ganz analog für die ADHS (Biederman und Faraone 2005) davon ausgegangen, dass die Störungsbegriffe keine einheitlichen Krankheiten repräsentieren, sondern vielmehr verschiedene Krankheiten mit unterschiedlichen Ursachen.

Vor diesem Hintergrund soll nun keine umfassende Darstellung der verschiedenen neurobiologischen Befunde zur Ursächlichkeit von Autismus vorgestellt werden, da dies den Rahmen dieses Buches sprengen würde. Vielmehr soll aufbauend auf einer skizzierenden Zusammenfassung der gängigen pathogenetischen Modelle zum Autismus das wissenschaftliche Grundkonzept der eigenen empirischen Forschungen vorgestellt werden. Denn es erlaubt, zu verstehen, wie auch aus neurobiologischer Perspektive Autismus sowohl als Normvariante einer multikategorial gedachten Normalität als auch im Sinne einer genuinen neuropsychiatrischen Krankheit verstanden werden kann.

6.5.1 Genetische Ursachen

Es kann als erwiesen gelten, dass die Genetik eine wesentliche Rolle in der Werdensgeschichte der meisten autistischen Syndrome spielt. Bei dieser Feststellung erscheint es mir aber als sehr wichtig, die Bedeutung des eigenen Begriffs von Genetik zu klären.

Viele Menschen denken beim Begriff Genetik an das klassische Konzept der Erbkrankheit. Damit sind meist monogenetische Erkrankungen gemeint, bei denen ein verändertes Gen zu einer klar identifizierbaren Problematik führt. Ein Beispiel wäre etwa die Hämophilie oder im Volksmund auch Bluterkrankheit genannt, bei der ein Gendefekt auf dem X-Chromosom dazu führt, dass bei den meist betroffenen Männern die Blutgerinnung nicht mehr richtig funktioniert. Auch im Bereich des Autismus gibt es, wie in ▶ Kap. 6.2.7 beschrieben, solche monogenetischen Varianten wie z. B. das Rett-Syndrom, ebenfalls eine X-chromosomale Erkrankung. In diesen Fällen kann von einem sekundären Autismus im Sinne einer klassischen Krankheit gesprochen werden und das landläufige Konzept der Erbkrankheit hat eine gewisse Berechtigung.

Darüber hinaus gibt es sogenannte syndromale Formen des Autismus (▶ Sekundärer Autismus (symptomatischer Autismus)), bei denen ebenfalls davon ausgegangen wird, dass ein Gen oder wenige bekannte oder noch unbekannte Gene die spezifischen Symptomcluster mit hoher Wahrscheinlichkeit verursachen. Auch hier wäre von einem sekundären Autismus im Sinne eines klassischen Krankheitskonzepts auszugehen.

Davon abgesehen gibt es aber auch die große Gruppe der primären autistischen Varianten (▶ Primärer Autismus (idiopathischer Autismus)), bei denen eine sehr große Gruppe von unterschiedlichen Genen mit jeweils kleinen Effektstärken in ihrem Zusammenspiel mit Umwelt- und erlebnisreaktiven Faktoren (Epigenetik) zur Ausprägung eines autistischen Eigenschaftsclusters führt (Masini et al. 2020; Dardani et al. 2022). In diesen Fällen kann die Bedeutung der Genetik ebenfalls nicht von der Hand gewiesen werden. Aber das Konzept einer Erbkrankheit ist in solchen Konstellationen unangemessen. Denn das würde bedeuten, dass jedwede erblich-genetisch bedingte Eigenschaft eines Lebewesens nur noch aus der Perspektive der Krankheit betrachtet werden könnte. Jeder sehr große Mensch aus einer Familie mit erkennbar überdurchschnittlich großen Vorfahren litt im Sinne eines solchen Verständnisses an der Größenerbkrankheit und jeder sehr kleine Mensch an der Kleinseinerbkrankheit. Vererbung in diesem multigenetischen, multifaktoriellen Sinn durchzieht in ihrer Wechselwirkung mit den Umweltfaktoren und Erlebnissen eines Individuums die gesamte psychobiologische Geschichte und Faktizität seines Körpers. Aus einer gut erkennbaren komplex-familiär-genetischen Bedingtheit beobachtbarer Eigenschaften das Konzept einer Erbkrankheit zu folgern, wäre unangemessen.[2] Dennoch muss anerkannt werden, dass die vielen Gene in solchen Konstellationen in ihrer Wechselwirkung miteinander und mit der Umwelt eine kausal relevante Rolle im Hinblick auf die Ausgestaltung und Entwicklung der Persönlichkeitseigenschaften eines Menschen haben. Die Eigenschaften sind in diesem Sinne familiär bzw. genetisch bedingt, wobei sich molekulargenetische und erlebnisreaktive Einflussfaktoren zumindest in familiären Systemen oft überschneiden, da die genetisch verwandten Menschen ja auch in psychosozial ähnlichen Umwelten und Rahmenbedingungen aufwachsen und sich entwickeln.

Es ist also gerade der Fortschritt der genetischen Forschung, der das klassische Konzept genetischer Bedingtheit von Eigenschaften eines Körpers im Sinne einer Erbkrankheit ins Wanken bringen sollte. Dies ist zumindest dann der Fall, wenn man genauer über die entsprechenden Zusammenhänge und die Werdensgeschichte mentaler Eigenschaften nachdenkt. Denn wie andere körperliche Eigenschaften wie die Körpergröße sind auch psychische und Persönlichkeitseigenschaften Ergebnis einer individuellen Werdensgeschichte, d. h. sie werden von der komplexen Genetik dieses Körpers im Zusammenspiel mit den Erfahrungen und der Lebens- und Lerngeschichte nachhaltig geprägt. Für alle Eigenschaften (wie z. B. Impulsivität, Extroversion, Ängstlichkeit, kognitive Empathie), die erkennbar dimensional beobachtbar, also mehr oder weniger stark ausgeprägt sind, muss zumindest für den Bereich der erkennbar primär-familiär bedingten Untergruppen das Konzept der Erbkrankheit zurückgewiesen werden. Dies gilt trotz der klar erkennbaren Bedeutung der in diesen Fällen meist komplexen Genetik.

---

2 Ich möchte an dieser Stelle betonen, dass dieses Argument nicht instrumental entwickelt wird im Sinne einer Abwehr eines inhumanen, eugenischen Denkens für den Bereich multifaktoriell komplex-genetisch bedingter Eigenschaften, sondern einfach aufgrund seiner in meinen Augen sachlichen Angemessenheit. Eugenisches Denken ist in sich und prinzipiell abzulehnen, weil es notwendig rassistisch und chauvinistisch ist. Es kann in meinen Augen theoretisch nicht nachvollziehbar begründet werden, wieso ein eugenischer Denkansatz für Phänomene im Bereich monogenetisch oder oligogenetisch bedingter Eigenschaften eines Lebewesens akzeptiert werden und für den Bereich komplex multigenetisch bedingter Eigenschaften abgelehnt werden kann. Denn eine klare kategoriale Grenzziehung wird es aller Wahrscheinlichkeit nach auch in diesem Bereich der Biologie letztendlich nicht geben.

> Bei den genetischen Ursachen sollten klassische Erbkrankheiten im Sinne mono- (nur ein defektes Gen) oder oligogenetischer (überschaubar wenige defekte Gene) Krankheiten unterschieden werden von einer familiären Häufung, die wahrscheinlich mit einer komplexen multigenetischen Bedingtheit einhergeht.
>
> Die erkennbare genetische Bedingtheit von psychischen Eigenschaften sollte nicht im Sinne des Konzepts der Erbkrankheiten missverstanden werden. Dies wäre in erster Linie logisch und wissenschaftlich unangemessen. Darüber hinaus hätte eine solche Sichtweise weitreichende genetisch-diskriminierende und in diesem Sinne eugenisch-rassistische Konsequenzen.

6.5.2 Erworbene Ursachen

Neben den oben diskutierten genetischen Ursachen für Autismus gibt es eine Reihe erworbener Faktoren, die auch unabhängig von einer genetischen Disposition mit der Entwicklung von autistischen Syndromen in Verbindung gebracht werden. Wie in ▶ Kap. 6.2.7 beschrieben, können etwa entzündliche Gehirnerkrankungen (Encephalitiden), eine intrauterine Rötelninfektion oder andere virale Infektionen die Entwicklung eines autistischen Syndroms zur Folge haben. Dagegen gibt es keine belastbare Evidenz, die dafürspricht, dass Impfungen zu einem höheren Autismusrisiko führen im Vergleich zum Durchleiden der durch die Impfung verhinderten Krankheiten (Lai et al. 2014).

Geburtskomplikationen und vor allem chronisch therapieresistente Epilepsien scheinen ebenfalls ein Risiko für die Entwicklung eines Autismus, aber auch einer ADHS darzustellen (Tebartz van Elst und Perlov 2013). Im Tierversuch konnte überzeugend nachgewiesen werden, dass die vorgeburtliche Exposition gegenüber dem Antiepileptikum Valproat bei Nachkommen von Tieren zu einer Veränderung des Verhaltens im autistischen Sinne führt. Auch eine Exposition gegenüber Alkohol oder dem Medikament Thalidomid (Contergan) wurde mit autistischen Störungsbildern in einen Zusammenhang gebracht (Schaller 2021). All dies sind Beispiele dafür, dass erworbene Ursachen bei Individuen, die per se kein erhöhtes Risiko für die Entwicklung eines Autismus aufweisen, ebenfalls zur Entwicklung eines Autismus führen können.

> Auch bei keinem besonderen genetischen Risiko können unterschiedliche erworbene Ursachen zu einem autistischen Syndrom führen (sekundärer Autismus).

6.5.3 Hirnanatomische Befunde

Es existieren zahllose Studien, die Besonderheiten der strukturellen und funktionellen Anatomie des Gehirns bei den verschiedenen Autismusformen untersuchen (Schaller 2021). Dabei sind bei manchen Patientenuntergruppen strukturelle Hirnauffälligkeiten wahrscheinlich auch von kausaler Bedeutung für den sich entwickelnden Autismus. So konnte etwa eine vielbeachtete Studie an Menschen mit der autosomal-dominanten Erkrankung tuberöse Hirnsklerose nachweisen, dass in den Fällen, in denen von dabei vorhandenen Hirnläsionen (Tubern) im Schläfenlappen des Gehirns epileptiforme Aktivität ausging, sich häufig ein Autismus entwickelte (Bolton et al. 2002).

Insgesamt sind die Unterschiede in der globalen Neuroanatomie aber vor allem dann, wenn sich die Untersuchungen auf primäre und hochfunktionale Varianten des Autismus konzentrieren, gering. In den Kinderjahren wird dabei in vielen Arbeiten von einem überschießenden globalen Hirnwachstum und vergrößerten Mandelkernen (Amygdala; eine Hirnregion, die mit der emotionalen Informationsverarbeitung in Verbindung gebracht wird) berichtet. Diese Befunde normalisieren sich dann aber mit zunehmendem Alter der Betroffenen weitgehend. In eigenen Untersuchungen an erwachsenen Menschen mit hochfunktionalem Autismus und überdurchschnittlichem IQ konnten wir keine neuroanatomischen Auffälligkeiten feststellen (Riedel et al. 2014; Tebartz van Elst et al. 2014b, 2014c).

Bei sekundären Varianten des Autismus etwa im Rahmen von epileptischen Erkrankungen oder klaren genetischen Erkrankungen wie der tuberösen Hirnsklerose finden sich dagegen oft sehr markante und klare organische Auffälligkeiten des Gehirns (Besag 2015).

Es zeigt sich also einmal mehr, dass es auch aus neurobiologischer Perspektive wichtig ist, zwischen primären, komplex/multigenetisch-familiären Varianten und sekundären, erworbenen oder mono-/oligogenetischen Varianten des Autismus zu unterscheiden.

> Klare strukturelle Hirnauffälligkeiten auf Einzelfallebene finden sich meist nur bei sekundären Varianten des Autismus. Beim primären, multigenetisch-familiären Autismus finden sich allenfalls diskrete Auffälligkeiten im Gruppenvergleich, die meist schwer zu interpretieren sind.

6.5.4 Pathogenetische Theorien

Der Begriff Pathogenese beschreibt in der Medizin nicht die Erstverursachung von Funktionsstörungen, sondern Sekundär- und Folgeursachen (▶ Kap. 3.2.3). So können verschiedene Ursachen zu einer sogenannten »gemeinsamen pathogenetischen Endstrecke« führen. Bei Bluthochdruck (arterielle Hypertonie) können z. B. verschiedene Ursachen wie eine Verengung der Nierenarterie (Nierenarterienstenose), eine Fehlfunktion der Nebenniere, hormonproduzierende Tumoren oder auch Medikamente eine Hypertonie verursachen. Die meist resultierende Engstellung der arteriellen Gefäße kann dann als gemeinsame pathogenetische Endstrecke begriffen werden, die unmittelbar mit dem Syndrom »Bluthochdruck« einhergeht. Übertragen auf das Beispiel Autismus bedeutet das analog, dass verschiedene Ursachen wie oben beschrieben (genetische und erworbene Ursachen) zu einem autistischen Syndrom führen können. Was aber ist die gemeinsame pathogenetische Endstrecke? Was erklärt angemessen, dass die typischen autistischen Symptome gemeinsam auftreten und clustern? Dazu gibt es verschiedene Theorien, die im Folgenden kurz skizziert werden sollen (Fangmeier 2021).

Die dysexekutive Hypothese

Die dysexekutive Hypothese zum Autismus stellt ein frühes und noch wenig differenziertes Modell dar. Sie geht von der Beobachtung aus, dass Menschen mit Autismus oft Schwierigkeiten haben, komplexe Verhaltenssequenzen situationsangemessen zu planen und solche Pläne dann in strukturiertes Verhalten umzusetzen. Unter dem Begriff »exekutive Funktionen« werden in diesem Modell Leistungen zusammengefasst, die nötig sind, um solche komplexen Verhaltenssteuerungen umzusetzen. Dazu gehört die Fähigkeit, situationsangemessene Verhaltensziele zu entwickeln (Was will ich erreichen?), den Zielen angepasste Verhaltensstrategien zu entwerfen (Was muss ich tun?), triebhafte Impulse zu unterdrücken, flexibel auf geänderte Rahmenbedingungen einzugehen und die genannten Verhaltensstrategien auch umzusetzen. Für all diese mentalen Leistungen ist Aufmerksamkeit eine wichtige Voraussetzung, da es sich immer um bewusste Informationsverarbeitungsschritte handelt und die Aufmerksamkeit den Fokus des Bewusstseinssystems steuert. Da das Frontalhirn von kritischer Bedeutung für all diese exekutiven mentalen Funktionen ist, kann die exekutive Hypothese zum Autismus auch als »Frontalhirnhypothese« des Autismus begriffen werden (Fuster 1997). Entsprechende exekutive Funktionen sind häufig auch bei den anderen großen Entwicklungsstörungen ADHS (▶ Kap. 7) und Tic-Störungen auffällig (▶ Kap. 8.).

Schwierigkeiten in der Planung komplexer Verhaltenssequenzen machen sich bei Menschen mit ADHS oder Autismus etwa daran bemerkbar, dass der Abschied vom Elternhaus bzw. Wechsel von der Schulzeit in das weitaus selbstständigere Dasein eines Studentenlebens oft große Probleme bereitet. Während der Schulzeit wird das tägliche Leben der meisten Schüler sehr weitgehend fremdbestimmt. In Form der Stundenpläne ist der Alltag eines Schülers in der Regel extrem gut durchorganisiert. Gleichzeitig werden die anderen alltäglichen Besorgungen oft von den Eltern organisiert, sodass die Anforderungen an die exekutive (planerische) Kompetenz trotz hoher schulischer Belastungen für viele eher gering sind. Das ändert sich dann aber dramatisch nach dem Schulabschluss und beim Verlassen des Elternhauses. Plötzlich muss der junge erwachsene Mensch alle exekutiven Aufgaben aus eigenem Antrieb heraus organisieren. Studien- oder Lernpläne müssen erstellt werden, die Freizeit neu organisiert, die Wäsche gewaschen, der Einkauf erledigt, das Essen vorbereitet werden. Dies führt bei Menschen mit exekutiven Schwächen nicht selten zu dramatischen Erfahrungen des Scheiterns, die gerade für die hochbegabten Menschen mit Autismus und ADHS, denen zuvor der Wissenserwerb an der Schule leichtfiel, ganz neu sind. Diese Erfahrungen können ihr Selbstwertgefühl erschüttern und zu sekundären depressiven Reaktionen führen, die die Situation weiter verkomplizieren.

> Die exekutive Hypothese des Autismus betont Probleme bei den planerischen Fähigkeiten und der mentalen Flexibilität von Menschen mit Autismus und weist

darauf hin, dass für viele dieser Funktionen das Frontalhirn von kritischer Bedeutung ist.

Die Theory-of-Mind-Hypothese

Der Begriff »Theory-of-Mind« beschreibt die Fähigkeit von Menschen, den intentionalen Zustand anderer Menschen oder Tiere, also deren Wahrnehmungen, Gefühle, Absichten und Handlungspläne, intuitiv zu verstehen (für eine detaillierte Beschreibung Fangmeier 2021). Nach der Theory-of-Mind-Hypothese des Autismus stellt die eingeschränkte Fähigkeit zum Mentalisieren bzw. zur kognitiven Empathie ein Grundproblem des Autismus dar. Die Hypothese ist primär eine psychologische Hypothese, d. h. es ist zunächst einmal nachrangig, wo genau im Hirn und wie diese Fähigkeit zum Mentalisieren repräsentiert und organisiert ist. Vielmehr soll betont werden, dass diese Beeinträchtigung autistischer Menschen von fundamentaler Bedeutung für alle anderen psychischen Probleme ist, die sich sekundär aus der defizitären Theory-of-Mind-Fähigkeit entwickeln.

Die Hypothese der gestörten Theory-of-Mind geht davon aus, dass die Schwierigkeit, das Denken und Wollen anderer Lebewesen intuitiv zu erfassen, das fundamentale Problem des Autismus ist, von dem sich die anderen Symptome ableiten.

Die Hypothese der gestörten zentralen Kohärenz

Die Hypothese der gestörten zentralen Kohärenz ist die jüngste und in meinen Augen umfassendste der psychologischen Theorien zum Autismus. Sie geht unter anderem auf Uta Frith zurück und stellt ein nicht notwendig defizitorientiertes Modell des autistischen Geistes dar (Frith 1989; Happe 1999; Happe und Frith 2006). Vielmehr wird davon ausgegangen, dass es verschiedene Wahrnehmungs- und Denkstile bzw. Stile der neuronalen Informationsverarbeitung gibt, die sich im gewissen Sinne polar entgegenstehen. Auf der einen Seite ist ein holistisch integrativer Denkstil zu erkennen. Er ist dadurch gekennzeichnet, dass die Wahrnehmung und Informationsverarbeitung ganz auf das Große und Ganze, auf Sinnzusammenhänge und auf die Integration verschiedener Informationsquellen zu einem kohärenten Gesamtkonzept ausgerichtet ist. Demgegenüber ist auf der anderen Seite ein Wahrnehmungs- und Denkstil gegeben, mehr auf die Einzelheiten, die Details und den Informationsgehalt der einzelnen Informationsquellen auch unabhängig von anderen Kanälen fokussiert ist. Die Betonung der partikulären Informationsverarbeitung wird bei diesem Stil auf Kosten der Kohärenz des Großen und Ganzen angepasst. Dieser weniger zentral-kohärente Wahrnehmungs- und Denkstil kann in diesem Modell als autistischer Denkstil identifiziert werden.

Als Schwäche oder Nachteil des weniger zentral kohärenten, autistischen Stils der Informationsverarbeitung kann dabei eine vergleichsweise verminderte Orientierung auf pragmatisch wichtige Sinnzusammenhänge benannt werden. Dagegen stellt es einen Vorteil dar, dass die Informationsverarbeitung in Details nicht im Hinblick auf globale Sinnzusammenhänge »geglättet« wird. Mentale Partikularleistungen wie etwa Gedächtnisleistungen oder das Erkennen von Fehlern funktionieren oft deutlich besser als bei Menschen mit zentral kohärenterem Denkstil. Das Denken ist eher auf Sachthemen und faktische Inhalte und weniger auf Beziehungsthemen und kontextuelle Phänomene ausgerichtet (▶ Tab. 6.3). Ein Nachteil kann es dagegen sein, dass die mentale Flexibilität gerade wegen dieser verminderten Pragmatik deutlich eingeschränkt ist und betroffene Menschen sich schwertun, ihr Wahrnehmen und Denken flexibel an sich ändernde Rahmenbedingungen anzupassen. Die Standpunkte auch bei Zeitgeistthemen sind auf der einen Seite objektiver, nüchterner, weniger dem kontextorientierten Mainstream angepasst und damit widerständiger und weniger anfällig für totalitäre Wellen und Hypes. Auf der anderen Seite können diese Vorzüge auch ihren Gegenpart finden in einer mentalen Inflexibilität, Rigidität und dem Ausblenden pragmatisch relevanter Aspekte, die für nicht-autistische, aber auch für andere autistisch strukturierte Menschen mit anderen Interessen sehr anstrengend sein können.

> Das Erklärungsmodell der verminderten zentralen Kohärenz besagt, dass der autistische Wahrnehmungs- und Denkstil dadurch gekennzeichnet ist, dass er eher auf Details und objektive Reizmuster als auf das Große und Ganze gerichtet ist. Kontextuelle (pragmatische) Rahmenbedingungen werden im Wahrnehmen und Denken eher weniger berücksichtigt.

6.6 Die Organisation der Netzwerkkonnektivität als Korrelat des autistischen Syndroms

Das Modell der schwachen zentralen Kohärenz ist zunächst einmal ein psychologisches Erklärungsmodell des autistischen Eigenschaftsclusters. Die Stärke dieses Modells besteht darin, dass es nicht nur die Schwächen des autistischen Eigenschaftsclusters erklären kann, sondern auch die Sonderbegabungen und ungewöhnlichen Leistungen, zu denen autistisch strukturierte Menschen oft in der Lage sind.

In diesem Kapitel soll nun ein neurobiologisches Modell zum Autismus vorgestellt werden, das es erlaubt, auch aus neurobiologischer Perspektive Autismus sowohl als Normvariante als auch im Sinne einer neuropsychiatrischen Krankheit zu verstehen. Zuvor sei zur Illustration eine weitere Kasuistik geschildert.

6.6 Die Organisation der Netzwerkkonnektivität als Korrelat des autistischen Syndroms

Kasuistik 12

Herr W. ist bei seiner Vorstellung ein 22-jähriger junger Mann, der bei seinen Eltern wohnt und in einer Werkstatt für behinderte Menschen arbeitet. Die ebenso robusten wie fürsorglichen und sehr differenzierten Eltern berichten, Herr W. sei der dritte von vier Jungen, der nach einer unauffälligen Schwangerschaft und einer unkomplizierten Geburt zur Welt kam. Die frühe Entwicklung sei komplett unauffällig gewesen. Er habe zeitgerecht laufen und sprechen gelernt, sei ein aufgeweckter und kommunikativer Junge gewesen, sei im Kindergarten gut zurechtgekommen und habe viele Freunde gehabt. Probleme in Gruppen oder mit der Kommunikation seien ebenso wenig vorhanden gewesen wie Routinen, Sonderinteressen, Stereotypien oder Wutattacken. Im zweiten Kindergartenjahr sei es dann aber zu einem fieberhaften Infekt und in zeitlichem Zusammenhang damit zu einer Serie epileptischer Anfälle gekommen. Bei den folgenden neurologischen Untersuchungen konnte keine Ursache für die Epilepsie festgestellt werden. Die Familienanamnese war sowohl für Epilepsien als auch für autistische Erkrankungen oder andere neuropsychiatrische Störungsbilder komplett unauffällig. Vor diesem Hintergrund wurde die Diagnose einer kryptogenen Epilepsie (Epilepsie ohne erkennbare Ursache) gestellt. Herr W. wurde auf ein Antiepileptikum eingestellt. Die Anfälle reduzierten sich rasch auf einen bis zwei pro Monat. Etwa ein halbes Jahr nach diesen Ereignissen sei ihr Sohn anfallsfrei gewesen. Im Kontext dieser Epilepsie habe sich dann aber eine klassische autistische Symptomatik entwickelt. Die Sprache habe sich eigenartig verändert und auch die Sprachmelodie sei ihnen nach einiger Zeit als seltsam aufgefallen. Ihr Sohn habe sich verändert, habe zu den anderen Kindern keinen Kontakt mehr aufbauen können und sich mehr und mehr in seine eigene Welt zurückgezogen. Er sei schon noch ein überwiegend fröhlicher Junge gewesen. Aber er habe sich fast nur noch mit seinen Legosteinen beschäftigt. Er habe ausgeprägte Verhaltensroutinen und Stereotypien entwickelt, immer in einem streng ritualisierten Ablauf ins Bett gebracht werden müssen und auch in seiner kognitiven Entwicklung mit den anderen Kindern nicht mehr mithalten können. Schließlich sei er auf eine Förderschule gekommen und habe später die Werkstatt für Behinderte besucht. Seit Beginn der Anfallserkrankung habe er darüber hinaus eine ausgesprochene Spezialbegabung entwickelt: Er könne zu jedem Datum, das man ihm sage, den Wochentag, das Wetter dieses Tages und die Mahlzeiten benennen. Er habe wirklich ein bewundernswertes fotografisches Gedächtnis.

Die Geschichte von Herrn W. ist recht typisch für sogenannte Savant-Syndrome (von französisch: savant = der Gelehrte). Der Begriff Savant-Syndrom beschreibt eine außergewöhnliche Inselbegabung von Menschen. Unterschieden werden angeborene (primäre) Varianten, bei denen keine erkennbaren Ursachen für die außergewöhnlichen Begabungen der Betroffenen vorhanden sind. Hier wird oft eine Verwandtschaft mit dem primären Autismus diskutiert. Ferner gibt es die häufigeren sekundären Formen, wie bei Herrn W., bei denen sich die Inselbegabung im Zusammenhang einer Hirnverletzung meist des linken Temporallappens entwickelt

(Besag 2015). Auch diese Formen sind, wie bei Herrn W., oft mit der Entwicklung von autistischen Syndromen vergesellschaftet. Beispiele solcher Inselbegabungen sind die Fähigkeiten, etwa eine Buchseite in acht Sekunden zu lesen und den Inhalt zu 99% korrekt wiederzugeben, die Zahl Pi bis über 22.000 Stellen hinter dem Komma korrekt zu produzieren oder eben Kalenderkalkulationen und ungewöhnliche Gedächtnisleistungen zu vollbringen wie Herr W. (Hughes 2010).

Wie bei autistischen Menschen liegt der Fokus der Informationsverarbeitung regelhaft auf Details, Mustern und partikulären Aspekten im großen Angebot alltäglicher Sinnesreize (Mottron et al. 2009). Vor allem im Falle der hirnverletzten Savants wird angenommen, dass die verletzungsbedingte Aufhebung der Dominanz der linken (begrifflich-sprachlichen) Hirnhemisphäre, insbesondere des linken Temporallappens, eine entscheidende Rolle bei der Ausbildung dieser Inselbegabungen spielen könnte. Denn dadurch, dass die Kontrolle der linken Hemisphäre über die anderen Hirnareale aufgehoben oder zumindest verringert wird, können die nun autonomeren Hirnareale ganz eigene Leistungen – eben die Inselbegabungen – entwickeln. Metaphorisch gesprochen erhalten die verschiedenen Hirnareale in Form der geringeren holistischen Dominanz mehr »Freiheit«, eigene, neue und manchmal eben auch recht eigenweltlich-idiosynkratische Leistungen zu entfalten (Hughes 2010).

> **Kasten 5: Das Konzept der paraepileptischen Pathomechanismen**
>
> Das Konzept der paraepileptischen Pathomechanismen besagt, dass sich im Zusammenhang mit neuronaler Netzwerkinstabilität, die ihren Ausdruck findet in EEG-Auffälligkeiten, verschiedene Folgeprobleme entwickeln können. Diese können auf unterschiedliche Art und Weise zu episodischen oder dauerhaften psychischen Auffälligkeiten führen. Das Konzept der paraepileptischen Pathomechanismen wurde an anderer Stelle ausführlich beschrieben (Tebartz van Elst und Perlov 2013) und soll hier nur kurz skizzierend vorgestellt werden.
>
> Die weitgehend akzeptierte Grundannahme dieses Konzeptes ist es, dass im Gehirn, um die Funktionsfähigkeit des Organs zu erhalten, Mechanismen vorhanden sein müssen, die dafür sorgen, dass die verschiedenen neuronalen Netzwerke global immer in einem mittleren Erregungsniveau gehalten werden. Dieser Prozess, der auch mit dem Begriff der neurophysiologischen Homöostase beschrieben wird, ist Grundvoraussetzung für das Funktionieren von neuronalen Netzwerken.
>
> Wird ein solches mittleres Erregungsniveau Richtung Übererregung verlassen, so resultiert ein Funktionsverlust der betroffenen neuronalen Netze in Form von epileptischen Anfällen. Wird das Erregungsniveau Richtung Unteraktivierung bzw. Hemmung verlassen, so kann ein Funktionsverlust entstehen in Form einer zu starken Hemmung (lokale Netzwerküberinhibition, »local area network inhibition«: vgl. LANI-Hypothese; Tebartz van Elst et al. 2011a).
>
> Beispiele für Funktionsstörungen, die wahrscheinlich mit einer solchen lokalen Untererregung oder Überinhibition des Gehirns in Zusammenhang stehen, sind die Migräneaura oder die sogenannte Todd'sche Parese. Bei Todd'schen

6.6 Die Organisation der Netzwerkkonnektivität als Korrelat des autistischen Syndroms

Paresen kommt es nach schweren epileptischen Anfällen z. B. zu vorübergehenden Halbseitenlähmungen oder Sprachstörungen (Aphasien), weil die betroffenen Hirnareale nach dem Anfallsereignis überinhibiert sind. Aber auch viele andere psychische Phänomene wie Anspannungszustände, Gedächtnis- oder Aufmerksamkeitsstörungen oder auch halluzinatorische Syndrome können evtl. durch solche lokalen Überinhibitionen in Einzelfällen erklärt werden (Tebartz van Elst und Perlov 2013). Denn ebenso wie die Übererregung von neuronalen Netzen bei den bekannten epileptischen Anfällen nicht zu spezifischen Symptomen führt, ist dies auch beim Mechanismus der Netzwerküberinhibition der Fall. Vielmehr hängt die Art der resultierenden Symptome vom Ort und der Funktion des betroffenen Netzwerkes ab. So führen Überinhibitionen im Sehhirn zu visuellen Symptomen, in gedächtnisrelevanten Hirnbereichen resultieren Gedächtnisstörungen und im Frontalhirn resultieren Aufmerksamkeitsstörungen usw. Das LANI-Modell kann erklären, wieso es im Zusammenhang mit einer Instabilität von neuronalen Netzwerken, die ihren Ausdruck in EEG-Auffälligkeiten findet, zu *episodischen psychischen Symptomen* kommen kann, ohne dass eine Epilepsie diagnostiziert werden kann bzw. muss (Tebartz van Elst et al. 2011a).

Wenn sich nun in bestimmten Fällen wie bei Herrn W. Instabilitäten in Form von Übererregungen (epileptiforme Erregungsmuster) an Orten des Gehirns entwickeln, die dazu führen, dass sich diese nachteiligen Entladungsmuster wegen der strukturellen Konnektivität des auffälligen Areals rasch über das gesamte Gehirn ausbreiten, so müssen gemäß der obenstehenden Grundannahme Mechanismen vorhanden sein, die dies verhindern. Andernfalls würde in Form generalisierter Anfälle ein völliger Funktionsverlust des Gehirns drohen. Ein solcher Mechanismus könnte darin bestehen, dass die verschiedenen Gehirnareale voneinander entkoppelt werden. Die strukturelle oder funktionelle Verbindungsdichte würde in einem solchen Prozess heruntergefahren, um eine Ausbreitung der pathologischen Erregungsmuster zu verhindern (▶ Abb. 6.2; vgl. Tebartz van Elst und Perlov 2013, S. 144 ff.).

▶ Abb. 6.2 verdeutlicht das Gemeinte grafisch. Konkretisiert am Fall von Herrn W. veranschaulicht sie in Tafel A die Situation vor den Anfällen. Die entfernt liegenden Hirnareale sind durch ein dichtes Netz von Nervenfasern miteinander verbunden. Diese hohe Verbindungsdichte der verschiedenen lokalen Netzwerke untereinander bedeutet aber auch, dass die resultierende Informationsverarbeitung des Gesamthirns stärker vereinheitlicht und harmonisiert wird. Die neurobiologische Informationsverarbeitung ist also holistischer. Dominante Hirnregionen können mit ihren Informationsverarbeitungsmustern andere, auch entfernte Regionen leichter beeinflussen. Insbesondere der globalen, bewussten Informationsverarbeitung können diese »dominanten« Hirnareale so »ihren Stempel aufdrücken«. Dies ist die klassische Situation einer holistischen Informationsverarbeitung, in der das Große und Ganze dominiert (▶ Tab. 6.3).

In diese Situation der klassischen psychobiologischen Entwicklung hinein fallen dann bei Herrn W. die epileptischen Anfälle. Sie sind möglicherweise Folge diskret entzündlicher Prozesse im Gehirn im Zusammenhang mit dem fieberhaften Infekt. Infolge des hypothetischen Infekts entwickeln sich dann epileptische Anfälle, die den Mechanismus der paraepileptischen Netzwerkentkopplung aktivieren (▶ Kasten 5). Ein solches Modell könnte die Entwicklungsgeschichte der Symptome bei Herrn W. gut erklären. Die Anfälle an sich müssten in einer solchen Konstellation gar nicht unbedingt das zentrale Problem darstellen. Aber die Tatsache, dass sie sich an Orten entwickeln, die zu einer raschen Ausbreitung über weite Teile des Gehirns führen (Propagation), aktiviert einen Schutzmechanismus des Gehirns, der dazu führt, dass die verschiedenen entfernt liegenden Hirnareale voneinander entkoppelt werden. Das führt nun aber dazu, dass die einzelnen Hirnregionen nicht mehr unter einer so dominanten Kontrolle des Gesamthirns und möglicherweise insbesondere des linken Temporallappens stehen. Wegen dieser fehlenden »holistischen Kontrolle« können nun einzelne Hirnareale autonomere oder aber autistischere Funktionen übernehmen. Dies wäre eine plausible Erklärung, wieso sich parallel zu einem autistischen Syndrom bei Herrn W. die Gedächtnis-Inselbegabung entwickelte.

Kasuistik 12 und das Erklärungsmodell der paraepileptischen Netzwerkentkopplung (dissoziative Netzwerkstörung) stellen ein Beispiel eines klassischen, sekundären autistischen Syndroms dar. Wie sieht es nun aber mit primären autistischen Varianten aus, wie sie in ▶ Kap. 6.2.7 vorgestellt wurden? Stellt das Modell der dissoziativen Netzwerkstörung auch für diese Gruppe autistischer Seinsweisen eine plausible Erklärung dar?

6.6.1 Holistisches versus autistisches Konnektivitätsmuster

Dies ist in der Tat so. Denn die Art und Weise der globalen Netzwerkstrukturierung kann auch unabhängig vom Phänomen der Netzwerkinstabilität bei Menschen gedacht werden, die keine Veranlagung für Netzwerkinstabilität, Epilepsien oder paraepileptische Pathomechanismen haben. ▶ Abb. 6.3 illustriert das Konnektivitätsmodell des Autismus, welches auch völlig unabhängig von spezifischen Krankheitsfaktoren als dimensionales Modell in Analogie zum Phänomen der Körpergröße gedacht werden kann (dazu auch: Tebartz van Elst et al. 2016).

Entfernt liegende Hirnareale sind im Regelfall über die weiße Substanz nicht entweder miteinander verbunden oder nicht, sondern sie sind mehr oder weniger intensiv miteinander verbunden. Die körperliche Eigenschaft »Verbindungsdichte zwischen entfernt liegenden Hirnarealen« kann also ähnlich wie die körperliche Eigenschaft »Körpergröße« als dimensionale Größe gedacht werden.

Diesem Modell folgend stünden Menschen mit primärem familiärem Autismus auf der einen Seite des Extrems eines charakteristischen globalen Konnektivitätsmusters des Gehirns, bei dem entfernt liegende Hirnareale vergleichsweise wenig dicht miteinander funktionell oder strukturell verknüpft wären. Die damit verbundene geringe »holistische Kontrolle« durch das Gesamtgehirn und die resultierende höhere Autonomie der lokalen Hirnareale könnte die Sonderbegabungen erklären, die auch Menschen mit primärem Autismus überdurchschnittlich häufig aufweisen.

6.6 Die Organisation der Netzwerkkonnektivität als Korrelat des autistischen Syndroms

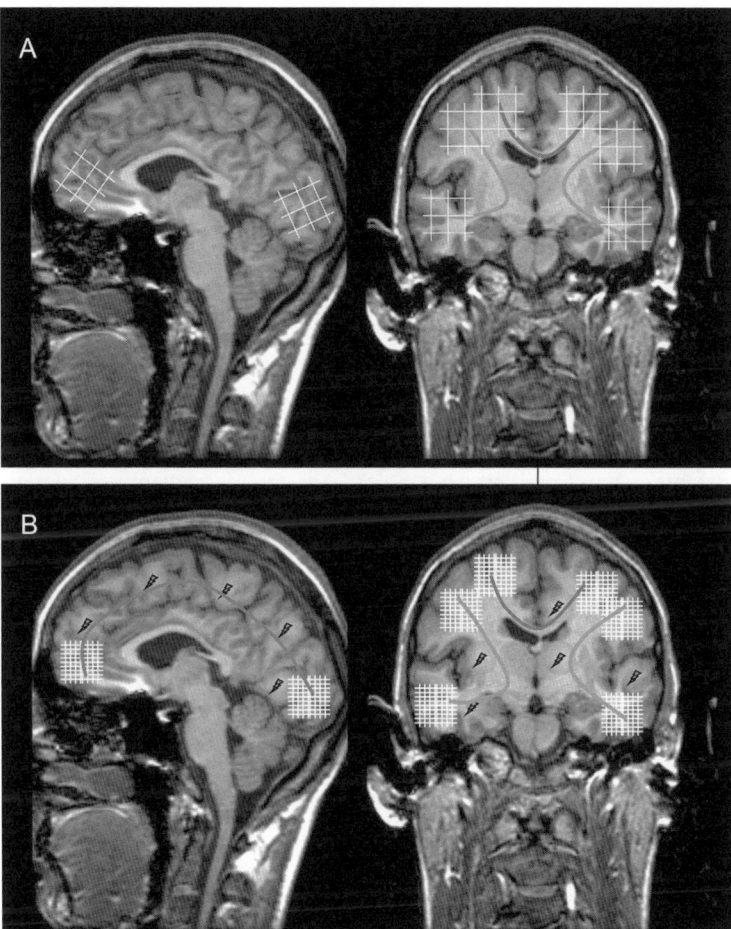

Abb. 6.2: Illustration der Hypothese der spezifisch alterierten Netzwerkkonnektivität beim Autismus. Das holistische Konnektivitätsmuster (Tafel A) ist durch eine dichte Verknüpfung entfernter Hirnareale gekennzeichnet. So wird die »lokale partikuläre Informationsverarbeitung« durch globale Informationsverarbeitungsprozesse dominiert. Das autistische Konnektivitätsmuster (Tafel B) ist durch eine weniger dichte globale Konnektivität charakterisiert. So wird die holistische Dominanz vermindert und lokale Hirnareale haben mehr »Freiheit«, eigene mentale Leistungen zu generieren (Tebartz van Elst und Perlov 2013, S. 148; vgl. auch Tebartz van Elst et al. 2011a, 2011b).

Auf der anderen Seite des Extrems stünde ein holistisches Konnektivitätsmuster, welches durch eine hohe funktionelle und damit wahrscheinlich auch strukturelle Konnektivität des Gesamtgehirns charakterisiert wäre. Hier wären die Informationsverarbeitungsprozesse derart strukturiert, dass die Verarbeitungsergebnisse der

6 Was ist Autismus?

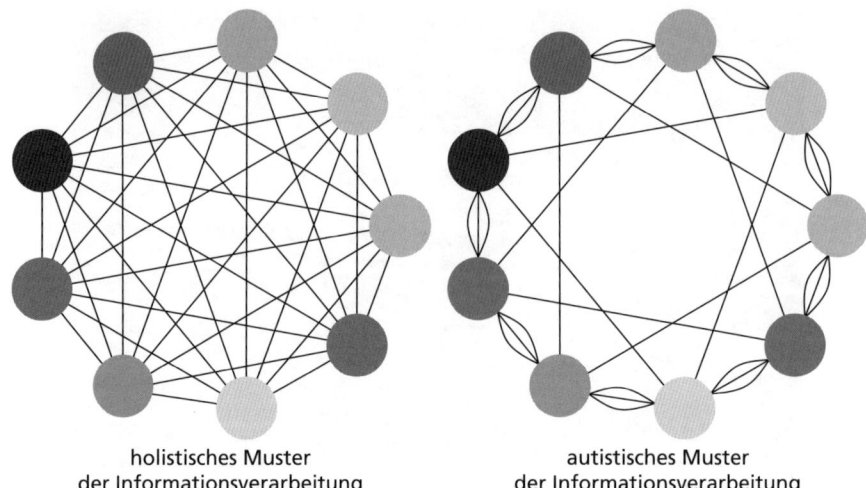

holistisches Muster
der Informationsverarbeitung

autistisches Muster
der Informationsverarbeitung

Abb. 6.3: Illustration des holistischen Pols der Netzwerkorganisation (separate neuronale Netzwerke sind untereinander dicht verknüpft und haben dadurch wenig eigenen funktionalen Spielraum) im Gegensatz zur autistischen Netzwerkstruktur (separate Netzwerke sind nur licht verknüpft und haben daher mehr Spielraum neue Funktionalitäten zu entwickeln). Die korrespondierenden mentalen Stärke-Schwäche-Cluster sind in ▶ Tab. 6.3 aufgelistet (modifiziert nach: Tebartz van Elst et al. 2016)

lokalen Netzwerke rasch und effizient in das System der globalen bewussten Informationsverarbeitung eingebunden würden (Tebartz van Elst et al. 2016).³

Der holistische Informationsverarbeitungsstil müsste vorteilhaft für all diejenigen mentalen Leistungen sein, die auf Integration von Informationsverarbeitungsprozessen entfernter und separater neuronaler Teilnetzwerke beruhen. Der autistische Informationsverarbeitungsstil müsste dagegen vorteilhaft für all jene psychischen Leistungen sein, denen eine zu große holistische Kontrolle abträglich ist (vgl. auch die in ▶ Tab. 6.3 analysierten Leistungsprofile).

6.6.2 Strukturelle Konnektivität als Erklärungsmetapher

In diesem Kapitel wurde deshalb so ausführlich auf das neurobiologische Erklärungsmodell des »holistischen« und »autistischen« Konnektivitätsmusters eingegangen, weil es als gemeinsame »pathogenetische Endstrecke« autistische Seinsweisen unterschiedlicher Genese erklären kann. Denn sowohl sekundäre autistische Syndrome wie bei Herrn W. in Kasuistik 12 als auch primäre familiäre autistische

---

3 Bewusste Informationsverarbeitung wird theoretisch oft mit einem »global neuronal workspace« (GNW) in Verbindung gebracht. Die hier vertretene Hypothese der holistischen versus autistischen Konnektivitätsstruktur von menschlichen Hirnen würde implizieren, dass die bewussten und vorbewussten Informationsverarbeitungsprozesse von entsprechend strukturierten Menschen sich in empirisch überprüfbarer Art und Weise voneinander unterscheiden. Aus klinischer Perspektive ist dies in der Tat der Fall (Dehaene et al. 2006).

6.6 Die Organisation der Netzwerkkonnektivität als Korrelat des autistischen Syndroms

Syndrome können als psychisches Korrelat einer entsprechenden Organisation des Gehirns verstanden werden. In der primären Variante wären es dann keine paraepileptischen Ursachen, die zu einer entsprechenden Umorganisation des Gehirns geführt hätten. Vielmehr hätte eine Vielzahl von Genen in Analogie zum familiär veranlagten Groß- oder Klein-Sein dazu geführt, dass sich die Konnektivität des Gehirns mehr oder weniger ausgeprägt im Sinne des holistischen oder autistischen Musters entwickelt hätte. Ich betrachte es als ausgesprochene Stärke dieses Erklärungsansatzes, dass er das Phänomen Autismus sowohl in der Dimension der primären Normvariante als auch im Sinne einer klassischen sekundär verursachten genetischen oder erworbenen neuropsychiatrischen Krankheit erklären kann.

Abschließend sei an dieser Stelle aus wissenschaftlicher Perspektive aber noch einmal darauf hingewiesen, dass es sich insbesondere bei der Konkretisierung des Modells in ▶ Abb. 6.2 und ▶ Abb. 6.3 weitgehend um eine Erklärungsmetapher handelt. Zwar sprechen zahlreiche empirische Untersuchungen auch aus unserer eigenen Forschergruppe dafür, dass die weiße Substanz des Gehirns, die die Nervenfasern und damit die Verbindungen zwischen den verschiedenen lokalen neuronalen Netzwerken repräsentiert, zahlreiche Auffälligkeiten bei allen Formen des Autismus aufweist. Aber sowohl die strukturelle als auch die funktionelle »Konnektivität« des Gehirns wird sicher nicht nur durch die Faserverbindungen repräsentiert, sondern auch durch eigene neuronale Netzwerke, deren Aufgabe es ist, die Informationen verschiedener lokaler Netzwerke zu synthetisieren und zusammenzuführen.[4] An dieser Stelle soll hier aber nicht weiter ins Detail gegangen werden, weil das den Rahmen dieses Buches sprengen würde.

> Ein holistisches und ein autistisches »Konnektivitätsmuster« als polar entgegengesetzte Extreme einer dimensional organisierten Eigenschaft des Gehirns könnte aus neurobiologischer Perspektive erklären, wieso autistische Eigenschaften im graduellen Sinne in allen Abstufungen von durchschnittlich bis hin zu extrem ausgeprägt beobachtbar sind, sowohl im Sinne einer Normvariante als auch einer neuropsychiatrischen Krankheit.

---

4 Von besonderem Interesse ist hier aus neurobiologischer Perspektive sicher z.B. der Gyrus cinguli und die dort zahlreich vorkommenden sogenannten Von-Economo-Neurone, die besonders lange Axone aufweisen und damit Informationen aus weiten Teilen des Gehirns zusammenführen können (Butti et al. 2013).

6.7 Die Wirklichkeit ist komplex: Autismus als Normvariante, Persönlichkeitsstörung und neuropsychiatrische Krankheit

Auf der Grundlage des in den bisherigen Kapiteln entwickelten Gedankengangs kann nun gefolgert werden, dass das Phänomen Autismus vor dem Hintergrund eines multikategorialen Normalitätskonzepts sowohl als Normvariante als auch als Persönlichkeitsstörung als auch als neuropsychiatrische Krankheit begriffen werden kann. ▶ Tab. 6.5 illustriert die klassifikatorischen Möglichkeiten bei der Unterscheidung eines autistischen Syndroms oder Eigenschaftsclusters je nach Schweregrad und abhängig davon, ob es als primär oder sekundär begriffen werden muss. Der Einteilung liegt das in ▶ Kap. 2 entwickelte Verständnis von Normalität und das in den Kapiteln 3–5 vorgestellte Krankheits- bzw. Störungsverständnis zugrunde.

Tab. 6.5: Autismus als Normvariante, Persönlichkeitsstörung und neuropsychiatrische Krankheit

Psychobiologisches Eigenschaftscluster/Syndrom (Autismus, ADHS etc.)	Primäres Syndrom	Sekundäres Syndrom
Leichte Ausprägung	Normvariante	Krankheit ohne Krankheitswert
Mittlere Ausprägung	Normvariante/Störung	Krankheit
Schwere Ausprägung	Störung	Krankheit

Demnach kann für den *Bereich des primären Autismus* bzw. der autistisch strukturierten Persönlichkeiten festgehalten werden, dass jeder Mensch irgendwo auf der Achse zwischen holistischer und autistischer psychobiologischer Informationsverarbeitungsstruktur angesiedelt ist. Es ist also jeder Mensch mehr oder weniger autistisch, so wie jeder Mensch mehr oder weniger groß ist. So wie die Auffälligkeit des Groß- oder Klein-Seins eines Menschen auch davon abhängt, ob er Holländer oder Peruaner, Serbe oder Chinese ist, so hängt die Auffälligkeit autistischer Eigenschaftscluster sicher auch davon ab, ob ein Mensch Amerikaner oder Koreaner ist.

Wie bei der Körpergröße spielen nach aktuellem Wissensstand zahlreiche, wahrscheinlich über 100 unterschiedliche Gene eine sehr wichtige Rolle in der Werdensgeschichte dieses mehr oder weniger stark ausgeprägten holistischen oder autistischen Eigenschaftsclusters, welches Ausdruck eines mehr oder weniger stark ausgeprägten holistischen oder autistischen Konnektivitätsmusters des Gehirns sein könnte. Und wiederum ganz analog zur Eigenschaft Körpergröße spielen auch Umweltfaktoren eine wichtige Rolle in der Werdens- bzw. Entwicklungsgeschichte des resultierenden Eigenschaftsclusters. In diesem Bereich der psychobiologischen Wirklichkeit kann nun aber eine erkennbare holistische oder eben autistische Persönlichkeitsstruktur an sich genauso wenig als Krankheit oder Störung begriffen

6.7 Autismus als Normvariante, Persönlichkeitsstörung und neuropsychiatrische Krankheit

werden wie eine Körpergröße von 1,65 m oder 1,90 m für einen Mann in Deutschland. Und wiederum analog zum Beispiel der Körpergröße muss bei der Bewertung dessen, was relational als groß oder klein bzw. autistisch oder holistisch begriffen werden soll, der multikategoriale Referenzraum mitbedacht werden.

Für den Bereich des primären Autismus kann vor dem Hintergrund eines solchen multikategorialen Normalitätsverständnisses festgehalten werden, dass es sich um eine Variante der psychobiologischen Normalität handelt, zumindest dann, wenn die Ausprägung nur leicht ist. Wie ist der Sachverhalt nun aber zu bewerten, wenn das autistische psychobiologische Eigenschaftscluster stärker ausgeprägt ist, mittelgradig oder schwer? Hier kommt man nach dem in ▶ Kap. 5 entwickelten Verständnis in den Bereich der Persönlichkeitsstörungen. Wichtig ist dabei, dass man – Kurt Schneider folgend – es vermeiden sollte, die Persönlichkeitsstörung qualitativ auf der Grundlage einer sozialen Wertenorm zu definieren.

Nach den Prinzipien der Definition von Persönlichkeitsstörungen gemäß ICD und DSM könnte aber nur für die Untergruppen der jeweils 2% Menschen am autistischen und holistischen Pol eine Persönlichkeitsstörung diagnostiziert werden, bei denen das überdauernde Muster an erkennbaren zeitstabilen psychobiologischen Eigenschaften zu klinisch signifikantem Stress oder Beeinträchtigungen in sozialen, arbeitsweltlichen oder anderen wichtigen Bereichen des Funktionierens führt (▶ Kap. 5.2 und ▶ Tab. 5.2). Die Wahrscheinlichkeit, dass zeitstabile und starre Persönlichkeitseigenschaften zu zwischenmenschlichen Konflikten und damit verbunden zu negativen psychosozialen Konsequenzen führt, ist sicher abhängig vom Schweregrad dieser Eigenschaften. Insofern ist mit Wahrscheinlichkeit ein Übergangsbereich zu erkennen, was den Schweregrad des autistischen oder auch holistischen Eigenschaftsclusters anbelangt. Mittelschwere Ausprägungen können gelegentlich bei guten Kompensationsmöglichkeiten und tolerantem Umfeld noch im Sinne einer Normvariante verstanden werden, bei starrem und intolerantem Umfeld erfüllen sie nicht selten die qualitativen Kriterien einer Persönlichkeitsstörung gemäß ICD oder DSM. Schwere Ausprägungen des autistischen psychobiologischen Eigenschaftsclusters erfüllen entsprechende Kriterien mit großer Wahrscheinlichkeit häufig. Insgesamt ist aber festzuhalten, dass es in diesem Bereich des primären familiären Autismus wie bei allen anderen psychobiologischen Eigenschaftsclustern im Sinne von Persönlichkeitsstrukturen einen dimensionalen Übergangsbereich gibt, der zwischen den Polen einer psychobiologischen Normalität und einer Persönlichkeitsstörung aufgespannt ist.

Wie sieht es nun für den *Bereich des sekundären Autismus* aus, der dadurch gekennzeichnet ist, dass es erkennbare bzw. noch unerkannte, aber sehr wahrscheinliche mono- oder oligogenetische bzw. erworbene Ursachen für das autistische Syndrom gibt? Wie in ▶ Tab. 6.5 illustriert, stellt hier der Bereich der schweren syndromalen Ausprägungen das klassische Modell einer neuropsychiatrischen Krankheit im engeren Sinne des Krankheitsbegriffs dar (▶ Kap. 3.3; Beispiel Rett-Syndrom). Bei mittelgradigen oder leichten Ausprägungen eines sekundären Autismus ist dennoch theoretisch eine Krankheit zu diagnostizieren. Sie kann aber ohne Krankheitswert auftreten. Auch diese Konstellation ist in der Medizin nicht ungewöhnlich. Ein Beispiel wäre die Stoffwechselkrankheit Morbus Meulengracht. Bei dieser gar nicht so seltenen genetisch bedingten Erkrankung (Häufigkeit über

5%) kommt es zu Störungen beim Abbau des Hämoglobins, was zu erhöhten indirekten, wasserunlöslichen Bilirubinwerten im Körper der Betroffenen und damit verbunden zu einer gelblichen Hautfärbung kommt. Abgesehen von dieser Auffälligkeit hat die Erkrankung keine relevante medizinische Bedeutung. Ganz im Gegenteil beinhaltet sie möglicherweise sogar Vorteile im Hinblick auf das Risiko, Lungenentzündungen zu entwickeln, was die hohe Häufigkeit dieser »Krankheit ohne Krankheitswert« aus dem Bereich der inneren Medizin aus evolutionärer Perspektive erklären kann (Horsfall et al. 2011).

Zusammenfassend kann also festgehalten werden, dass die Wirklichkeit komplex ist. Doch das menschliche Bedürfnis nach klaren Unterscheidungen scheint groß zu sein. So nehmen viele Menschen implizit an, die Grenze zwischen Gesundheit und Krankheit sei klar benennbar. Nicht nur für den Bereich der Psychiatrie und Psychosomatik ist dies oft nicht der Fall. Oft führt eine fallbezogene Betrachtungsweise von Entwicklungs- (Autismus, ADHS, Tics) oder Persönlichkeitsstörungen dazu, dass bezogen auf den Einzelfall das Störungs- bzw. Krankheitskonzept sehr überzeugend entwickelt und vorgestellt werden kann. Werden derart entwickelte Konstrukte dann aber auf alle ähnlichen anderen Konstellationen der Lebenswelt verallgemeinert, so resultieren Fehlschlüsse und unangemessene Deutungen. Diese führen nicht selten dazu, dass Menschen ausgegrenzt und stigmatisiert werden oder – noch schlimmer – sich aufgrund entsprechend verinnerlichter Überzeugungen selbst stigmatisieren und damit ausgrenzen.

Erst eine strenge und umfassende wissenschaftstheoretische Analyse kommt zu dem Schluss, dass das Phänomen Autismus im Einzelfall sowohl als Normvariante als auch im Sinne einer Persönlichkeitsstörung und auch als klassische neuropsychiatrische Krankheit auftreten kann.

7 Was ist eine Aufmerksamkeitsdefizit-Hyperaktivitätsstörung (ADHS)?

In diesem Kapitel soll nun die zweite große Entwicklungsstörung, die Aufmerksamkeitsdefizit-Hyperaktivitätsstörung oder kurz ADHS thematisiert werden. Die ADHS wird in der Öffentlichkeit und in den Medien intensiv diskutiert. Sie wird von vielen als Modediagnose dargestellt und erlebt, weil die Häufigkeit der Diagnosestellung in den letzten Jahrzehnten nicht nur in den USA dramatisch angestiegen ist. Umstritten ist dabei vor allem auch der Umgang mit den medikamentösen Behandlungsoptionen, insbesondere der Behandlung mit Methylphenidat oder Amphetaminen.

Die Detailfragen zur ADHS sollen hier deutlich kürzer und knapper als die zum Thema Autismus abgehandelt werden. Ein Grund dafür ist, dass das ADHS-Thema in Deutschland auch in der Erwachsenenpsychiatrie und -psychotherapie schon deutlich länger bearbeitet wird und dementsprechend viel Literatur zur Verfügung steht (Philipsen et al. 2008). Der Hauptgrund ist aber der, dass es das Kernziel dieses Buches ist, klarzumachen, dass psychische Eigenschaftscluster – seien es nun die eines autistischen Syndroms, eines depressiven Syndroms, einer ADHS oder einer Tic-Störung – in der Komplexität der Wirklichkeit des Lebens sowohl im Sinne einer Normvariante als auch im Sinne des Konzepts der Persönlichkeitsstörungen als auch als klassische neuropsychiatrische Krankheit vorkommen können. Da die Grundmuster der Argumentation für diese Sichtweise bereits am Beispiel Autismus entwickelt wurden, kann das entsprechende Kapitel zur zweiten großen Entwicklungsstörung ADHS kompakter ausfallen.

7.1 Das Syndrom der Aufmerksamkeitsstörung, Hyperaktivität und Impulsivität

7.1.1 Zur geschichtlichen Entwicklung des ADHS-Begriffs

Die Anfänge der ADHS reichen zurück bis zum Beginn des letzten Jahrhunderts, als Englands erster Professor für Kindermedizin eine Reihe von drei Vorlesungen über abnormale Zustände bei Kindern hielt. Diese im Rahmen der sogenannten »Goulstonian lectures« gehaltenen Vorlesungen wurden im Fachblatt »Lancet« veröffentlicht (Still 1902). In ihnen stellte Still 43 Kinder mit ausgeprägten

Schwierigkeiten mit der Daueraufmerksamkeit, Verhaltenssteuerung, Emotionsregulation und Impulskontrolle vor, die aber keine Probleme mit der allgemeinen Intelligenz hatten (http://adhd-npf.com/history-of-adhd-1902-sir-george/, Zugriff am 16.01.2022).

Drei Jahrzehnte später, im Jahre 1937, beschrieb der amerikanische Arzt Charles Bradley, dass D- und L-Amphetamin einen beruhigenden Einfluss auf das Verhalten von Kindern mit Verhaltensauffälligkeiten zeigte (Bradley 1937). Diese Beobachtung wurde initial im Kontext der Hypothese der minimalen zerebralen Dysfunktion (MCD) gedeutet. So gingen etwa Autoren wie Paul Wender in den 70er Jahren des letzten Jahrhunderts davon aus, dass bei der ADHS minimale zerebrale Läsionen oder Funktionsstörungen im Sinne einer sehr diskreten Gehirnerkrankung vorliegen, die durch Stimulantien, zu denen die Amphetamine ebenso wie das Methylphenidat gehören, verbessert werden können (Wender 1971). Die Annahme, dass Methylphenidat spezifisch bei der damals als MCD konzeptualisierten Krankheit wirkt, wurde dann Ende der 1970er durch eine Studie infrage gestellt, die zeigen konnte, dass Methylphenidat bei hyperaktiven Kindern und Gesunden gleichermaßen zu einer Beruhigung und Verbesserung der kognitiven Leistungen führte (Rapoport et al. 1978).

Begrifflich setzte sich im weiteren Verlauf in der ICD zunächst der Begriff der »hyperkinetischen Störung im Kindesalter« (ICD-9) durch, während im DSM der heute etablierte Begriff der Aufmerksamkeitsdefizit-Hyperaktivitätsstörung (ADHS) gewählt wurde, auf den die ICD in ihrer im Januar 2022 in Kraft getretenen Version 11 auch eingeschwenkt ist (WHO 2022).

7.1.2 Die klinische Symptomatik der ADHS

Die Aufmerksamkeitsdefizit-Hyperaktivitätsstörung ist, wie der Name sagt, durch anhaltende Symptome der Unaufmerksamkeit und Hyperaktivität definiert. ▶ Tab. 7.1 illustriert, dass die Diagnose einer ADHS vergleichsweise einfach definiert ist. Nach dem inhaltlich kritischen A-Kriterium müssen entweder Symptome der Unaufmerksamkeit und/oder der Hyperaktivität/Impulsivität über sechs Monate hinweg erkennbar vorhanden sein. Diese Symptome müssen vor dem zwölften Lebensjahr erkennbar sein (B-Kriterium), sich in mehreren Bereichen des Lebens manifestieren (C-Kriterium), sich negativ auf relevante Bereiche des Lebens auswirken (D-Kriterium) und dürfen nicht besser durch andere psychiatrische, neurologische oder internistische Erkrankungen erklärbar sein (E-Kriterium).

Als klassische Entwicklungsstörung sollten sich die Besonderheiten einer ADHS bereits in der ersten Lebensdekade klar manifestieren, damit die Diagnose gestellt werden kann. Nach den alten DSM-IV und in Deutschland noch gültigen ICD-10 Kriterien müssen Symptome der Unaufmerksamkeit und Impulsivität sich bereits vor dem 7. Lebensjahr klar manifestiert haben, um eine Diagnose stellen zu können. Nach DSM-5 und ICD-11 Kriterien wurde dies aufgeweicht im Sinne eines Mindestalters von zwölf Jahren. Wie sehen aber nun die persönlichkeitsstrukturellen Besonderheiten von Kindern mit ADHS im realen Leben aus?

7.1 Das Syndrom der Aufmerksamkeitsstörung, Hyperaktivität und Impulsivität

Es liegt in der Natur der für alle Entwicklungsstörungen definierten Symptome, dass sie im ersten Lebensjahr nur sehr schwer diagnostiziert werden können. Aber während eine solche Frühdiagnose für Autismus-Spektrum-Störungen z. B. in Form des auffälligen Blickkontakts, auffälliger Reaktionen auf Berührung und einer eingeschränkten geteilten Aufmerksamkeit (»joint attention«) durchaus diskutiert wird, ist dies für die ADHS kaum der Fall. Gerade bei hochfunktionalen Varianten der Entwicklungsstörungen zeigen sich die Besonderheiten meist erst im späteren Kindesalter, wenn die Anforderungen an die Selbststeuerung, soziale Kompetenz, Aufmerksamkeit und Impulsivität steigen.

Dennoch können auch schon im *frühesten Kindesalter* Auffälligkeiten bemerkt werden, die aber sehr unspezifisch sind und meist erst im Nachhinein sinnvoll interpretiert werden können. So sind die Betroffenen schon als kleinste Kinder oft motorisch auffällig aktiv, immer in Bewegung, auf der Suche nach Stimulation und Abwechslung. Oft wird von Eltern ein »schwieriges Temperament« beschrieben, die Babies hätten geschrien und getobt, wenn Bedürfnisse wie das Stillen nicht sofort erfüllt worden seinen und die Kinder werden als »Schreikinder« erlebt (Matthies und Biscaldi-Schäfer in Vorb.). Auch in den Krabbelgruppen, den frühesten sozialen Gruppen oder im Miteinander mit den Geschwistern kann eine ausgeprägte Rabaukenhaftigkeit auffallen, die dann auch schon früh auf soziale Ablehnung z. B. durch andere Eltern oder Erziehungspersonal führen kann.

Schon an dieser Stelle zeigt sich ähnlich wie beim Autismus auch für Kinder mit ADHS, wie die eigentlichen strukturellen Besonderheiten wie z. B. die Impulsivität zu typischen psychosozialen Folgen wie die soziale Distanz und Ablehnung durch andere führen. Die soziale Ablehnung und Reaktion der Umwelt auf die Besonderheiten von Kindern mit ADHS sollte dabei nicht verwechselt werden, mit den strukturellen Besonderheiten der ADHS an sich. Denn letztere kann im Kern nicht geändert werden, sondern muss vielmehr als persönlichkeitsstrukturelle Besonderheit dieses Menschen begriffen werden, die es zu akzeptieren gilt. Das heißt aber natürlich nicht, dass jede impulsive Handlung auch kleinster Kinder einfach hingenommen werden sollte. So wie erwachsenen Menschen ihre Impulsivität zwar im Kern nicht ändern können, aber dennoch lernen müssen, diese zu beherrschen, ist dies bereits für kleinste Kinder – natürlich in altersgerechter Art und Weise – auch der Fall. Die Pädagogik ist die Technik bzw. die Kunst Kinder zu führen, ihnen eine Akzeptanz in Liebe zu vermitteln, aber eben auch ihnen beizubringen, ihre Impulse zu beherrschen. Fühlen sich Eltern der Impulsivität ihrer Kinder mit ADHS Eigenschaften wehrlos ausgeliefert, ist die Wahrscheinlichkeit größer, dass sie in ihrer Überforderung und Verzweiflung überreagieren, ihre Kinder abwerten und der Entwicklung eines negativen Selbstbildes und Selbstwertgefühls schon von Kindesbeinen an Vorschub leisten. Können sie dagegen auch die Energie und Power sehen, die sich hinter der Impulsivität bereits ihrer kleinsten Kinder verbirgt, so wird es ihnen leichter Fallen mit klugen und liebevollen, pädagogischen Maßnahmen der Impulsivität bereits der kleinsten Kinder Grenzen zu setzen und ihnen damit Verhaltenssicherheit und Geborgenheit zu bieten. Das setzt aber voraus, dass die Eltern wissen, welche Phänomene sie als strukturelle Gegebenheiten akzeptieren müssen (die Impulsivität an sich) und welchen Phänomenen sie konsequente Grenzen setzen müssen (dem Verhalten; ▶ Kap. 9.2, ▶ Abb. 9.1).

Gleiches gilt etwa für Krabbelgruppenkonstellationen mit ADHS-Kindern. Wird z. B. aggressives und übergriffiges Verhalten der Kinder ohne Konsequenzen unter Verweis auf die schicksalhafte Impulsivität des eigenen Sprösslings akzeptiert, die es zu akzeptieren und zu tolerieren gelte, so werden Struktur (Impulsivität) und Verhalten (Hauen, Spielzeug wegnehmen, von der Schaukel schubsen etc.) verwechselt. Das führt aber nur dazu, dass das eigene Kind adäquates Sozialverhalten gar nicht erlernen kann, die Eltern sich selbst in eine verzweifelte Hilflosigkeit manövrieren und vor allem seitens der anderen Kinder und Eltern vermehrt Ablehnung und eine soziale Isolierung des eigenen Kindes induziert wird. Gerade die Konsequenz-freie Akzeptanz von aus der Impulsivität resultierenden Problemverhaltensweisen befördert die aus der ADHS resultierenden Probleme wie soziale Ablehnung und Isolierung. Es zeigt sich, dass eine intensive Auseinandersetzung mit der Erziehung und Pädagogik, der Technik und Kunst, Kinder zu erziehen, gerade bei Kindern mit Entwicklungsstörungen wie der ADHS, dem Autismus oder den Tic-Störungen von herausragender Bedeutung ist (Sanders 1999; Sonuga-Barke et al. 2018).

In der *Kindergartenzeit* werden die Besonderheiten im Sinne einer ADHS meist klarer erkennbar. Es fällt auf, dass es den Kindern, häufiger Jungen als Mädchen, schwerer fällt beim ruhigen Spielen bei der Sache zu bleiben, Aufgaben zu Ende zu bringen. Die Kinder wirken oft unaufmerksam, scheinen nicht zuzuhören, sind nicht bei der Sache, verlegen oder vergessen Details, bringen die Spielsachen durcheinander oder verlieren die Lust an der Aufgabe, bevor sie zu Ende gebracht wurde. Auch kann es zu Konflikten mit anderen Kindern kommen, wenn Betroffene vorlaut sind, sich impulsiv nicht an Regeln halten oder aus Unachtsamkeit oder Impulsivität die Spiele anderer Kinder kaputt machen oder durcheinanderbringen.

Auch hier entwickelt sich häufig eine typische psychodynamische Problemdynamik aus den strukturellen Schwächen an sich und den psychodynamischen Folgen vor allem dann, wenn unangemessenen Problemverhaltensweisen kein Einhalt geboten wird. Dann ziehen sich typischerweise die anderen Kinder von den »Problemkindern« zurück und meiden diese oder schimpfen über sie. Das führt dann nachvollziehbarerweise häufig zu Reaktanz und Trotzverhalten, was die Gesamtgemengelage aber nur weiter verkompliziert. Auch in solchen Konstellationen hören die Betroffenen meist nur Klagen über ihr So-Sein und unangemessenes Verhalten ohne klare Verhaltensperspektiven zu erkennen (»Nun sei doch einmal nicht so impulsiv/ruppig/unverschämt/frech!«). Wie sie positiv mit ihrer Impulsivität und der großen motorischen Energie umgehen sollen, wissen die Kinder meist nicht. Denn die Möglichkeiten für ein »motorisches Auspowern« auf dem Bolzplatz oder beim wilden Spielen im Wald sind in der postmodernen Lebenswirklichkeit kleiner Kinder leider meist nur sehr begrenzt.

In der *Grundschule* spitzt sich die Situation für die meisten Kinder aus dem ADHS-Spektrum leider meist nur zu. Nun werden noch höhere Anforderungen an die Konzentration, Aufmerksamkeit und Impulskontrolle gestellt als zuvor. Die Aufgaben werden schwieriger und die Daueraufmerksamkeit wird von Jahr zu Jahr mehr gefordert. Auch die Anforderungen an das Sozialverhalten steigen. Dabei fällt es Kindern mit ADHS selten schwer Kontakte zu knüpfen, anders als den meisten Kindern mit Autismus. Zum Tragen kommen nun aber die häufig mit einer ADHS vergesellschafteten Teilleistungsstörungen wie die Schwierigkeiten mit dem Rechnen (Dyskalkulie), dem Lesen (Dyslexie) oder der Rechtschreibung (Dysgrafie). Wegen der steigenden kognitiven und exekutiven Anforderungen werden aber nun die diesbezüglichen Schwächen umso klarer erkennbar. Dabei bezieht sich der Begriff der kognitiven Schwäche vor allem auf Konzentrations- und Aufmerksamkeitsprobleme, deutlich seltener auf Gedächtnisschwierigkeiten oder allgemeine Intelligenzfunktionen. So sind die betroffenen Kinder z. B. unaufmerksam gegenüber Details oder machen viele Flüchtigkeitsfehler bei Haus- und Schulaufgaben, es fällt ihnen oft schwer, die Aufmerksamkeit bei längeren Aufgaben oder Spielen aufrecht zu erhalten, sie hören scheinbar nicht zu oder können längeren und komplizierteren Aufgabenstellungen nicht folgen.

Der Begriff der exekutiven Kompetenz umschreibt dabei Fähigkeiten wie die der Planung, Strategieentwicklung und situationsangemessenen Umsetzung komplexerer Handlungsabfolgen. Hier kommt nun der für die ADHS charakteristische Mangel an Ausdauer vor allem bei kognitiven Aufgaben voll zum Tragen. Die Tendenz von einer Aktivität zur nächsten zu springen, Aufgaben nicht zu beenden, die hohe Ablenkbarkeit und desorganisierte, überschießende Verhaltensweisen führen noch mehr als zur Kindergartenzeit zu interpersonellen Problemen und schlechten Leistungen, was dem Selbstwertgefühl offensichtlich nicht förderlich ist. Gleichzeit fällt neben der Impulsivität oft ein sehr sorgloses und furchtloses Verhalten auf. Dies muss an sich nicht zwingend als negativ bewertet werden. De facto ist es aber meist der Fall, wenn seitens der Erzieher nicht verstanden wird, wieso den Betroffenen die schlechte Leistung gar nichts auszumachen scheint. Verbunden sein können diese Verhaltensweisen mit einem Mangel an Distanz und einer gelegentlich ansteckenden motorischen Unruhe verbunden mit Hyperaktivität, die ja auch namensgebend für das Störungsbild wurde.

Nach klinischer Erfahrung werden zu diesem Zeitpunkt auch die *verschiedenen Subtypen der ADHS* besser erkennbar, die im aktuell noch gültigen ICD-10 als *Störungen der Aktivitäten und Aufmerksamkeit* (F90.0) sowie als *Hyperkinetische Störung des Sozialverhaltens* (F90.1) beschrieben werden.

Der sogenannte unaufmerksame Typ nach DSM-IV, auf neudeutsch auch »*dreamy type*« genannt, wird durch die Figur des Hans-Guck-in-die-Luft in Heinrich Hoffmanns Struwwelpeter sehr gut beschrieben (Hoffmann 1851). Das unruhige und motorisch hyperaktive Verhalten tritt hier eher in den Hintergrund zugunsten einer stillen, zurückgezogenen Schüchternheit. Die Kinder sind oft sehr still, verträumt und bereiten dem Lehrpersonal wenig Probleme, weshalb die Diagnose oft auch nicht auffällt oder erst sehr spät gestellt wird. Im ICD-11 wird diese Kategorie als ADHS, unaufmerksame Präsentation, unter der Kategorie 6A05.0 geführt. Stehen impulsive und hyperaktive Symptome im Vordergrund, wird dort die Kategorie ADHS, vorwiegend hyperaktiv-impulsive Präsentation 6A05.1, vorgeschlagen und im Falle einer kombinierten Präsentation von unaufmerksamen und impulsiven Symptomen sieht die ICD-11 die Kategorie 6A05.2 ADHS, kombinierte Präsentation, vor.

Die Kategorie *Hyperkinetische Störung des Sozialverhaltens* (ICD-10 F90.1) wird im ICD-11 nicht mehr im unmittelbaren Zusammenhang mit der ADHS aufgeführt, sondern als eigene Kategorie der disruptiven und dissozialen Störungen (6C90 und 6C91). Die nach ICD-10 Kriterien für Deutschland noch gültige Kategorie der hyperkinetischen Störung des Sozialverhaltens beinhaltet neben einer ADHS-Symptomatik auch dissoziale, aggressive und oppositionelle Verhaltensweisen wie etwa die wiederholte Missachtung von sozialen Regeln. Konkret gemeint sind damit etwa ungewöhnlich häufige oder heftige Wutattacken, häufige Streitereien und gezieltes Ärgern anderer Kinder, eine auffällige Missachtung von Regeln und Grenzen, die von Erwachsenen gesetzt werden, wie Davonlaufen, Schuleschwänzen etc., aber auch delinquente Verhaltensmuster wie lügen, stehlen, Sachbeschädigung, Brandstiftung, Waffenbesitz und klar zielgerichtete, aggressive und antisoziale Verhaltensweisen wie Bedrohung, Erpressung, Körperverletzung, Raub und sexuell übergriffige und misshandelnde Verhaltensweisen.

Auch wenn diese Phänomene nach ICD-11 Klassifikation von dem Kapitel der Entwicklungsstörungen getrennt geführt werden, ist es nach klinischer Erfahrung offensichtlich, dass es bei einer kleineren, aber relevanten Untergruppe von Kindern mit ADHS-Eigenschaften zu problematischen sozialen Verhaltensweisen kommt. So wird z. B. – was initial oft harmlos ist – häufig die Rolle des Klassenclowns übernommen. Dies kann auch als Versuch verstanden werden, Aufmerksamkeit zu sichern und das eigene Selbstwertgefühl zu stabilisieren in Form der damit oft verbundenen (stillen) Bewunderung durch die anderen Mitschüler. Ein solches Verhaltensmuster wäre nach dem in diesem Buch entwickelten Verständnis dann wieder als nachvollziehbares, aber problematisches Verhaltensmuster zu verstehen (Problemverhalten), welches zwar auf psychodynamisch nachvollziehbare Art und Weise mit der strukturellen Besonderheit einer ADHS vergesellschaftet ist, an sich aber nicht dem strukturellen Pol zugerechnet werden kann. Treten darüberhinausgehende klar antisoziale Verhaltensweisen auf, so muss aus diagnostischer Sicht sicher auch an psychopathische Persönlichkeitseigenschaften gedacht werden, die aber nicht zum Kern der ADHS-Symptomatik gehören.

Im *Jugendalter* und auf den weiterführenden Schulen setzt sich das aus der Grundschule erkennbare Muster häufig fort. Die schulischen Leistungen bleiben regelhaft hinter den eigentlichen Möglichkeiten der Betroffenen zurück, was nicht nur für die Eltern klar ist, sondern häufig den Jugendlichen selbst auch bewusst ist. Spätestens zu diesem Zeitpunkt sollte nach meiner Auffassung den Betroffenen von Eltern und Pädagogen ein möglichst wissenschaftliches Verständnis der eigenen strukturellen und damit schicksalhaften Besonderheiten vermittelt werden. Denn die persönliche Schwäche der im Vergleich zu anderen geringer ausgeprägten Daueraufmerksamkeit und stärkeren Impulsivität wird zunehmend für alle Beteiligten offensichtlich. Ebenso offensichtlich sind die damit verbundenen Probleme (nicht strukturelle Schwächen) eines oft verunsicherten Selbstbildes und eines instabilen Selbstwertgefühls.

Alle Jugendlichen kämpfen mit ihrem Selbstbild und Selbstwertgefühl. Denken Sie an Ihre eigene Jugend zurück, liebe Leserin, lieber Leser, und versuchen Sie sich zu erinnern, wie es damals für Sie war. Wer bin ich? Was sind meine Stärken? Bin ich attraktiv für andere? Was kann ich besonders gut? Wie bin ich im Vergleich zu anderen, im Sport, im Fußball, im Turnen, in Mathe etc.? Komme ich bei den anderen an? Woran liegt es, wenn ich nicht ankomme? Werde ich einen Freund/eine Freundin finden? Bin ich in Ordnung so wie ich bin? Bin ich etwas Besonderes? Warum bin ich etwas Besonderes? Bin ich besser oder schlechter als andere? Bin ich

7.1 Das Syndrom der Aufmerksamkeitsstörung, Hyperaktivität und Impulsivität

etwas Besseres/etwas Schlechteres als andere? All diese Fragen sind von brennender Wichtigkeit und Dringlichkeit für jugendliche Menschen.

Der Prozess der Antwortfindung auf diese Fragen wird auch Identitätsbildung genannt. Im Rahmen der Identitätsentwicklung identifizieren junge Menschen Merkmale des eigenen Körpers, der eigenen Person, des Selbst, die sie für sich als prägend erkennen und für wesentlich erachten. Die Identifikation eigener Merkmale, Besonderheiten, Stärken und Schwächen findet aber immer vor dem Hintergrund einer Differenz statt, bei der die anderen die Vergleichsobjekte darstellen. Und wie beim Autismus und den anderen Entwicklungsstörungen ist es natürlich auch für Jugendliche mit AHDS deutlich schwerer die eigenen Merkmale und Besonderheiten als positiv besetzte, wesentliche Eigenschaften ihres Körpers zu sehen. Genau in dieser Phase ist es in meinen Augen von entscheidender Bedeutung, allen jungen Menschen zu vermitteln, dass sie in der Tat etwas Besonderes sind, auch wenn sie anders sind als die anderen. Es ist naheliegend, dass es für Kinder und Jugendliche mit Entwicklungsstörungen – sei es nun eine ADHS, ein Autismus, eine Tic-Störung oder eine Besonderheit der Intelligenz – deutlich schwerer ist als für durchschnittlich strukturierte Menschen, diese Phase ihrer Entwicklung erfolgreich zu meistern. Denn sie sind nun einmal weniger durchschnittlich, unaufmerksamer, impulsiver, verstehen Witze nicht, haben Tics. Darin liegt ja gerade ihre Besonderheit. Dass es aber schwerer ist in größerer struktureller Differenz zum Durchschnitt ein angemessenes Selbstbild und ein positives Selbstwertgefühl zu entwickeln, liegt auf der Hand.

Und Eltern und Erzieher müssen sich darüber im Klaren sein, dass sie vor dem gleichen Problem stehen wie ihre Kinder und Schützlinge: d.h. sie müssen ein angemessenes, weil zutreffendes und damit funktionierendes Selbstbild ihres Kindes und darauf aufbauend ein positives Wertgefühl ihrem Kind gegenüber aufbauen. Wie soll es aber unseren Kindern und Schützlingen mit ADHS, Autismus, Tics oder Intelligenzminderung gelingen, ein adäquates Selbstbild zu entwickeln, wenn ihre Eltern die schicksalhaften Schwächen ihrer Kinder nicht akzeptieren können – womöglich, weil sie sich ihre eigenen Schwächen nicht verzeihen können? Und wie soll es unseren Kindern gelingen, ein gutes Selbstwertgefühl aufzubauen, wenn ihre eigenen Eltern ihre Schwächen nicht sehen wollen, womöglich aus der Sorge heraus, dass diese Anerkenntnis in ihrem eigenen Denken die Werthaftigkeit ihres eigenen Kindes infrage stellen könnte? Wenn Selbst- und Fremdwert nur in Leistung, Perfektion, Makellosigkeit und Erfolg gründen, dann wird jede Schwäche in diesen Bereichen zur existenziellen Bedrohung. Diese Weisheit ist nicht neu, sie ist uralt: In ihren Kindern leben viele Eltern ihre eigenen Träume, Wünsche und Fantasien aus. Leidet das eigene Kind dann aber an einer Entwicklungsstörung, so bedeutet die Aufgabe, ein adäquates Selbstbild und darauf aufbauend ein gutes Selbstwertgefühl zu entwickeln, oft auch für die Eltern, dass sie sich von Illusionen befreien müssen. Aber wie soll das den Kindern gelingen, wenn die Eltern sich dies oft aus Angst verbieten?

Dieser kleine Exkurs in die Komplexität der Identitätsentwicklung und des systemischen Denkens zeigt, wie kompliziert sich die Situation für viele Jugendliche mit einer ADHS darstellt. Sie kämpfen nicht nur mit der immer klarer werdenden Feststellung, dass sie trotz guter und nicht selten sogar überdurchschnittlicher Intelligenz weniger erreichen als ihre Schulkameraden. Und sie kämpfen nicht nur mit der eigenen Enttäuschung. Sondern sie ringen oft auch mit einem unangemessenen Fremdbild ihrer Person und fehlender Akzeptanz ihres schicksalhaften So-Seins in den Augen ihrer Eltern. Die Enttäuschung im Blick des anderen kann schlimmer sein als die im eigenen Herzen.

Gelingt es in dieser kritischen Situation aber nicht angesichts der besonderen Stärke-Schwäche-Struktur ein realistisches Selbstbild und stabiles Selbstwertgefühl aufzubauen, so drohen gerade für Jugendliche mit ADHS die nächsten Hürden: Ablenkung und Sucht. Häufig fliehen Betroffene ins Internet, in die Fantasiewelten der Internetspiele, die dem eigenen Bedürfnis nach Stimulation entgegenkommen oder in Alkohol und Sucht. Nikotin und Partydrogen haben teilweise ähnliche Wirkungen wie Stimulantien wie Methylphenidat oder Amphetamine. Dass diese in solchen Konstellationen wirken, gehört wie eingangs beschrieben zu den frühesten psychopharmakologischen Erkenntnissen überhaupt. Ob eine Medikation indiziert und zielführend ist, muss im Einzelfall sorgfältig erwogen werden. Dass ein Drogenkonsum aber regelmäßig die Situation der Betroffenen nur verschlimmert und nicht selten die Eingangspforte zur Kriminalität darstellt, ist eine leider nur allzu geläufige Erfahrung in diesem Themenbereich.

Im *Erwachsenenalter* kommt es dann häufig in dem Sinne zu einem gewissen Symptomwandel, dass das klassische, auch von außen gut beobachtbare hyperaktive Verhalten in den Hintergrund tritt. Viele Erwachsene mit ADHS betreiben dennoch exzessiv viel Sport, weil sie merken, dass es ihnen guttut, und stabilisieren sich auf die Art und Weise im Sinne einer klugen Psychohygiene. An die Stelle einer äußeren motorischen Unruhe tritt nun oft eine gewisse innere Unruhe.

Eine relevante Untergruppe von Menschen mit ADHS würde ich persönlich in Analogie zum Konzept des »broader autism phenotype« (▶ Kap. 6.2.5) als »broader ADHD phenotype« charakterisieren. Dies sind Menschen mit qualitativ gut erkennbaren ADHS-Eigenschaften, die wiederum in völliger Analogie zu den autistischen Persönlichkeiten erkennbar in der Familie »laufen«, aber häufig über eine hohe Intelligenz und gute kompensatorische Eigenschaften verfügen. Gerade die »Leichtlerner« in dieser Untergruppe von Menschen mit erkennbarer, besonderer Persönlichkeitsstruktur kommen häufig noch recht gut und damit oft ohne Diagnose durch die Schulzeit, meist, weil sie akzeptable oder auch sehr gute Noten nach Hause bringen und über einen lebhaften Charme verfügen. Aber auch diese Untergruppe von Menschen gehört nicht selten zu den »dysexekutiven Typen«. Dazu gehören all die Menschen, denen es oft trotz hoher Intelligenz schwerfällt, sich zu strukturieren, zu organisieren, Verhaltenspläne und -strategien zu entwickeln und diese dann auch umzusetzen. Gerade die hochfunktionalen Leichtlerner unter den Kindern und Jugendlichen mit ADHS oder Autismus sind sich oft aber gar nicht bewusst, wie sehr sie von der extremen externen Strukturierung während der Schulzeit profitiert haben. Sie wissen angesichts der mit Leichtigkeit erzielten guten Noten nicht um ihre exekutiven Schwächen. Wenn sie dann mit einem manchmal etwas überzogenen Selbstwertgefühl und einem Gefühl, doch immer alles mit links geschafft zu haben, von Zuhause ausziehen und etwa an die Universität wechseln und dort dann auch noch ein wenig strukturiertes Fach z. B. in den Geisteswissenschaften studieren, so werden sie gelegentlich von der ganzen »Breitseite« exekutiver

Anforderungen überrascht und überfordert. Nun gilt es nicht nur die Wohnung und den Haushalt selbst zu führen, sondern auch einen Studienplan allein aufzustellen, sich selbst zu organisieren, zu disziplinieren, Aufgaben selbst zu definieren, Pläne selbst zu erstellen und diese dann auch umzusetzen. Und auch die eigenen Ruhe- und Erholungszeiten wollen geplant sein und auch umgesetzt werden. Immer wieder sind mir Menschen mit ADHS begegnet, die sich vor allem von Projekten, die sie begeistert haben, völlig haben wegtragen lassen. Sie arbeiteten dann ohne Pause bis zur Erschöpfung tief in die Nächte hinein, gingen dabei über alle persönlichen Grenzen hinweg, aßen, tranken und schiefen nicht mehr richtig und vernachlässigten alle Kontakte, bis sie schließlich völlig zusammenbrachen und dann in ihrer impulsiven Art nicht selten den Job ganz kündigten. Auch in diesen Konstellationen gilt, dass ein angemessenes Selbstbild und eine Erkenntnis der eigenen Risikostruktur für solche Verhaltensmuster Voraussetzung dafür ist, dass in Zukunft die Falle nicht wieder exakt an der gleichen Stelle zuschnappt. Auch in solchen Konstellationen dienen Alkohol und Drogen nicht selten vorübergehend als »Doping« zur Unterstützung der unklugen Verhaltensmuster und werden mittelfristig zu einem eigenen, weiteren Problem.

Vor dem Hintergrund der Skizzierung eines solchen charakteristischen Lebensweges eines Menschen mit Persönlichkeitsstruktur im Sinne einer ADHS – sei es nun syndromal im Sinne der DSM- oder ICD-Kriterien oder subsyndromal im Sinne einer erkennbaren, aber nicht krankheitswertigen Persönlichkeitsstruktur – verwundert es nicht, dass Depressionen, Angstsyndrome, Sucht, aber auch andere psychische Störungen wie Persönlichkeitsstörungen, insbesondere eine Borderline-Persönlichkeitsstörung bei Frauen, oder auch Psychosen deutlich häufiger bei Menschen mit ADHS beobachtet werden (Dietrich et al. 2021).

Diese Schilderung der typischen Entwicklungsanamnese von Menschen mit ADHS zeigt wieder einmal die sehr weitgehende Parallelität des Konzepts der Entwicklungsstörungen zu dem Konzept der Persönlichkeitsstörungen, auf die schon in ▶ Kap. 5.5 hingewiesen wurde (▶ Tab. 5.4). Entwicklungsstörungen wie Persönlichkeitsstörungen werden im Kern durch eine sehr sorgfältige biografische und Entwicklungsanamnese diagnostiziert, in denen die typischen Charakteristika der jeweiligen Persönlichkeitsmerkmale und ihre Auswirkungen auf die behavioralen, interpersonellen und kommunikativen Funktionen im Alltag aufgewiesen werden.

> Die ADHS repräsentiert eine der großen Entwicklungsstörungen. Die strukturellen Besonderheiten in Form von Unaufmerksamkeit, motorischer Hyperaktivität, Impulsivität, Sprunghaftigkeit und exekutiven Problemen zeigen sich in typischer Art und Weise in der Entwicklungsanamnese, den Erlebens-, Verhaltens- und Beziehungsmustern der Kindergarten- und Schulzeit, der Ausbildung, des Studiums, Berufs und im alltäglichen Freizeitverhalten.
>
> Die Muster können sowohl syndromal vorhanden sein und damit die Störungskriterien erfüllen als auch subsyndromal in Form erkennbarer Persönlichkeitseigenschaften, die die kritischen Kriterien nicht erfüllen, aber dennoch für das Leben bedeutungsvoll sein können.

7 Was ist eine Aufmerksamkeitsdefizit-Hyperaktivitätsstörung (ADHS)?

Die Definition der ADHS nach DSM-5 Kriterien ist in ▶ Kasten 6 zusammengefasst. Typische Symptome der Unaufmerksamkeit und Beispiele aus dem Alltag, wie sie auch in Kasuistik 13 zum Tragen kommen, sind in ▶ Kasten 7 zusammengefasst. ▶ Kasten 8 listet analog klassische Phänomene impulsiven Verhaltens auf.

Kasten 6: Diagnostische Kriterien der Aufmerksamkeitsdefizit-/Hyperaktivitätsstörung nach DSM-5 – *Auszug*

A. Ein durchgehendes Muster von Unaufmerksamkeit und/oder Hyperaktivität-Impulsivität, wie in (1) und/oder (2) beschrieben, welches das Funktionsniveau oder die Entwicklung beeinträchtigt:
  1. **Unaufmerksamkeit**: Sechs (oder mehr) der folgenden Symptome sind während der letzten 6 Monate beständig in einem mit dem Entwicklungsstand nicht zu vereinbarendem Ausmaß aufgetreten und wirken sich direkt negativ auf soziale und schulische/berufliche Aktivitäten aus (▶ Kasten 7).
  2. **Hyperaktivität und Impulsivität**: Sechs (oder mehr) der folgenden Symptome sind während der letzten 6 Monate beständig in einem mit dem Entwicklungsstand nicht zu vereinbarenden Ausmaß aufgetreten und wirken sich direkt negativ auf soziale und schulische/berufliche Aktivitäten aus (▶ Kasten 8).
B. Mehrere Symptome der Unaufmerksamkeit oder der Hyperaktivität-Impulsivität treten bereits vor dem Alter von 12 Jahren auf.
C. Mehrere Symptome der Unaufmerksamkeit oder der Hyperaktivität-Impulsivität bestehen in zwei oder mehr verschiedenen Lebensbereichen (z. B. zu Hause, in der Schule oder bei der Arbeit; mit Freunden oder Verwandten; bei anderen Aktivitäten).
D. Es sind deutliche Hinweise dafür vorhanden, dass sich die Symptome störend auf die Qualität des sozialen, schulischen oder beruflichen Funktionsniveaus auswirken oder dieses reduzieren.
E. Die Symptome treten nicht ausschließlich im Verlauf einer Schizophrenie oder anderen psychotischen Störung auf und können auch nicht durch eine andere psychische Störung besser erklärt werden (z. B. affektive Störung, Angststörung, dissoziative Störung, Persönlichkeitsstörung, Substanzintoxikation oder -entzug).

Bestimme, ob:
F90.2 Gemischtes Erscheinungsbild: Sowohl Kriterium A1 (Unaufmerksamkeit) als auch Kriterium A2 (Hyperaktivität-Impulsivität) waren während der letzten 6 Monate erfüllt.
F90.0 Vorwiegend Unaufmerksames Erscheinungsbild: Kriterium A1 (Unaufmerksamkeit), aber nicht Kriterium A2 (Hyperaktivität-Impulsivität) war während der letzten 6 Monate erfüllt.
F90.1 Vorwiegend Hyperaktiv-Impulsives Erscheinungsbild: Kriterium A2

(Hyperaktivität-Impulsivität), aber nicht Kriterium A1 (Unaufmerksamkeit) war während der letzten 6 Monate erfüllt.

Bestimme, ob:
Teilremittiert: Wenn die Kriterien früher vollständig erfüllt worden sind, in den letzten 6 Monaten jedoch nicht alle notwendigen Kriterien erfüllt wurden und die Symptome immer noch eine Beeinträchtigung des sozialen, schulischen oder beruflichen Funktionsniveaus verursachen.

Bestimme den aktuellen Schweregrad:
Leicht: Es treten wenige oder keine Symptome zusätzlich zu denjenigen auf, die zur Diagnosestellung erforderlich sind, und die Symptome führen zu nicht mehr als geringfügigen Beeinträchtigungen in sozialen, schulischen oder beruflichen Funktionsbereichen.
Mittel: Die Ausprägung der Symptome und der funktionellen Beeinträchtigung liegt zwischen »leicht« und »schwer«.
Schwer: Die Anzahl der Symptome übersteigt deutlich die zur Diagnosestellung erforderliche Anzahl oder mehrere Symptome sind besonders stark ausgeprägt oder die Symptome beeinträchtigen erheblich die soziale, schulische oder berufliche Funktionsfähigkeit.

Abdruck erfolgt mit Genehmigung vom Hogrefe Verlag Göttingen aus dem Diagnostic and Statistical Manual of Mental Disorders, Fifth Edition, © 2013 American Psychiatric Association, dt. Version © 2015 und 2018 Hogrefe Verlag.

Wie eine solche Symptomatik im Alltag aussehen kann, sei anhand einer Kasuistik illustriert.

Kasuistik 13

Herr M. ist ein 32-jähriger Automechaniker, der in der Klinik vorstellig wird nach einem Suizidversuch. Er hatte sich mit einer Flasche Wodka betrunken, nachdem seine Ehefrau sich mit ihren zwei gemeinsamen Kindern endgültig von ihm getrennt hatte. Obwohl er schon früher Probleme mit Alkohol gehabt hatte, konnte er auch in dieser Krisensituation dem Wodka nicht entsagen, hatte sich an der Tankstelle eine Flasche gekauft und noch unterwegs nach der Arbeit ausgetrunken. In seiner Verzweiflung über die Ausweglosigkeit seiner Lage hatte er sich auf die Schienen begeben, um sich von dem nächsten ICE-Zug überrollen zu lassen. Passanten hatten jedoch die Polizei alarmiert, die den Patienten in die Klinik eingewiesen hatte.

Im Rahmen der Entwicklungsanamnese wurde klar, dass Herr M. das zweite von vier Kindern war. Der Vater war Architekt und die Mutter Krankenschwester gewesen. Seine beiden Brüder waren Arzt und Rechtsanwalt geworden und die Schwester Lehrerin an einem Gymnasium. Alle Geschwister lebten in stabilen Beziehungen. Nach einer unkomplizierten Geburt und Entwicklung in den ersten sechs Monaten hatte Herr M. als Säugling eine bakterielle Gehirnentzündung (Encephalitis) erlitten, in deren Rahmen er mehrere Wochen auf der Babyintensivstation behandelt werden musste. Es war auch zu einigen epileptischen Anfällen gekommen. Unter Behandlung mit Antibiotika und Antiepileptika (Antikonvulsiva) war es dann aber zu einer raschen Besserung der klinischen Symptome der Encephalitis gekommen.

Das Laufen erlernte er aber anders als seine drei Geschwister eher spät mit 18 Monaten und das Sprechen einzelner Wörter ebenfalls etwas verspätet mit zwei Jahren. Die weitere Entwicklung war dann überwiegend unauffällig. Allerdings beschrieben die Eltern ihn schon in der frühen Kindheit als extrem unruhiges und impulsives Kind. Er sei immer in Bewegung gewesen, habe schon früh mit drei Jahren das Fahrradfahren erlernt und sei eigentlich immer in Aktion gewesen. Er habe kaum ruhig sitzen können und sei auch beim Essen immer wieder aufgesprungen und habe andere Dinge gemacht. Im Kindergarten habe er zwar guten Anschluss an andere Kinder gefunden, es habe aber auch immer wieder Probleme mit Raufereien gegeben. Bei den Gruppenspielen habe er sich nur schwer einordnen können, sei vorlaut und impulsiv gewesen und habe geredet und gehandelt, auch wenn er gar nicht an der Reihe gewesen sei. Er sei schon früh ein guter Fußballspieler gewesen und habe dafür viel Anerkennung bekommen. Allerdings habe er auch sehr wütend werden können. Wenn der Schiedsrichter für ihn unverständliche Fouls gepfiffen habe, so habe er sich nicht mehr in der Kontrolle gehabt, habe wild geschrien und bei zwei Gelegenheiten den Schiedsrichter sogar geschlagen. Er sei in dieser Hinsicht ganz anders als seine Geschwister. Er habe sich aber auch schnell wieder beruhigen können. Dann sei er ein sehr gut gelaunter »sonniger Typ« gewesen. Er habe gut ausgesehen, habe schon als Junge sehr charmant sein können. Die Herzen seien ihm nur so zugeflogen. Dennoch habe es auch im Kindergarten und in der Grundschule immer wieder Ärger und Prügeleien gegeben. Auch habe er nicht bei der Sache bleiben können, sei unaufmerksam und immer ablenkbar gewesen. Er habe die tollsten Streiche ausgeheckt, habe die Kindergärtnerinnen aber dennoch meist auf seiner Seite gehabt. Mit seinem hellblonden Schopf habe er an Michel von Lönneberga aus Astrid Lindgrens Büchern erinnert. In der Grundschule sei ihm anders als den Geschwistern das Lernen nicht leichtgefallen. Allerdings sei er auch immer nur auf dem Fußballplatz gewesen. Mit zwölf Jahren sei das Antikonvulsivum abgesetzt worden, weil er seit Jahren auch bei Fieber keine Anfälle mehr gehabt habe. Ab dem siebten Schuljahr habe es vermehrt schulische Probleme gegeben. Vor allem habe er plötzlich viele Vokabeln auswendig lernen müssen, was ihm »ein Graus« gewesen sei. In allen Fächern habe er mehr lernen müssen, wozu er nicht zu bewegen gewesen sei. Er habe »kein Sitzfleisch« gehabt. Dann habe er mit 14 auch noch angefangen, zu rauchen und Alkohol zu trinken. Zu Hause sei die Situation zunehmend eskaliert. Immer häufiger sei es zu Wutausbrüchen gekommen. Die Noten seien zunehmend schlechter geworden. Schließlich sei er vom Gymnasium zunächst zwei Jahre auf die Realschule und dann auf die Hauptschule gewechselt. Dort habe er aber einen guten Abschluss gemacht.

Danach habe er eine Lehre als Automechaniker gemacht. Das sei für ihn ein Glücksfall gewesen. Mit seinem Lehrherrn habe er sich sehr gut verstanden. Das sei ein »Haudegen« gewesen, der ihn zu nehmen gewusst habe. Der habe ihm

7.1 Das Syndrom der Aufmerksamkeitsstörung, Hyperaktivität und Impulsivität

auch schon mal eine Kopfnuss gegeben, wenn er irgendetwas verschusselt habe. Das habe er ihm aber nie übelgenommen. Die beiden seien seelenverwandt gewesen. Er sei ein extrem guter und erfolgreicher Automechaniker geworden.

Als Herzensbrecher, wie er einer war, habe er viele Freundinnen gehabt. Dann habe er mit 22 Jahren seine »Traumfrau« gefunden. Sie hätten geheiratet und schon bald Kinder bekommen. Seine zwei Jahre ältere Partnerin sei sehr strukturiert gewesen und habe ihn überredet, eine eigene Firma zu gründen. Er habe das dann im Alter von 24 Jahren auch gewagt. Das sei sehr gut gelaufen. Seine Frau sei im Finanzamt tätig gewesen und habe das Organisatorische der Firma übernommen. Alles sei prima gelaufen. Er habe sich auf Motorräder und speziell auf Harley-Davidson-Maschinen spezialisiert. Doch dann habe er eine andere Frau kennengelernt. Auf einer Party habe er sich im Suff auf sie eingelassen. Seine Partnerin habe das mitbekommen und habe sich von ihm getrennt. Vor einer Woche sei sie mit den beiden Kindern zu ihren Eltern gezogen. Er sei seither völlig von der Rolle. In der Firma gehe alles drunter und drüber. Er habe sich mit seinen Kollegen gestritten, seit Tagen viel zu viel getrunken und sich zwei Tage vor Aufnahme erneut heftig mit seiner Frau gestritten. Daraufhin habe sie ihm mitgeteilt, sie wolle die Scheidung. So sei es zu dem Suizidversuch gekommen. Er könne sich nicht vorstellen, ohne sie und die Kinder zu leben. Er habe gar nicht darüber nachgedacht, dass ein Suizid auch seine Frau und seine Kinder später belasten könne. Er sehe sich als Versager, hasse sich selbst wegen seines »Saufens«, seiner Impulsivität und Unausstehlichkeit und könne sich nicht mehr ertragen.

Kasuistik 13 illustriert eine klassische Geschichte im Sinne einer wahrscheinlich sekundären ADHS. Die Symptome im Sinne des A-Kriteriums nach DSM-5 sind offensichtlich erfüllt. In Form der Encephalitis und der daraus resultierenden Epilepsie sind erkennbare erworbene Ursachen bei einer unauffälligen Familienanamnese vorhanden. Allerdings zeigt die Kasuistik auch, dass bei guter Anpassung Menschen mit einer ADHS im Leben gut bestehen können. Der Lehrherr, der es gut meinte mit Herrn M. und der ihn gut zu nehmen wusste, vielleicht, weil er ähnlich strukturiert war, führte ihn in eine berufliche Nische, die von seiner Partnerin, die deutlich bessere organisatorische (exekutive) Fähigkeiten hatte, perfekt stabilisiert wurde. Leider spielten ihm seine Impulsivität und der ebenfalls der Impulsivität geschuldete Hang, dem Alkohol zu leicht nachzugeben, einen Streich, sodass die perfekte berufliche und private Lebensnische bei Aufnahme zusammenzubrechen drohte. Da sich Symptome der Unaufmerksamkeit und Impulsivität nach DSM-5 wie ein roter Faden durch das Leben von Herrn M. ziehen, ist zunächst einmal das A-Kriterium erfüllt.

> **Kasten 7: Diagnostische Kriterien der Aufmerksamkeitsstörung nach DSM-5** – *Auszug aus: Diagnostische Kriterien der Aufmerksamkeitsdefizit-/Hyperaktivitätsstörung*
>
> 1. **Unaufmerksamkeit:** Sechs (oder mehr) der folgenden Symptome sind während der letzten 6 Monate beständig, in einem mit dem Entwicklungs-

stand nicht zu vereinbarenden Ausmaß aufgetreten und wirken sich direkt negativ auf soziale und schulische/berufliche Aktivitäten aus:
Beachte: Die Symptome sind nicht ausschließlich ein Ausdruck von oppositionellem Verhalten, Trotz, Feindseligkeit oder der Unfähigkeit, Aufgaben oder Anweisungen zu verstehen. Für ältere Jugendliche und Erwachsene (17 Jahre und älter) sind mindestens fünf Symptome erforderlich.

a. Beachtet häufig Einzelheiten nicht oder macht Flüchtigkeitsfehler bei den Schularbeiten, bei der Arbeit oder bei anderen Tätigkeiten (z. B.: übersieht Einzelheiten oder lässt sie aus; arbeitet ungenau).
b. Hat oft Schwierigkeiten, längere Zeit die Aufmerksamkeit bei Aufgaben oder beim Spielen aufrechtzuerhalten (z. B.: hat während Unterricht, Vorträgen, Unterhaltungen oder längerem Lesen Schwierigkeiten, konzentriert zu bleiben).
c. Scheint häufig nicht zuzuhören, wenn andere ihn bzw. sie ansprechen (z. B.: scheint mit den Gedanken anderswo zu sein, auch ohne ersichtliche Ablenkungen).
d. Führt häufig Anweisungen anderer nicht vollständig durch und bringt Schularbeiten, andere Arbeiten oder Pflichten am Arbeitsplatz nicht zu Ende (z. B.: beginnt mit Aufgaben, verliert jedoch schnell den Fokus und ist leicht abgelenkt).
e. Hat häufig Schwierigkeiten, Aufgaben und Aktivitäten zu organisieren (z. B.: hat Probleme, sequenziell aufeinander folgende Aufgaben zu bewältigen; Schwierigkeiten, Materialien und eigene Sachen in Ordnung zu halten; unordentliches, planlos-desorganisiertes Arbeiten; schlechtes Zeitmanagement; hält Termine und Fristen nicht ein).
f. Vermeidet häufig, hat eine Abneigung gegen oder beschäftigt sich nur widerwillig mit Aufgaben, die länger andauernde geistige Anstrengungen erfordern (z. B. Mitarbeit im Unterricht oder Hausaufgaben; bei älteren Jugendlichen und Erwachsenen: Ausarbeiten von Berichten, Ausfüllen von Formularen, Bearbeiten längerer Texte).
g. Verliert häufig Gegenstände, die für bestimmte Aufgaben oder Aktivitäten benötigt werden (z. B. Schulmaterialien, Stifte, Bücher, Werkzeug, Geldbörsen, Schlüssel, Arbeitspapiere, Brillen, Mobiltelefone).
h. Lässt sich oft durch äußere Reize leicht ablenken (bei älteren Jugendlichen und Erwachsenen können auch mit der aktuellen Situation nicht in Zusammenhang stehende Gedanken gemeint sein).
i. Ist bei Alltagstätigkeiten häufig vergesslich (z. B. bei der Erledigung von häuslichen Pflichten oder Besorgungen; bei älteren Jugendlichen und Erwachsenen umfasst das Vergessen auch Telefonrückrufe zu tätigen, Rechnungen zu bezahlen, Verabredungen einzuhalten).

Abdruck erfolgt mit Genehmigung vom Hogrefe Verlag Göttingen aus dem Diagnostic and Statistical Manual of Mental Disorders, Fifth Edition, © 2013 American Psychiatric Association, dt. Version © 2015 und 2018 Hogrefe Verlag.

7.1 Das Syndrom der Aufmerksamkeitsstörung, Hyperaktivität und Impulsivität

Zahlreiche Symptome der Unaufmerksamkeit und Impulsivität waren ebenfalls schon vor dem Alter von zwölf Jahren aufweisbar. Kritiker des Konzepts würden an dieser Stelle darauf hinweisen, dass die konkreten aufgeführten Symptome weitgehend überlappen, was der Operationalisierung eine gewisse Pseudo-Objektivität verleiht. Die Symptome zeigten sich nicht nur in der Schule und zu Hause, sondern auch in anderen Situationen (C-Kriterium). Allerdings muss auch darauf hingewiesen werden, dass insbesondere die Hyperaktivität vor allem in der Schule und zu Hause störte, während sie bei Freizeitverhalten wie etwa dem Fußball auch zum Vorteil gereichen konnte. Inwieweit ADHS-Symptome oder -Eigenschaften mit der Qualität der sozialen, akademischen oder berufsbezogenen Funktionstüchtigkeit interferieren (D-Kriterium), hängt wie bei den Persönlichkeitsstörungen und auch beim Autismus sehr stark vom Umfeld ab. Motorische Hyperaktivität und Impulsivität können sich beim Sport durchaus positiv auswirken. Viele ADHS-artig strukturierte Menschen sind durchaus erfolgreiche Sportler. Inwieweit es in den privaten Beziehungen ein Vor- oder Nachteil ist, derartig strukturiert zu sein, hängt sehr stark vom Partner und dem Setting ab. Ganz analog zu dem identischen Kriterium bei den Persönlichkeitsstörungen (▶ Kap. 5.2 und ▶ Tab 5.2, C-Kriterium) muss an dieser Stelle ganz ausdrücklich darauf hingewiesen werden, dass das Kriterium der Beeinträchtigung sowohl bei den Entwicklungsstörungen (ADHS, Autismus, Tic-Störungen) als auch bei den Persönlichkeitsstörungen ganz entscheidend vom Umfeld mitbedingt wird. Wie sehr aus einem erkennbaren starren Eigenschaftscluster ein Leidensdruck resultiert, hängt sicher nicht nur von dem Vorhandensein und dem Ausmaß entsprechender Symptome ab, sondern auch von deren gesellschaftlichen Ausdeutung und der Toleranz diesen Auffälligkeiten gegenüber.

In der für Deutschland noch gültigen ICD-10 ist die ADHS unter dem Titel der »hyperkinetischen Störung« beschrieben, obwohl im klinischen Alltag auch hierzulande meist der Begriff ADHS etwa in Arztbriefen verwendet wird. Unter der Ziffer F90.0 ist sie dabei folgendermaßen charakterisiert:

»Diese Gruppe von Störungen ist charakterisiert durch einen frühen Beginn, meist in den ersten fünf Lebensjahren, einen Mangel an Ausdauer bei Beschäftigungen, die kognitiven Einsatz verlangen, und eine Tendenz, von einer Tätigkeit zu einer anderen zu wechseln, ohne etwas zu Ende zu bringen; hinzu kommt eine desorganisierte, mangelhaft regulierte und überschießende Aktivität. Verschiedene andere Auffälligkeiten können zusätzlich vorliegen. Hyperkinetische Kinder sind oft achtlos und impulsiv, neigen zu Unfällen und werden oft bestraft, weil sie eher aus Unachtsamkeit als vorsätzlich Regeln verletzen. Ihre Beziehung zu Erwachsenen ist oft von einer Distanzstörung und einem Mangel an normaler Vorsicht und Zurückhaltung geprägt. Bei anderen Kindern sind sie unbeliebt und können isoliert sein. Beeinträchtigung kognitiver Funktionen ist häufig, spezifische Verzögerungen der motorischen und sprachlichen Entwicklung kommen überproportional oft vor. Sekundäre Komplikationen sind dissoziales Verhalten und niedriges Selbstwertgefühl« (http://www.icd-code.de/icd/code/F90.-.html; WHO 1991).

In der ICD-11, die im Januar 2022 offiziell in Kraft getreten ist, aber in Deutschland bis auf weiteres noch nicht zur Anwendung kommt, wird auch der Name der Störung an die DSM-5-Begrifflichkeit angepasst. Gemäß der aktuell vorliegenden »frozen version« wird die ADHS dort folgendermaßen definiert:

»Die Aufmerksamkeitsdefizit-Hyperaktivitätsstörung ist durch ein anhaltendes Muster (mindestens 6 Monate) von Unaufmerksamkeit und/oder Hyperaktivität-Impulsivität gekennzeichnet, das sich unmittelbar negativ auf die schulischen, beruflichen oder sozialen Leistungen auswirkt. Es gibt Anzeichen für signifikante Unaufmerksamkeits- und/oder Hyperaktivitäts-Impulsivitätssymptome vor dem 12. Lebensjahr, typischerweise in der frühen bis mittleren Kindheit, obwohl einige Personen erst später klinisch auffallen können. Das Ausmaß der Unaufmerksamkeit und Hyperaktivität-Impulsivität liegt außerhalb der normalen Schwankungsbreite, die für das Alter und die intellektuelle Leistungsfähigkeit erwartet wird. Unaufmerksamkeit bezieht sich auf erhebliche Schwierigkeiten, die Aufmerksamkeit für Aufgaben aufrechtzuerhalten, die keine hohe Stimulation oder häufige Belohnung bieten, sowie auf Ablenkbarkeit und Probleme bei der Organisation. Hyperaktivität bezieht sich auf übermäßige motorische Aktivität und Schwierigkeiten mit dem Stillhalten, die vor allem in strukturierten Situationen auftreten, die eine Selbstkontrolle des Verhaltens erfordern. Impulsivität ist die Tendenz, auf unmittelbare Reize hin zu handeln, ohne zu überlegen oder die Risiken und Folgen zu bedenken. Das relative Gleichgewicht und die spezifischen Ausprägungen von unaufmerksamen und hyperaktiv-impulsiven Merkmalen sind von Person zu Person unterschiedlich und können sich im Laufe der Entwicklung verändern. Damit eine Diagnose gestellt werden kann, müssen die Manifestationen der Unaufmerksamkeit und/oder der Hyperaktivität-Impulsivität in verschiedenen Situationen oder Umgebungen (z. B. zu Hause, in der Schule, am Arbeitsplatz, bei Freunden oder Verwandten) zu beobachten sein, wobei sie je nach Struktur und Anforderungen der Umgebung variieren können. Die Symptome lassen sich nicht besser durch eine andere psychische, verhaltensbezogene oder neurologische Entwicklungsstörung erklären und sind nicht auf die Wirkung einer Substanz oder eines Medikaments zurückzuführen. (WHO 2022; übersetzt zitiert nach: BfArM 2022).

Kasten 8: Diagnostische Kriterien der Hyperaktivität und Impulsivität nach DSM-5 – *Auszug aus: Diagnostische Kriterien der Aufmerksamkeitsdefizit-/Hyperaktivitätsstörung*

1. **Hyperaktivität und Impulsivität:** Sechs (oder mehr) der folgenden Symptome sind während der letzten 6 Monate beständig in einem mit dem Entwicklungsstand nicht zu vereinbarenden Ausmaß aufgetreten und wirken sich direkt negativ auf soziale und schulische/berufliche Aktivitäten aus:
Beachte: Die Symptome sind nicht ausschließlich ein Ausdruck von oppositionellem Verhalten, Trotz, Feindseligkeit oder Unfähigkeit, Aufgaben oder Anweisungen zu verstehen. Für ältere Jugendliche und Erwachsene (17 Jahre und älter) sind mindestens fünf Symptome erforderlich.
   a. Zappelt häufig mit Händen und Füßen oder rutscht auf dem Stuhl herum.
   b. Steht oft in Situationen auf, in denen Sitzenbleiben erwartet wird (z. B.: verlässt eigenen Stuhl im Klassenraum, im Büro oder an anderem Arbeitsplatz oder in anderen Situationen, die erfordern, am Platz zu bleiben).
   c. Läuft häufig herum oder klettert exzessiv in Situationen, in denen dies unpassend ist. (Beachte: Bei älteren Jugendlichen und Erwachsenen kann dies auf ein subjektives Unruhegefühl beschränkt bleiben.)
   d. Hat häufig Schwierigkeiten, ruhig zu spielen oder sich mit Freizeitaktivitäten ruhig zu beschäftigen.
   e. Ist häufig »auf dem Sprung« oder handelt oftmals, als wäre er bzw. sie »getrieben« (z. B.: kann nicht über eine längere Zeit hinweg ruhig an einem Platz bleiben bzw. fühlt sich dabei sehr unwohl, z. B. in Restaurants,

bei Besprechungen; dies kann von anderen als Ruhelosigkeit oder als Schwierigkeit erlebt werden, mit dem Betreffenden Schritt zu halten).
f. Redet häufig übermäßig viel.
g. Platzt häufig mit den Antworten heraus, bevor die Frage zu Ende gestellt ist (z. B.: beendet die Sätze anderer; kann in Unterhaltungen nicht abwarten bis er bzw. sie mit Reden an der Reihe ist).
h. Kann häufig nur schwer warten, bis er bzw. sie an der Reihe ist (z. B. beim Warten in einer Schlange).
i. Unterbricht oder stört andere häufig (z. B.: platzt in Gespräche, Spiele oder andere Aktivitäten hinein; benutzt die Dinge anderer Personen ohne vorher zu fragen oder ohne Erlaubnis; bei älteren Jugendlichen und Erwachsenen: unterbricht oder übernimmt Aktivitäten anderer).

Abdruck erfolgt mit Genehmigung vom Hogrefe Verlag Göttingen aus dem Diagnostic and Statistical Manual of Mental Disorders, Fifth Edition, © 2013 American Psychiatric Association, dt. Version © 2015 und 2018 Hogrefe Verlag.

Sowohl vom DSM-IV zum DSM-5 als auch von der ICD-10 zur ICD-11 ist eine deutliche Ausweitung des ADHS-Begriffs dahingehend zu beobachten, dass die frühere Altersgrenze von sieben Jahren, vor der relevante Symptome aufgetreten sein müssen, aufgehoben wurde und nun im DSM-5 und ICD-11 mit zwölf Jahren angegeben wird. Das bedeutet, dass leichter ausgeprägte Auffälligkeiten im Sinne der in diesem Buch als Normvariante beschriebenen klinischen Phänomenologie mit größerer Wahrscheinlichkeit die diagnostischen Kriterien als Störung gemäß DSM-5 und insbesondere auch nach ICD-11 erfüllen.

In DSM-5 und ICD-11 werden die Definitionskriterien für eine ADHS zunehmend weiter gestellt. Damit ist davon auszugehen, dass ehemals subsyndromale Varianten zunehmend die Störungskriterien erfüllen und damit die Prävalenzzahlen weiter steigen werden.

7.2 Klassifikation: Die Subtypen der ADHS

Nach DSM-IV ebenso wie nach dem neuen DSM-5 werden drei Subtypen der ADHS unterschieden. Der »vorwiegend hyperaktive Subtyp« wird diagnostiziert, wenn das A2-Kriterium der Hyperaktivität erfüllt ist, nicht aber das A1-Kriterium der Unaufmerksamkeit. Im umgekehrten Fall wird der »unaufmerksame Subtyp« diagnostiziert. Sind beide Kriterien erfüllt, so spricht man vom »kombinierten Subtyp« (APA 2013). Die ICD-10 kennt eine solche Unterscheidung nicht in gleicher Form. Allerdings wird, wie oben beschrieben, die klassische ADHS gemäß ICD-10 F 90.0 differenziert von der Hyperkinetischen Störung des Sozialverhaltens gemäß F 90.1.

Insgesamt gleicht sich die ICD-11 sehr weitgehend der Struktur des DSM-5 an, indem es die Kategorien der ADHS, unaufmerksame Präsentation (6A05.0), der ADHS, vorwiegend hyperaktiv-impulsive Präsentation (6A05.1) und der kombinierten Präsentation von unaufmerksamen und impulsiven Symptomen (6A05.2) vorsieht. Die Kategorie Hyperkinetische Störung des Sozialverhaltens nach ICD-10 (F90.1), die neben den Symptomen einer ADHS noch Auffälligkeiten wie dissoziale, aggressive und oppositionelle Verhaltensweisen wie etwa die wiederholte Missachtung von sozialen Regeln beinhaltete, wird im ICD-11 nicht mehr im unmittelbaren Zusammenhang mit der ADHS aufgeführt, sondern als ganz eigene Störungsgruppe unter den disruptiven und dissozialen Störungen (6C90 und 6C91) völlig unabhängig von den Entwicklungsstörungen (WHO 2022).

Ähnlich wie beim Autismus wurde im DSM-5 auch für die ADHS eine Klassifikation des Schweregrads eingeführt, die in ▶ Tab. 7.1 zusammenfassend vorgestellt wird. Wahrscheinlich wird die ICD-11 auch diese Entwicklung nachvollziehen. Mangels verfügbarer Langtexte kann hier aber wiederum nur auf die Definitionen nach DSM-5 zurückgegriffen werden.

Tab. 7.1: Operationalisierung des Schweregrads einer ADHS nach DSM-5

Leicht:	Es treten wenige oder keine Symptome zusätzlich zu denjenigen auf, die zur Diagnosestellung erforderlich sind, und die Symptome führen zu nicht mehr als geringfügigen Beeinträchtigungen in sozialen, schulischen oder beruflichen Funktionsbereichen.
Mittel:	Die Ausprägung der Symptome und der funktionellen Beeinträchtigung liegt zwischen »leicht« und »schwer«.
Schwer:	Die Anzahl der Symptome übersteigt deutlich die zur Diagnosestellung erforderliche Anzahl oder mehrere Symptome sind besonders stark ausgeprägt oder die Symptome beeinträchtigen erheblich die soziale, schulische oder berufliche Funktionsfähigkeit.

▶ Tab. 7.1 illustriert auch, wie schwammig die Operationalisierung des Schweregrads ausfällt. Sie lässt den beurteilenden Menschen sehr viel Spielraum für individuelle Deutungen und Interpretationen etwa im Hinblick darauf, was es im konkreten Leben bedeutet, dass das soziale und berufliche Funktionieren beeinträchtigt ist. Hier greift also ganz im Sinne der Analyse zu den verschiedenen Bedeutungen des Normbegriffs in Kapitel 2 am ehesten eine sozial-normative Definition von Normalität (▶ Kap. 2.3). Dies ist zwar schlussendlich in der Medizin als pragmatischer Lebenswissenschaft nicht völlig vermeidbar, es beinhaltet aber dennoch problematische Aspekte, auf die immer wieder hingewiesen werden muss.

7.2.1 ADHS als Persönlichkeitsstruktur

Der Begriff »broader ADHD phenotype« bzw. Persönlichkeitsstruktur im Sinne einer ADHS ist in der Wissenschaft bislang nicht etabliert, obwohl er seit der letzten Auflage dieses Buches in ersten Ansätzen aufgegriffen wird (Bonifacci et al. 2019).

Dennoch finden entsprechende Literaturrecherchen in den gängigen Datenbanken der Fachliteratur nach wie vor keine spezifischen Studien zu diesem Konzept. An dieser Stelle soll aber darauf hingewiesen werden, dass die Veranlagung für eine ADHS im Sinne einer multigenetischen familiären Vererbung aus klinischer Perspektive sehr klar ist. Kaum ein Kliniker, der viele Menschen mit ADHS sieht, wird übersehen, dass zumindest in einer sehr großen Untergruppe von Patienten eine klare familiäre Häufung dahingehend erkennbar ist, dass Vater oder Mutter, die Großeltern oder Geschwister ähnlich impulsiv, unaufmerksam oder desorganisiert strukturiert sind wie der Indexpatient – zumindest, wenn es sich um eine primäre ADHS im Sinne des bereits in ▶ Kap. 6.2.7 entwickelten Verständnis handelt. Diese Beobachtung passt zu neuesten wissenschaftlichen Konzepten, die die ADHS ähnlich wie die anderen Entwicklungsstörungen eher als dimensional organisierte mentale Größe sehen denn als klare Kategorie im Sinne des klassischen Krankheitskonzepts (Kiser et al. 2015; Brikell et al. 2015).

7.2.2 Primäre und sekundäre ADHS

Die eben erwähnte Feststellung führt uns nun wieder zur Unterscheidung in die Gruppe der primären und der sekundären ADHS ganz analog zum Autismus (▶ Kap. 6.2.7). Denn eine Betrachtungsweise des ADHS-Eigenschaftsclusters ausschließlich im Sinne einer dimensionalen Größe unter völliger Entkopplung vom klassischen Krankheitskonzept wird der Wirklichkeit auch hier nicht gerecht, was Kasuistik 13 am Beispiel einer leicht ausgeprägten sekundären ADHS illustrierte. Es gibt eine Reihe von Menschen, bei denen eine ADHS überzeugend diagnostiziert werden kann, ohne dass eine familiäre Veranlagung erkennbar ist. Gleichzeitig gibt es mehrere klar erkennbare Befundkonstellationen, die für eine sekundäre ADHS sprechen, wie etwa ausgeprägte Geburtskomplikationen, epileptische Anfälle, Gehirnentzündungen in der Vorgeschichte oder unspezifische, aber dennoch auffällige Untersuchungsbefunde bei der Bildgebung des Gehirns, immunologischen Laborparametern, dem Gehirnwasser (Liquor) oder dem Elektroenzephalogramm (EEG) (Tebartz van Elst und Perlov 2013, S. 106 ff.). Auch gibt es wiederum in völliger Analogie zum Autismus sowohl monogenetische Erkrankungen (Fragiles-X-Syndrom) als auch wahrscheinlich mono- oder oligogenetische Syndrome, die klar mit einer klinischen Symptomatik im Sinne einer ADHS einhergehen. Dies alles wären, wie beim Autismus, Beispiele für sekundäre ADHS-Varianten.

Im Gegensatz dazu muss nun – ebenso wie beim Autismus – die primäre ADHS als wahrscheinlich multigenetisch mitbedingtes, familiäres Eigenschaftsmuster im Sinne eines Stärke-Schwäche-Clusters verstanden werden.

Wie sehr diese Persönlichkeitseigenschaften dann die soziale, akademische oder berufsbezogene Funktionsfähigkeit des betroffenen Menschen beeinträchtigen im Sinne des E-Kriteriums nach DSM-5, hängt aber wiederum auch von zahlreichen Umgebungsvariablen ab. Beispiele für solche relevanten Randbedingungen wären etwa die allgemeine Intelligenz und damit verbunden die Fähigkeit, Umgehungsstrategien zu entwickeln und umzusetzen, die Unterstützung durch die Familie und das Umfeld, die Bewertung des Stärke-Schwäche-Clusters durch Familie, Peer-Group und sozialem Umfeld.

Wie in ▶ Kap. 7.1.2 geschildert, wird es im Hinblick auf die funktionellen und existenziellen Auswirkungen der ADHS-Eigenschaften auf das eigene Leben von entscheidender Bedeutung sein, ob es gerade in der für die Entwicklung kritischen 2. Dekade gelingt, ein realistisches und damit funktionierendes Selbstbild aufzubauen, ein gutes Selbstwertgefühl zu entwickeln und eine der eigenen Struktur entsprechende berufliche Nische zu finden, in der die Stärken zum Tragen kommen und die Schwächen toleriert werden.

Dies hängt natürlich auch von der persönlichen Fähigkeit ab, autonome Kompensationsstrategien für die eigenen Schwächen zu entwickeln. Darüber hinaus ist es aber auch die Aufgabe der Gesellschaft, Unterstützungsstrukturen zu organisieren und vor allem Nischen bereitzustellen, die den Kindern- und Jugendlichen dabei helfen, dass aus einem besonderen Eigenschaftscluster keine Störung im Sinne des E-Kriteriums nach DSM-5 wird.

> Bei sekundären Formen der ADHS finden sich zumindest wahrscheinliche ursächliche Faktoren. Bei primären Formen ist das nicht der Fall. Dennoch findet sich häufig eine positive Familienanamnese.

7.3 ADHS als Basisstörung

Aus der Sicht der klinischen Psychiatrie und Psychotherapie ist es wiederum wie beim Autismus sehr wichtig, zu erkennen, dass eine ADHS bzw. auch eine subsyndromale ADH-Struktur im Sinne einer Persönlichkeitsstruktur von großer Bedeutung für sich daraus entwickelnde sekundäre psychische Probleme wie Depressionen, Angsterkrankungen, Anpassungsstörungen, Süchte, Zwänge usw. sein kann. In solchen Konstellationen, d.h., wenn sich z.B. eine Depression in einem erkennbaren Kausalzusammenhang aus dem ADHS-Stärke-Schwäche-Cluster einer Person entwickelt, muss die ADH-Struktur bzw. die ADHS als Basisstörung bzw. Basisstruktur, für die sich daraus entwickelnde Depression verstanden werden. Aus klinischer und vor allem aus therapeutischer Perspektive ist es dann nicht hinreichend, die sekundäre Depression isoliert zu betrachten und zu behandeln. Denn wenn die Psychodynamik, aus der heraus sich die Depression in einer solchen Konstellation entwickelt, von Arzt und Patient nicht verstanden wird, so wird sowohl medikamentös als auch psychotherapeutisch an einer wesentlichen Ursache des klinischen Gesamtbildes vorbeigehandelt (Tebartz van Elst et al. 2013). Dies soll anhand einer weiteren Kasuistik veranschaulicht werden.

Kasuistik 14

Herr B. ist ein 44-jähriger, in der Vergangenheit sehr erfolgreicher Finanzmanager, der nach einem Suizidversuch in die Klinik zur weiteren Diagnostik und Therapie einer vordiagnostizierten schweren depressiven Episode aufgenommen wurde. Zum Zeitpunkt der Aufnahme befand sich Herr B. seit drei Jahren in fachärztlicher Behandlung wegen rezidivierender schwerer depressiver Episoden und eines gravierenden Partnerschaftskonflikts. Im Vorfeld der Aufnahme war es zu einem Suizidversuch gekommen, nachdem seine Frau ihm untersagt hatte, mit den Kindern in alkoholisiertem Zustand Auto zu fahren, und ihm angekündigt hatte, sich von ihm zu trennen. Daraufhin war Herr B. mit dem Auto davongebraust, nachdem er ihr noch angedroht hatte, nun sei alles vorbei, nun könne er sich auch von der Brücke stürzen. Sie hatte daraufhin die Polizei alarmiert, die Herrn B. am Rande einer hohen Autobahnbrücke neben seinem Auto bewusstlos vorgefunden hatte. Im Wagen fanden sich noch zwei leere Schnapsflaschen. Nach der notärztlichen Versorgung und Entgiftung vom Alkohol – Herr B. hatte einen Blutalkoholspiegel von 3,5 Promille – hatte er seine Suizidabsichten der Psychiaterin gestanden, was zur stationären Aufnahme führte.

Die weitere Befragung ergab, dass Herr B. erstmalig vor drei Jahren, mit 41, eine Depression erlitten hatte. Damals hatte es massive Probleme am Arbeitsplatz gegeben, die schließlich zu seiner fristlosen Kündigung geführt hätten. Er sei in eine tiefe Depression gerutscht und in einer psychoanalytisch orientierten Reha-Klinik zehn Wochen behandelt worden. Dort sei für ihn überzeugend herausgearbeitet worden, dass er das Beziehungsmuster seiner Eltern in seinem eigenen Leben reinszeniere. Sein Vater sei ebenso wie er sehr temperamentvoll und ein erfolgreicher Geschäftsmann gewesen und habe seine Kinder mit viel Leistungsdruck und sehr autoritär erzogen. Er habe nun die Rollen- und Lebenserwartungen seines Vaters verinnerlicht und jage einem Ideal nach, welches auch sein Vater, der 54-jährig an Lungenkrebs verstorben war, nie erreicht habe. Im Zuge der Behandlung habe sich seine Depression rasch gebessert. Er habe ebenso rasch wieder eine neue Arbeit gefunden. Dabei habe sich auch sein Familienleben wieder stabilisiert.

Bereits eineinhalb Jahre später sei es jedoch zu Problemen am neuen Arbeitsplatz gekommen. Weil er seinen Chef für eine »Niete« gehalten und ihm dies auch offen gesagt habe, sei es wiederholt zu Streit gekommen. Sein Chef habe ihn daraufhin langsam, aber sicher aus der Firma gedrängt, obwohl er der erfolgreichste Kollege im Betrieb gewesen sei. Darüber habe er das Trinken wieder angefangen. Schon als Jugendlicher und junger Erwachsener habe er zu viel Alkohol getrunken und Probleme mit der Polizei wegen Trunkenheit am Steuer gehabt. Nach zwei Abmahnungen wegen Alkohols habe er selbst gekündigt. Einmal arbeitslos sei er dann völlig versumpft. Er habe lange geschlafen, vermehrt getrunken, immer wieder Streit mit seiner Frau und den drei inzwischen jugendlichen Kindern bekommen und sei schließlich wieder in eine tiefe Depression gerutscht. Diesmal habe seine Psychiaterin ihn für acht Wochen in eine verhaltenstherapeutisch orientierte Rehaklinik geschickt. Im Zentrum der Psychotherapie hätten Verhaltensanalysen im Hinblick auf sein Trinkverhalten gestanden. Er habe genau gelernt, welche Stimuli ihn zum Trinken brächten, was das für Konsequenzen habe und mit welchen Verhaltensmustern er darauf reagiere. Auch das habe ihm gut geholfen und er sei wieder rasch remittiert.

Nach Entlassung habe er dann wider Erwarten schnell wieder eine neue Arbeit gefunden. Er habe sich aber bald überarbeitet, sei immer länger im Büro geblieben, habe große Ängste entwickelt, auch diesen Job zu verlieren. Er habe in den letzten Monaten immer weniger geschlafen und gegen die Schlaflosigkeit schließlich wieder zum Alkohol gegriffen. Im Weiteren habe es darüber aber wieder Streit mit der Frau gegeben. Einige Wochen vor dem Suizidversuch sei er mit seiner Frau und seiner Familie im Europapark gewesen. Es sei ein wunderschöner Tag gewesen und er habe sich super gefühlt. Solche Stimmungsschwankungen, mit ausgesprochenen Hochs und Tiefs, kenne er seit seiner Jugend. Er habe zwei oder drei Bier getrunken und sei dann auf der Heimfahrt mit 220 km/h über die Autobahn gerast. Er habe vielleicht auch ein wenig gedrängelt. Seine Frau habe das gar nicht lustig gefunden, aber die Kinder seien begeistert gewesen. Danach habe sich die Stimmung zu Hause aber deutlich verschlechtert. Drei Wochen später habe sich nach einem Familienfest eine ähnliche Konstellation ergeben, bei der seine Frau ihm das Autofahren verboten habe. Er sei dann durchgedreht, was zu dem geschilderten Suizidversuch geführt habe. Er wolle seine Familie aber nicht verlieren, er liebe seine Frau und habe drei fantastische Kinder.

Im Rahmen der ausführlichen Erhebung der Entwicklungsanamnese wird klar, dass Herr B. nach unauffälliger Schwangerschaft und Geburt als viertes von fünf Kindern und einziger Junge zur Welt gekommen sei. Sein Vater habe eine sehr erfolgreiche Baumschule im Dorf geführt und sei lange Bürgermeister gewesen. Er sei schon als kleiner Junge sehr lebhaft und immer nur im Wald und mit Freunden unterwegs gewesen. Der Kindergarten sei super gewesen. Es habe zwar häufig Raufereien und Probleme mit den Erzieherinnen gegeben, das habe ihn aber eigentlich nicht gestört. Zu Hause habe er sich dann vom Vater immer wieder Ohrfeigen eingehandelt. Der habe seine Impulsivität aber gleichzeitig nicht so schlimm gefunden, habe gesagt: »Das wächst sich raus, das war bei mir genauso!« Schlimmer habe er die ständigen Vorhaltungen seiner Mutter gefunden. In der Grundschule sei er immer wieder in Schlägereien verwickelt gewesen. Er habe aber immer nur die Schwachen beschützt und sich wie Robin Hood gefühlt. Gelernt habe er gar nicht. In den Fächern, die ihn interessierten, habe er, ohne zu lernen Einser und Zweier gehabt, in den anderen Fächern Vierer und auch oft Fünfer. Konzentrieren habe er sich nur auf solche Themen können, die ihn brennend interessierten. Im Gegensatz zu seinen Schwestern, die alle das Abitur gut bestanden hätten, habe er »nur« die Realschule mit 2,8 abgeschlossen. Nach der Schule habe er eine Lehre bei der Sparkasse absolviert. Der Umgang mit den Zahlen und mit Geld sei ihm leichtgefallen und habe ihm gefallen. Auch habe es ihm gutgetan, unabhängig von zu Hause zu sein und sein eigenes Geld zu verdienen. Später habe er dann eine Freundin gehabt, die ihn sehr unterstützt habe. Er habe immer noch gerne mit Kumpels herumgegangen und habe schon damals zu viel Alkohol getrunken und auch mit Drogen experimentiert. Kokain und Ecstasy hätten ihn sehr ruhig gemacht. Das sei zwar okay gewesen, hätte aber

> keinen Kick gegeben so wie bei anderen. Unter dem Einfluss der Freundin habe er dann an der Abendschule neben der Arbeit bei der Sparkasse sein Abitur nachgeholt und im Anschluss Wirtschaft an einer Fachhochschule studiert. Schon während dieser Zeit habe er nebenbei sehr erfolgreich Versicherungen verkauft und sich sein Studium damit fast komplett finanziert. Er könne gut mit Menschen, könne gute Laune verbreiten und sehr überzeugend sein. Bei seiner Arbeit für mehrere große Banken und Versicherungen habe er sich immer schnell in neue Produktlinien einarbeiten können. Wenn ihn etwas packe, übertreibe er aber gerne. Er würde exzessiv viel arbeiten und alles andere vernachlässigen. Auch sei er immer noch sehr impulsiv und gerate immer wieder vor allem mit Vorgesetzten aneinander. So sei es schließlich auch zu den Kündigungen gekommen.

Die Geschichte von Herrn B. ist ein klassisches Beispiel für eine leicht ausgeprägte primäre ADHS im Sinne einer Persönlichkeitsstruktur. Die impulsive und unaufmerksame Grundstruktur hat zu klar erkennbaren Problemen insbesondere in der Schulzeit geführt. Der Bildungsabschluss lag aufgrund seiner Impulsivität, Sorglosigkeit und Unaufmerksamkeit mit hoher Wahrscheinlichkeit unter seinen Möglichkeiten. Aber wie so oft in ähnlich gelagerten Fällen kamen ihm die mit diesem Eigenschaftscluster verbundenen Vorteile, wie die ausgesprochene Lebendigkeit, Kontaktfreudigkeit, Überzeugungs- und Begeisterungsfähigkeit, später im Leben in anderen Kontexten auch zugute. Die Fallvignette illustriert, wie sehr das Dysfunktionalitätskriterium (D-Kriterium nach DSM-5) nicht nur von dem Eigenschaftscluster an sich, sondern auch vom Umfeld und der konkreten Lebenssituation abhängt. Aber dennoch ist die Persönlichkeitsstruktur von Herrn B. im Sinne einer ADHS auch der Schlüssel für die Entwicklungsgeschichte der verschiedenen depressiven Episoden. Verbunden mit der Impulsivität kommt es häufig zu Alkohol- und Substanzabusus, Hochrisikoverhalten wie der Raserei auf der Autobahn, zu impulsivem Konfliktverhalten, wie in den verschiedenen Arbeitssituationen und mit seiner Frau, und zu einer Tendenz, sich desorganisiert zu verhalten und auch arbeitstechnisch völlig die eigenen Grenzen zu ignorieren. Das führte immer wieder zu depressiven Einbrüchen. Im konkreten Fall stellte sich die Erkenntnis der eigenen ADH-Struktur auch therapeutisch als Schlüssel für eine überzeugende Einordnung der daraus resultierenden Depressionen dar. Dafür ist es aus ärztlich-wissenschaftlicher Sicht völlig unerheblich, ob die ADH-Struktur im Sinne einer Störung oder Normvariante begriffen wird. Entscheidend ist vielmehr, die eigene Struktur zu verstehen, die damit verbundenen Stärken und Schwächen zu erkennen, das eigene So-Sein im positiven Sinne anzunehmen und zu lernen, die Stärken auszuspielen und für die Schwächen funktionierende Umgehungsstrategien zu entwickeln.

Aus der Sicht des Klinikers stellt in all den vielen ähnlichen Konstellationen die ADHS eine Basisstörung bzw. Basisstruktur dar. Denn die entsprechenden Eigenschaftscluster stellen den Hintergrund dar, vor dem sich dann aufgrund klassischer, alltäglicher, psychoreaktiver Dynamiken typische Probleme und mittelfristig oft auch Symptome vor allem im Sinne von depressiven Syndromen und Angstsymptomen entwickeln (Matthies et al. 2011, 2013; Matthies und Biscaldi-Schäfer in Vorb.; Hesslinger et al. 2003a, 2003b).

> Die persönlichkeitsstrukturellen Besonderheiten einer ADHS, seien sie nun syndromal in Form einer Störung oder subsyndromal gegeben, führen oft zu typischen Verhaltens- und Konfliktmustern im Alltag. Diese werden oft ihrerseits Ausgangspunkt für sich daraus entwickelnde Angsterkrankungen und Depressionen oder von Problemverhaltensweisen wie Spielsucht oder Substanzabhängigkeit.

7.4 Über Ursachen der ADHS

Die Ursachen der ADHS sind nach wie vor im Detail unklar. Zahlreiche Untersuchungen auch aus unserer eigenen Arbeitsgruppe berichten zwar von vielen und im Detail sehr unterschiedlichen diskreten Auffälligkeiten bei Menschen mit ADHS sowohl im Hinblick auf die Struktur des Gehirns (Hesslinger et al. 2001, 2002; Perlov et al. 2008; Ahrendts et al. 2011; Rüsch et al. 2007a; Maier et al. 2016), die Funktion (Maier et al. 2014; Wilbertz et al. 2012, 2013; Sebastian et al. 2012) als auch auf die Konnektivität (Rüsch et al. 2007a, 2010b) oder die Neurochemie (Perlov et al. 2007, 2009; Rüsch et al. 2010). Auch fanden sich Auffälligkeiten beim Kontrastsehen (Bubl et al. 2015). Dennoch sind all diese Auffälligkeiten sehr diskret und unterscheiden Menschen mit ADHS meist nicht im kategorialen Sinne von solchen ohne eine ADHS. Dies gilt allerdings nur für den Bereich der primären, multigenetischen, familiären ADHS, nicht aber für die sekundären Formen, wo in der Tat strukturelle oder funktionelle Auffälligkeiten auch im kategorialen Sinne erkannt werden können (Tebartz van Elst und Perlov 2013). Einmal mehr zeigt sich, dass gerade aus neurobiologischer Sicht eine Unterscheidung zwischen primärer und sekundärer ADHS nötig ist. Denn die beiden Untergruppen unterscheiden sich zwar möglicherweise gar nicht so sehr, was die Symptome und Eigenschaften der betroffenen Menschen anbelangt, sehr wohl aber, was die Gründe für das jeweilige So-Sein betrifft. Und diese Gründe haben auch Auswirkungen auf die Therapie.

Im Bereich der primären ADHS können bildlich, im Sinne der weiter oben entwickelten Metapher der Körpergröße, gesprochen (▶ Primärer Autismus (idiopathischer Autismus)), all diese Auffälligkeiten also durchaus als ein dimensionales »auffällig groß« bzw. »auffällig klein« im Hinblick auf die jeweils untersuchten psychobiologischen, zerebralen Eigenschaften verstanden werden. Das bedeutet also, dass z. B. die von unserer Arbeitsgruppe publizierte Beobachtung, dass die Gesamthirnvolumina von Erwachsenen mit einer primären ADHS signifikant, aber sehr diskret kleiner sind als die von Kontrollen (Maier et al. 2016), gut vereinbar ist mit dem hier entwickelten Verständnis einer ADHS, die auch im Sinne einer Normvariante verstanden werden kann.

Was die Ursachen der ADHS anbelangt, soll an dieser Stelle noch auf die Bedeutung des *dopaminergen Systems* eingegangen werden. Wie in ▶ Kap. 7.1.1 schon festgehalten, wurde schon vor fast 80 Jahren erkannt, dass Substanzen wie Amphetamin und Methylphenidat zumindest bei sehr vielen Kindern, aber auch bei Erwachsenen mit einer ADHS überzeugend wirken, indem sie die Aufmerksamkeit verbessern und die Betroffenen ruhiger und geordneter machen. Die Wirkung solcher Substanzen auf die Zielsymptome Unaufmerksamkeit und Impulsivität ist nach meiner klinischen Erfahrung in vielen Fällen sehr überzeugend. Auch werden entsprechende Medikamente oft gut vertragen. Dabei wirken die sogenannten Stimulantien sowohl bei primären als auch bei sekundären Formen einer klinisch diagnostizierten ADHS. Es gibt aber auch große Untergruppen von Patienten, bei denen Stimulantien nicht wirken, und wiederum relevant große andere Untergruppen, bei denen sie im Hinblick auf die Zielsymptome wirken, sich aber Nebenwirkungen einstellen.

An dieser Stelle soll nicht das Für und Wider einer Medikation der ADHS mit Stimulantien diskutiert werden. Dies ist nicht Thema dieses Buches und die diesbezügliche oft emotional sehr aufgeladene Diskussion soll nicht vom eigentlichen Gedankengang ablenken. Vielmehr soll hier darauf hingewiesen werden, dass die Tatsache, dass solche Medikamente wirken, im Umkehrschluss nicht bedeutet, dass die so behandelten Symptome tatsächlich theoretisch zwingend als Krankheit im eigentlichen Sinne einzustufen sind. Denn wie schon oben berichtet, verbessern Stimulantien auch bei Menschen ohne ADHS die Aufmerksamkeit (Rapoport et al. 1978).

Die Situation kann in Analogie etwa zu den Blutdruckmitteln verstanden werden. Die meisten Antihypertensiva senken auch bei Menschen, die nicht an einem Bluthochdruck leiden, den Blutdruck. Aus der Tatsache, dass ein Antihypertensivum nun bei einem individuellen Menschen den Blutdruck senkt, kann man also nicht zwingend schließen, dass er vorher an einem Bluthochdruck (Hypertonie) litt. Im Gegensatz zur Situation bei der ADHS fällt es aber beim Bluthochdruck viel leichter, einen gesellschaftlichen Konsens darüber zu erzielen, was genau »hoher Blutdruck« bedeuten soll. Denn diesen kann man mit Messgeräten leicht und für alle überzeugend objektivieren. Die Symptome der ADHS dagegen sind psychobiologische Eigenschaften, deren Normbereich viel schwerer zu objektivieren ist. Und inwieweit aus solchen Symptomen ein Leidensdruck erwächst, hängt natürlich nicht nur von den Symptomen an sich, sondern auch von den individuellen und gesellschaftlichen Rahmenbedingungen ab.

> Stimulantien wirken bei vielen Menschen sowohl mit primärer als auch mit sekundärer ADHS überzeugend. Daraus können aber nur bedingt Rückschlüsse auf die Ursachen der ADHS gezogen werden.

7.5 Autismus, ADHS

Autismus und ADHS sind wechselseitig miteinander vergesellschaftet. Das gilt auch für das dritte große Störungsbild der sogenannten Entwicklungsstörungen, die Tic-Störungen (▶ Kap. 8). Etwa 50 % der Menschen mit einem Gilles-de-la-Tourette-Syndrom, einer chronischen Tic-Störung mit vokalen und motorischen Tics, leiden an einer ADHS. Viele weisen auch autistische Züge auf (Tebartz van Elst 2013a; Tebartz van Elst et al. in Vorb.). Menschen mit einer ADHS leiden ebenfalls gehäuft sowohl an Tics als auch an Problemen mit der sozialen Wahrnehmung und Kompetenz, die sehr an eine Autismus-Spektrum-Störung erinnern können (Philipsen et al. 2008). Schlussendlich ist eine ADHS die häufigste Erstdiagnose bei Kindern und Jugendlichen mit einem hochfunktionalen Autismus. Dies ist nicht verwunderlich, wenn man bedenkt, dass Kinder mit Autismus sich in Schulsituationen z. B. »wegträumen«, wenn sie bei der Gruppenkommunikation nicht mitkommen, oder in Wutattacken geraten, wenn Mitschüler sie ärgern, indem sie absichtlich ihre »Marotten und Routinen« stören. Dann wird die Wutattacke als Ausdruck der Impulsivität gesehen und zusammen mit der gut beobachtbaren Unaufmerksamkeit und Verträumtheit sind die diagnostischen Kriterien einer ADHS schnell erfüllt. So ist es nicht verwunderlich, dass nach Studienlage 30–80 % der Kinder mit einer Autismus-Spektrum-Störung an einer ADHS leiden und umgekehrt 20–50 % derjenigen mit einer ADHS-Diagnose die Kriterien einer ASS erfüllen (Rommelse et al. 2010; Rutter und Thapar 2014; Hofvander et al. 2009; Tebartz van Elst et al. in Vorb.).

Nach DSM-IV stellten eine ADHS- und eine Autismus-Diagnose noch sich wechselseitig ausschließende Kategorien dar. Dies wurde im DSM-5 jedoch dahingehen geändert, dass nun beide Diagnosen gleichzeitig im Sinne einer Komorbidität gestellt werden können (▶ Kap. 6.2.8). Die ICD-11 hat diese Neuerung aus dem DSM-5 ebenfalls aufgegriffen. In neueren Publikationen vertreten einige Autoren auch die Auffassung, dass zumindest die beiden Entwicklungsstörungen ASS und ADHS über gemeinsame Genpools miteinander auch in einem kausalen Sinne verbunden seien. Dabei wird punktuell diskutiert, die ADHS sei nur eine leichtere Variante einer ASS (Sizoo et al. 2015). Inwieweit solche Konzepte sich in der empirischen Forschung bewähren werden, muss die Zukunft zeigen. Nach meiner Auffassung ist es aber zumindest für Untergruppen von Patienten überzeugend, eine inhärente Verbindung zwischen Symptomen einer ADHS und einer ASS zu sehen.

> Die großen drei Entwicklungsstörungen (Autismus, ADHS, Tic-Störungen) treten oft miteinander vergesellschaftet auf, was auf gemeinsame ätiologische und/oder pathogenetische Mechanismen zumindest bei relevanten Untergruppen hinweist.

7.6 Die Wirklichkeit ist komplex: ADHS als Normvariante, Persönlichkeitsstörung und neuropsychiatrische Krankheit

Auf der Grundlage des in den bisherigen Kapiteln entwickelten Gedankengangs kann nun in Analogie zu den entsprechenden Befunden bei der Entwicklungsstörung Autismus auch für die ADHS gefolgert werden, dass das klinische Syndrom ADHS, welches ohnehin vergleichsweise einfach über die Kernsymptome Unaufmerksamkeit und Hyperaktivität/Impulsivität definiert ist, keiner einheitlichen Krankheit entspricht. Vielmehr muss es als Ausdruck verschiedener erworbener oder einfacher bzw. komplexer genetischer Gründe begriffen werden.

Dabei kann auf der einen Seite die Gruppe der sekundären ADHS identifiziert werden. Hier führen z. B. klare genetische Erkrankungen wie das Fragile-X-Syndrom zu der Symptomatik. Alternativ können andere klinisch erkennbare Syndrome vorhanden sein, bei denen die ADHS nur einen Teilaspekt darstellt und die häufig mit anderen Auffälligkeiten wie z. B. Herzfehlbildungen oder sogenannten neurologischen Soft Signs vergesellschaftet sind (Neurologische Soft Signs sind Symptome wie integrative sensorische Defizite, Probleme mit der räumlichen Wahrnehmung, Probleme der Auge-Hand-Koordination, Feinmotorikprobleme, Probleme mit der Sequenzierung von motorischen oder kognitiven Aufgaben, Spiegelbewegungen, Synästhesien, Blickmotorikauffälligkeiten etc.). Neben den genetischen Gründen für eine sekundäre ADHS sind erworbene Gründe wie etwa Geburtskomplikationen, epileptiforme Erkrankungen, entzündliche Gehirnerkrankungen, Hirnverletzungen, Rauchen während der Schwangerschaft, Alkoholismus der Mutter usw. möglich. Allen sekundären Formen einer ADHS ist gemein, dass sie im Sinne des in ▶ Kap. 3 entwickelten Verständnisses als Krankheit begriffen werden können, da erkennbare oder zumindest sehr wahrscheinliche Ursachen für die gegebenen psychobiologischen Eigenschaften benannt werden können. ▶ Tab. 6.5 illustriert, dass – wie beim Autismus – auch in dieser Konstellation die Krankheit im praktischen Alltag nicht unbedingt einen Krankheitswert haben muss.

Im Falle einer primären ADHS wird das psychobiologische Eigenschaftscluster primär als Ausdruck einer komplexen, multifaktoriellen Genetik verstanden. In dieser Konstellation kann das ADH-Eigenschaftscluster nicht im Sinne eines kategorialen Krankheitskonzepts gedacht werden. Vielmehr müssen die Eigenschaften, der Körpergröße-Metapher folgend, als dimensional strukturiert begriffen werden. Die klinisch erkennbare Rolle des dopaminergen Systems bei der Modulation der Aufmerksamkeitssteuerung von Menschen mit und ohne ADHS steht diesem Verständnis nicht entgegen. Leichte Ausprägungen des entsprechenden Eigenschaftsclusters müssen im Sinne einer psychobiologischen Normvariante vor dem Hintergrund des in ▶ Kap. 2 erarbeiteten Verständnisses einer multikategorialen Normalität begriffen werden. Bei mittelgradigen und schweren Ausprägungen kann die Symptomatik im Sinne einer Persönlichkeitsstörung gemäß ICD-10 und DSM-5 begriffen werden, sofern es relevante, objektiv-aufweisbare Auswirkungen auf die

7 Was ist eine Aufmerksamkeitsdefizit-Hyperaktivitätsstörung (ADHS)?

Entwicklung des Lebens in den Bereichen Schule/Beruf, persönliche Beziehungen und Freizeit hat und ein Leidensdruck resultiert.

> Persönlichkeitseigenschaften im Sinne einer ADHS mit einer erkennbaren lebenslangen Neigung zu Unaufmerksamkeit, motorischer (innerer) Unruhe, Hyperaktivität und Impulsivität sowie häufiger emotionaler Instabilität begegnen uns im Alltag sowohl als Normvariante als auch im Sinne einer Persönlichkeitsstörung oder einer klassischen neuropsychiatrischen Krankheit.

8 Was sind Tic-Störungen und das Gilles-de-la-Tourette-Syndrom?

Dieses Kapitel wurde in der 3. Auflage dieses Buches neu ergänzt, obwohl Tics und das Gilles-de-la-Tourette-Syndrom auch in den beiden vorherigen Auflagen sowohl in den Kasuistiken als auch unabhängig davon schon sehr präsent waren. Der Grund dafür ist der, dass es eine inhaltliche Nähe zu den anderen beiden Störungsbildern gibt und bei genauer Analyse auch die Tic-Störungen ganz analog zur ADHS und dem Autismus im Sinne einer Normvariante, einer Persönlichkeitsstörung und einer echten neuropsychiatrischen Erkrankung begriffen werden können, worauf in ▶ Kap. 4.5 bereits ausführlich hingewiesen wurde. Auch wurden in DSM-5 und bedingt im ICD-11 die Tic-Störungen im Kapitel der Entwicklungsstörungen mit dem Autismus, der ADHS, den Intelligenzminderungen und den Teilleistungsstörungen zusammengefasst. Und die klinischen Erfahrungen aus der Tic-Sprechstunde zeigen, wie z. B. in Kasuistik 10 und 11 illustriert, dass nicht nur die Betroffenen selbst, sondern gerade auch die Eltern und Geschwister oft mit sehr großen Ängsten konfrontiert werden, wenn Tics bei ihren Kindern meist in der ersten Lebensdekade erstmalig auftreten. Dann ist oft die Panik groß und mit großen Sorgen kommen die Eltern mit ihren Kindern in die Sprechstunde, um zu erfahren, ob diese nun psychisch krank sind und was das für sie genau bedeutet. Auch um hier im aufklärenden Sinn auf dieses Buch verweisen zu können, wurde das Thema nun in der dritten Auflage ausführlicher aufgenommen.

Was aber sind nun eigentlich Tic-Störungen und das Gilles-de-la-Tourette-Syndrom?

8.1 Die Geschichte des Tourette-Syndroms

Die erste klare, wissenschaftliche Beschreibung einer komplexen Tic-Störung erfolgte nicht durch Gilles-de-la-Tourette, sondern nach Müller-Vahl (2014) durch den französischen Arzt und Pädagogen Itard (1825). Gilles-de-la-Tourette war Schüler des seinerzeit berühmten französischen Neurologen Jean-Martin Charcot (1825–1893), bei dem auch Sigmund Freud (1856–1939) sich im Hinblick auf dessen Spezialgebiet der Hypnose und Hysterie inspirieren ließ. Tourette verfasste einen Fachartikel, den man heutzutage einen ersten kumulativen Fallbericht nennen würde, indem er acht Patienten und eine Patientin, nämlich die von Itard beschriebene, zusammenfasste (Gilles de la Tourette 1885). Inwieweit die von Tourette beschriebenen Fälle am Ende gar nicht so sehr dem heutigen Verständnis einer primär-idiopathischen Tic-Störung entsprechen, die wissenschaftliche Ehre der Erstbeschreibung eher dem französischen Arzt Trousseau (1873) zukommen müsste und Charcot, der die Tic-Störung später nach seinem Schüler Tourette benannte, ihm diese Ehre bewusst vorenthielt, gehört zu den Rätseln der Wissenschaftsgeschichte, denen hier nicht weiter nachgegangen werden soll (Müller-Vahl 2014).

Aber auch die jüngere Wissenschaftsgeschichte zum Tourette-Syndrom ist sehr interessant. Wurde es in der zweiten Hälfte des 20 Jahrhunderts unter dem Einfluss der Psychoanalyse überwiegend als psychoreaktive Stresserkrankung angesehen (Schoenberger-Mahler und Rangell 1943), die es zu psychotherapieren gelte, wandelte sich das Verständnis im späten 20. Jahrhundert hin zu einem rein neurologischen Krankheitsverständnis. Nun galten alle Versuche, den Betroffenen eine Unterdrückung der Tics anzutrainieren als obsolet oder sogar schädlich. Denn – so verkündeten die Experten in diesen Dekaden ex cathedra – eine Unterdrückung der Tics habe unweigerlich zur Folge, dass sie später schlechter werden würden. Nun galt eine Behandlung mit antidopaminergen Medikamenten, den sogenannten Neuroleptika, als Goldstandard aller therapeutischen Bemühungen. Dabei war schon 1973 von den Autoren Azrin und Nunn eine verhaltenstherapeutische Methode zur erfolgreichen Therapie von Tics und anderen Impulskontrollstörungen veröffentlich worden, das sogenannte »habit reversal training«, welches nun aber lange Zeit auf der Grundlage einer rein neurologischen Konzeptualisierung des Phänomens nicht ernst genommen wurde (Azrin und Nunn 1973). Erst in den ersten Dekaden des neuen Milleniums setzte sich allmählich gestützt auf empirische Studien die Erkenntnis durch, dass das Habit Reversal Training und andere ähnliche trainierende Verfahren in der Tat sogar ähnlich hilfreich sein können wie eine medikamentöse Therapie und offensichtlich weniger Nebenwirkungen haben. Aber auch heute noch finden sich unterschiedliche Positionen zur Deutung der Tic-Störungen. Handelt es sich um eine psychiatrische Störung oder eine neurologische Erkrankung? Die offensichtliche Untersicherheit bei der Beantwortung dieser Frage spiegelt sich in der Klassifikation wider. Im DSM-5 werden die Tic-Störungen den Entwicklungsstörungen zugeordnet. Im ICD-10 wurden sie ebenfalls als psychiatrische Störung klassifiziert und im Kapitel der Störungen mit Beginn in der Kindheit geführt (ICD-10 F 95,-). Im ICD-11 werden sie zwar – wiederum dem DSM-5 folgend – bei den Entwicklungsstörungen aufgelistet. Kodiert werden sie aber als neurologische Erkrankung (8 A05.0). Diese offensichtlichen Unsicherheiten verdeutlichen, wie unverstanden die Mechanismen insbesondere aus ursächlicher Sicht noch sind, die sich hinter so einem vergleichsweise einfachen Phänomen wie motorischen Tics verbergen. Aber das haben Tics und das Tourette mit den meisten psychiatrischen Syndromen gemeinsam.

> Die Phänomene der Tics sind seit dem frühen 19. Jahrhundert wissenschaftlich beschrieben. Ihre Deutung wandelte sich erheblich. Noch heute besteht keine Einigkeit darüber, ob sie als neurologisches oder psychiatrisches Phänomen verstanden werden sollten.

8.2 Zur Symptomatik und Klassifikation von Tics und dem Tourette-Syndrom

Die wesentlichen Informationen zu den Tic-Störungen sind in ▶ Tab. 8.1 zusammengefasst. Hier soll zunächst die klassische Entwicklungsanamnese von Kindern mit Tic-Störungen geschildert werden.

Die frühe Entwicklung von Menschen mit Tourette Syndrom ist nicht durch irgendwelche Besonderheiten gekennzeichnet. Geburtskomplikationen, entzündliche Hirnerkrankungen, Anfallserkrankungen wie Epilepsien, Schädel-Hirn-Traumata etc. haben im Kern ebenso wenig mit einem idiopathischen Tourette-Syndrom zu tun wie eine Intelligenzminderung. Ganz im Gegenteil können prä- und perinatale Komplikationen einen Hinweis auf eine sekundäre Tic-Störung darstellen (Robertson 2015a, b; Abdulkadir et al. 2016; Müller-Vahl 2014, in Vorb.). Häufig finden sich in der Elterngeneration von Kindern, die sich mit Tics vorstellen, ebenfalls Tics, vor allem in deren Kindesalter. Nur haben die Eltern diese oft vergessen oder sind sich ihrer fortbestehenden Tics gar nicht bewusst (▶ Kasuistik 10). Meist zwischen dem 6–8. Lebensjahr, also in der späten Kindergarten- oder frühen Grundschulzeit kommt es dann typischerweise zum Auftreten erster Tics. Tics sind dabei definiert als plötzliche, nicht rhythmische, phasische, meist zuckende Bewegungen wie Blinzeln, Augen-aufreißen, zwinkern, Nase rümpfen, Backen aufblasen, Mund öffnen oder verziehen, grimassieren, Zunge herausstrecken usw. Häufig treten solche Tics im Gesichtsbereich auf und sind daher für andere gut sichtbar. Auch die Tatsache, dass es sich um von außen betrachtet, plötzlich-einschießende, zuckende Bewegungen handelt, führt dazu, dass diese Bewegungen einen ausgesprochenen Signalcharakter haben und anderen Kindern oder Erzieherinnen im Kindergarten meist sofort auffallen. Die Betroffenen selbst, häufiger Jungen als Mädchen, scheinen diese Auffälligkeiten dagegen oft eher teilnahmslos hinzunehmen oder diese gar nicht zu bemerken, als dass sie darüber besorgt wären. Eltern fallen die zuckenden Bewegungen dagegen meist sofort auf.

An dieser Stelle kommt dann häufig die Klinikern gut bekannte »Psychodynamik des Alltags« zum Tragen. Das bedeutet, dass vor allem in fürsorglichen und gut behüteten Kontexten die besorgten Eltern sich im Internet informieren und starr vor Entsetzen auf Videos von schwersten Formen eines Tourette-Syndroms stoßen, obwohl ihre Kinder zu diesem Zeitpunkt doch meistens nur milde fokale Tics aufweisen. Dass vorübergehende Tics nach statistischem Verständnis mit einer Häufigkeit von 10–15 % ein völlig normales Phänomen in dieser Altersgruppe darstellen (Robertson 2008 a, b, 2015 a, b; Müller-Vahl 2014, in Vorb.), wird zwar bewusst meist registriert wie auch die Information, dass nur etwa 1,3–5 % aller Menschen eine chronische Tic-Störung haben und nur 0,7–1 % ein Tourette-Syndrom. Aber oft ist die Angst der Eltern übermächtig und so beginnen sie, ihre Kinder zu checken, nach Tics zu forschen, heimlich zu beobachten oder offen ihre Kinder aufzufordern, diese »blöden Tics« doch einfach mal sein zu lassen. Diese von Sorge und Angst getriebenen, affektvollen Interventionen sind nach klinischem Eindruck dabei selten hilfreich, bringen sie doch nur Druck ins System. Es ist aber gut bekannt, dass

Emotionen, insbesondere Angst und Anspannung gelegentlich aber auch Freude die Tics eher fördern und als Trigger fungieren. Wie bei den Ausführungen zur ADHS (▶ Kap. 7.1.2) bereits beschrieben, ist es in dieser Situation das Beste, was Eltern machen können, sich mit ihren eigenen Ängsten bezüglich ihres Kindes auseinanderzusetzen und das stellvertretend für sich zu vollziehen, was auch ihre Kinder für sich nun leisten müssen. D. h. sie müssen akzeptieren, dass ihr Kind nun einmal eine strukturelle Veranlagung für Tics hat, so wie 10–15 % aller anderen Kinder. Sie müssen aber auch ihrer Angst und Ungewissheit entgegentreten. »Wird es weggehen?«, »Wird mein Kind zu den 2–5 % derjenigen mit chronischen Tic-Störungen gehören?«, »Oder wird es gar zu den 0,7–1 % mit Tourette-Syndrom gehören?« Dies sind die sorgenvollen, grüblerischen Gedanken, die besorgte Eltern nicht aus dem Kopf bekommen. Und das typische, Angst getriebene Kontrollieren aus den Augenwinkeln, ob da wieder ein Tic war oder nicht, macht alles nur schlimmer, weil es nicht nur die Aufmerksamkeit der Eltern, sondern im Sinne der bekannten, auch vorbewusst wirkmächtigen »joint attention« auch die stille Aufmerksamkeit des Kindes auf das Störsignal richtet. Häufig verhält es sich mit den Tics wie mit vielen anderen unerwünschten Verhaltensweisen, ein gelassenes Ignorieren ist der beste Weg, dass das Hirn das Problem von allein – ohne den störenden, weil alle Aufmerksamkeit sammelnden Einfluss der Angst – wegfiltert. Dafür müssen aber die Eltern ihre eigene Angst in den Griff bekommen und an einer zuversichtlichen Gelassenheit – mit anderen Worten an ihrer Hoffnung – arbeiten. Denn diese ist begründet. Ich erzähle den besorgten Eltern gerne von vielen meiner bekannten und befreundeten Professoren, die, ob sie es nun wissen oder nicht, offensichtlich an einer chronischen Tic-Störung leiden. Aus meiner Sicht führen sie ein sehr erfolgreiches Leben mit Familie und einem interessanten Beruf, ohne dass die fortbestehenden Tics, soweit ich das beurteilen kann, irgendeine Bedeutung haben. Erfahrungen wie diese – so hoffe ich – können helfen, die Angst in Schach zu halten, damit der Körper mit seinen immer bewundernswerten Selbstheilungskräften das Problem von allein behebt.

Und so ist es dann meistens auch. Vorrübergehend nennt man eine Tic-Störung, wenn sie weniger lange als ein Jahr besteht. Aber auch in dieser Zeit kommt es typischerweise zu einem Auf und Ab, was die Intensität, aber auch die Form der Tics anbelangt. Die unterschiedlichsten Tics können sich abwechseln (▶ Tab. 8.1). Halten die Tics länger als ein Jahr an, wird von einer Tic-Störung gesprochen. Sind es nur motorische Tics, wird nach ICD-10 eine motorische Tic-Störung diagnostiziert (F95.1), nach ICD-11 ebenso (8A05.1). Kommt es zu Tic-artigen Geräuschen wie räuspern, husten, Nase-hochziehen etc. wird von einer vokalen Tic-Störung gesprochen (ICD-10: F95.1, ICD-11: 8A05.2). Treten motorische und vokale Tics gleichzeitig auf für die Dauer von über einem Jahr, wird von einer kombinierten Tic-Störung gesprochen (ICD-10: F95.2; ICD-11: 8A05.0), wobei der Begriff Tourette-Syndrom nichts weiter als ein Synonym ist für die kombinierte Tic-Störung.

Bei chronischen Tic-Störungen kommt es bei stark fluktuierendem (bzw. auch undulierend genannt) Verlauf zu einem Maximum der Symptomintensität etwa um das 10–12. Lebensjahr, bevor die Tics sich dann zum Ende der 2. Dekade hin meistens verlieren. Die Prognose ist also in den allermeisten Fällen sehr gut, selbst wenn die Diagnose eines Tourette-Syndroms gestellt wurde.

Tab. 8.1: Zusammenfassung der klinischen und epidemiologischen Charakteristika der Tic-Störungen (modifiziert nach: Robertson 2008 a, b; 2015 a, b; Müller-Vahl 2015, in Vorb.)

	Einfach motorische Tics	Komplexe motorische Tics	Einfache vokale Tics	Komplexe vokale Tics
Definition und Beispiele	plötzliche, nicht-rhythmische, stereotype Bewegungen einzelner Muskelgruppen z. B.: blinzeln; zwinkern; Augen zukneifen; Nase rümpfen; grimassieren; Mund verziehen; Mund öffnen; Wange verziehen; Kopf zucken; Schulter heben; Bauchbewegungen, Bein- und Fußbewegungen etc.	plötzliche, nicht-rhythmische, stereotype Bewegungen mehrerer Muskelgruppen mit komplexeren Bewegungsmustern z. B.: komplexere Gesten; Hand an die Wand legen; Tasten/Tisch/Objekte berühren; hüpfen; klatschen; mimische Gesichtsausdrücke und Gesten machen; Gesten anderer wiederholen (Echopraxie); obszöne Gesten (Kopropraxie); gelegentlich, aber selten kommen auch dystone Tics vor, bei denen es zu länger anhaltenden, tonischen, verdrehenden Bewegungen kommt etc.	räuspern; husten; hüsteln; schniefen; Brumm-, Pieps-, Stöhn-, Schreigeräusche machen; grunzen; Nase hochziehen; pfeifen, quietschen etc.	Ausdrücke anderer wiederholen (Echolalie), Schimpfwörter oder obszöne Wörter aussprechen (Koprolalie); komplexere Ausdrücke in Form mehrerer Wörter oder kurzer Sätze ausstoßen etc.
Häufigkeit (Prävalenz)	10–15 % für einfache motorische oder vokale Tics 1,3–5 % für chronische Tic-Störung 0,7–1 % für kombinierte, chronische Tic-Störung (Tourette-Syndrom)			
Geschlechterverhältnis	Jungen sind häufiger betroffen; m : w = 3–4 : 1			
Typischer Verlauf	typisches Alter bei Erstmanifestation: 6–8 Jahre Verlauf stark fluktuierend mit Wochen- bis Monatsphasen und wechselhafter Intensität und Verteilung der Tics (undulierend) Gipfel der Manifestationsintensität: 10–12 Jahre, dann meist zurückgehend			

Tab. 8.1: Zusammenfassung der klinischen und epidemiologischen Charakteristika der Tic-Störungen (modifiziert nach: Robertson 2008 a, b; 2015 a, b; Müller-Vahl 2015, in Vorb.) – Fortsetzung

	Einfach motorische Tics	Komplexe motorische Tics	Einfache vokale Tics	Komplexe vokale Tics
Aura	Tic-Aura: typisches Vorgefühl im Bereich des späteren Tics verbunden mit Anspannungsgefühl (z. B. Kribbeln in den Augen vor dem Blinzel-Tic) deutlich häufiger bei Erwachsenen als bei Kindern (vergleichbar dem Kribbeln in der Nase und dem Anspannungsgefühl vor dem Niesen) Kognitive »Kopf-Aura« vor dem Aussprechen von Wörtern oder Sätzen			
Situative Einflussfaktoren	Angst, Anspannung, Stress, Sorgen, aber auch andere Emotionen wie Freude können die Tics triggern Konzentrierte Aufmerksamkeit macht es oft besser			
Willentliche Steuerungsfähigkeit	Leicht ausgeprägte Tics können oft unterdrückt werden, was subjektiv als anstrengend erlebt wird (vergleichbar dem Unterdrücken von nahenden Niesern), bei schwerer Ausprägung kaum willentlich steuerbar (vergleichbar dem Niesen bei schwerem Heuschnupfen)			
Komorbiditäten	Die Tic-Störungen treten häufig vergesellschaftet mit den anderen Entwicklungsstörungen auf insbesondere der ADHS (~ 50 %), den Autismus-Spektrum-Störungen (~ 5 %), aber auch mit den Zwangsstörungen (~ 50 %)			

8.2 Zur Symptomatik und Klassifikation von Tics und dem Tourette-Syndrom

Auch wenn die Tic-Störungen, wie oben aufgeführt, ausschließlich über das Vorhandensein von motorischen oder vokalen Tics definiert werden, so fällt doch auf, dass es eine relevante Untergruppe von Menschen mit Tics gibt, die auch noch andere, darüberhinausgehende Auffälligkeiten zeigen. Dies trifft insbesondere auf Menschen mit Tourette-Syndrom zu und weniger ausgeprägt für solche mit einfachen vorübergehenden oder chronischen Tic-Störungen.

So werden bei etwa 60 % der Patienten mit Tourette-Syndrom gemäß einer großen internationalen Multicentererhebung an 3.500 Patienten eine komorbide ADHS festgestellt, bei 27 % eine Zwangsstörung und bei weiteren 32 % Zwangssymptome (Freeman et al. 2000).

Aber auch für die Autismus-Spektrum-Störungen wurde ein 13-fach erhöhtes Risiko einer Komorbidität berichtet (Burd et al. 2009) bei einer Prävalenzrate von 6–11 % (Robertson 2015a). Das zeigt, dass es in der Tat auch eine inhaltliche Berechtigung hat, die Entwicklungsstörungen Autismus, ADHS und Tic-Störungen in einem Kapitel zusammenzufassen. Ob auch die Zwangsstörungen zumindest bei der relevanten, großen Untergruppe der juvenilen Zwangsstörungen in diesem Sinne als Entwicklungsstörung – möglicherweise verwandt mit den Tic-Störungen – zu begreifen ist, wird in ersten Publikationen vorgeschlagen (Tebartz van Elst 2022a), kann aber zum jetzigen Zeitpunkt sicher nicht entschieden werden.

Aus klinischer Perspektive ist die Vergesellschaftung der Phänomene Tics, ADHS und Zwang in Sinne einer erkennbaren Persönlichkeitsstruktur bei einer relevanten Untergruppe der Betroffenen zwar gut erkennbar, aber auch hier erfüllen die Zwangssymptome bzw. die erkennbaren Schwächen in den Domänen Aufmerksamkeit und Impulsivität oft nicht die qualitativen und quantitativen Kriterien, dass eine Störungsdiagnose gestellt werden könnte. Dies ist in meinen Augen ohnehin von nachrangiger Bedeutung, da es mir ja nicht darum geht, meinen Patientinnen und Patienten ein diagnostisches Label zu verpassen. Dennoch ist es in diesen Konstellationen in meinen Augen oft für die persönliche Entwicklung wichtig, dass diese Persönlichkeitseigenschaften der eigenen Person oder des eigenen Kindes erkannt – und akzeptiert werden in einem nicht-diskriminierenden Sinne – da sie nun einmal der Wirklichkeit entsprechen und damit Voraussetzung für ein funktionierendes, weil valides Selbstbild sind.

Auch Depressionen, Angststörungen, Schlafstörungen, weitere Impulskontrollstörungen wie etwa Haare-Zupfen (Trichotilomanie) oder andere aggressive und autoaggressive Verhaltensweisen treten gehäuft auf und können entweder als Folge der mit dem Tourette-Syndrom verbundenen Belastungen und Konflikte verstanden werden oder als weitere Aspekte der Ursachen, die auch zu den Tics führen.

> Tics beginnen typischerweise schleichend im 6–8. Lebensjahr, haben ihren Höhepunkt oft in der frühen Pubertät und schwächen sich dann ab. Für das Leben zahlloser erfolgreicher Menschen mit chronischen Tics sind sie völlig bedeutungslos.

8.3 Die Ursachen von Tic-Störungen

In ihrem 2015 veröffentlichen Resümee nach 35 Jahren intensiver klinischer und wissenschaftlicher Auseinandersetzung mit den Thema Tics und Tourette (Robertsen 2015a, b) schildert Mary Robertson eindrücklich die zentrale Bedeutung des Themas Genetik in der klinischen Forschung der 80er Jahre des letzten Jahrhunderts bis in die Gegenwart. Und noch während meines Post-Docs 1997/98 in London, währenddessen ich eine Weile in ihrer Spezialsprechstunde am Institute of Neurology arbeitete, erklärte sie mir im Brustton der Überzeugung, dass es sich sicher um eine autosomal-dominante und damit klassische Erbkrankheit handle. Denn klinisch ist für alle Experten in diesem Bereich klar, dass Tics offensichtlich gehäuft in Familien auftreten. Dieser Optimismus im Hinblick auf eine klare Genetik ist inzwischen trotz bzw. gerade wegen der Ergebnisse zahlreicher, sehr großer Studien gewichen, wie sie sehr offen und klar in ihrem Resümee einräumt (Robertson 2015a, b). Trotz aller Bemühungen konnten keine klaren Gendefekte gefunden werden, die das Auftreten von Tics bestimmen. In einer kürzlich veröffentlichten Bestandsaufnahme kommen Levy et al. wie Mary Robertson sechs Jahre zuvor zu dem Ergebnis, das die Genetik hinter den Tics uneinheitlich ist und sich seltene größere genetische Variationen mit großer Effektstärke wahrscheinlich überlappen mit zahlreichen häufigen Variationen mit kleiner Effektstärke (Levy et al. 2021). Kommt Ihnen das bekannt vor? Wie beim Autismus (▶ Kap. 6.5) und ADHS (▶ Kap. 7.2.2) kann also nur in einer kleinen Untergruppe der Menschen mit Tics oder Tourette-Syndrom von einer klassischen genetischen Krankheit gesprochen werden. Dennoch findet sich bei der primär-idiopathischen Gruppe, bei der keine Hinweise auf eine sekundäre Genese gefunden werden können, häufig eine positive Familienanamnese für Tics. Diese muss wiederum, wie beim Autismus und ADHS, am ehesten als multigenetische Veranlagung für die meist vorübergehende Entwicklung von Tics verstanden werden. Mit einer Erbkrankheit im engeren Sinne hat das nichts zu tun.

Was aber können solche Sekundärursachen für Tic-Störungen sein?

Gut empirisch belegt ist, dass Tic-Störungen vermehrt nach pränatalen oder perinatalen Schwangerschafts- und Geburtskomplikationen auftreten können. Hier werden insbesondere eine vermehrte Schwangerschaftsübelkeit diskutiert, die mit Medikamenten behandelt wurden, ein Substanzabusus der Mutter oder aber perinatale Komplikationen mit Infarkten oder Blutungen vor allem im Bereich der Basalganglien (Müller-Vahl 2015, in Vorb.; Roberston 2015a, b).

Darüber hinaus werden denkbare immunologische Ursachen für Tics breit diskutiert (Lamothe et al. 2021). Von besonderer Bedeutung ist in diesem Zusammenhang die sogenannte PANDAS-Hypothese (Pediatric Autoimmune Neuropsychiatric Disorder Associated with Streptococcal Infections, PANDAS). Nach dieser Theorie kommt es im Zusammenhang mit Streptokokkeninfektionen ähnlich wie beim rheumatischen Fieber zur Bildung von Antikörpern gegen die Basalganglien, die dann zu Basalgangliendysfunktionen und verbunden damit zu Tics führen. Eine Reihe von Untersuchungen brachten Evidenz sowohl für als auch gegen diese Zusammenhangshypothese bei, sodass die Frage, ob dies zumindest in Einzelfällen zutreffen könnte oder nicht aktuell als offen gilt (Müller-Vahl 2014, in

Vorb.; Robertson 2015a, b; Lamothe et al. 2021). In diesem Zusammenhang ist gerade auch im Hinblick auf andere psychische Störungen wie den Psychosen darauf hinzuweisen, dass sofern immunologische Prozesse hier eine relevante kausale Rolle spielen, diese wahrscheinlich nicht einheitlich sein werden und natürlich auch andere Noxen als Streptokokkeninfektionen fehlgeleitete Immunprozesse auslösen können (Tebartz van Elst 2021a).

Schließlich ist auf weitere seltene Sekundärursachen hinzuweisen, die in ▶ Tab. 8.2 zusammengetragen wurden, die aber allesamt sehr selten auftreten. In aller Regel finden sich bei einer umfassenden Anamneseerhebung und körperlichen Untersuchung Hinweise auf solche Ursächlichkeiten, denen dann gegebenenfalls im Rahmen weiterer klinischer Untersuchungen nachgegangen werden kann.

Die Ursachen der Tics sind im Detail nach wie vor unverstanden.

8.4 Die Diagnose von Tic-Störungen

Die Diagnose einer Tic-Störung ist nach wie vor eine klinische, die insbesondere auf einer ausführlichen Entwicklungsanamnese und natürlich psychiatrischen, neurologischen und pädiatrischen Untersuchungen beruht (Müller-Vahl 2014, in Vorb.; Robertson 2015a, b; Szejko et al. 2021). Im Hinblick auf die differenzialdiagnostischen Erwägungen sei auf ▶ Tab. 8.2 verwiesen. Klinisch haben die Tics einen hohen Wiedererkennungswert, sofern Vertrautheit mit der Thematik besteht. Allenfalls im Hinblick auf dissoziative Bewegungsstörungen kann sich immer wieder ein Gefühl der Unsicherheit einstellen (▶ Tab. 8.3).

Gemäß aktuellen europäischen Leitlinien werden Zusatzuntersuchungen wie bildgebende Untersuchungen, EEG oder weiterführende Laboruntersuchungen explizit nicht angeraten außer spezifische klinische Verdachtselemente sprechen dafür (Szejko et al. 2021). Findet sich also etwa eine klassische Symptomatik ganz im Sinne des typischen oben geschilderten Verlaufs, so müssen nach aktuellem Kenntnisstand keine bestimmten Zusatzuntersuchungen in die Wege geleitet werden. Kommt es dagegen zu atypischen Entwicklungen etwa in Form eines Erstauftreten von Tics nach dem 18. Lebensjahr, einer perakuten Entwicklung von Tics im Zusammenhang mit systemischen Erkrankungen mit Fieber und Kopfschmerzen oder relevanten Begleitsymptomen, wie deutlichen kognitiven Beeinträchtigungen, sollte im Einzelfall sicher eine Basisdiagnostik und je nach klinischer Konstellation auch spezifische Zusatzuntersuchungen erwogen werden.

Eine wichtige Differenzialdiagnose stellt in diesem Zusammenhang im Zeitalter des Internets die einer dissoziativen Bewegungsstörung dar.

Eine interessante Begebenheit aus dem Jahr 2012 illustriert dessen Bedeutung (Dominus 2012; Hass 2012). Innerhalb kürzester Zeit entwickelte sich bei etwa 20 Jugendlichen meist aus völliger Gesundheit heraus ein Tourette-Syndrom. Die

Tab. 8.2: Einteilung der Tic-Störungen (TS) nach möglicher/wahrscheinlicher Ursächlichkeit (modifiziert nach Robertson 2015a, b; Müller-Vahl 2014, in Vorb.)

Entität	Beispiel	Bemerkungen
Sekundär genetische Tic-Störung		
TS im Kontext bekannter genetischer Erkrankungen	Chorea Huntington, Morbus Wilson, Down-Syndrom, Fragiles-X-Syndrom, Phenylketonurie, Lesch-Nyhan-Syndrom, Neuroakanthozytose, Klinefelder-Syndrom, Triple-X-Syndrom, Tuberöse Hirnsklerose, Rett-Syndrom	Neben den Tics finden sich weitere, meist recht markante und für das jeweilige Syndrom typische Auffälligkeiten
Tics im Kontext anderer noch weitgehend unbekannter genetischer Syndrome und neuer Copy Number Variants (CNV)	z. B. NRXN1-Deletion, CNTN6-Duplikation werden als kausal relevante, genetische Strukturvariation diskutiert. Soweit erkennbar gehen solche CNVs meist auch mit anderen Entwicklungsstörungen wie Autismus, ADHS, Teilleistungsstörungen oder auch anderen körperlichen Auffälligkeiten einher (z. B. Herzfehler, Augen- oder Innenohrprobleme etc.)	Die Familienanamnese kann durchaus leer sein, da es oft de novo Ereignisse sind (Basset und Scherer 2017; Huang et al. 2017)
Sekundär erworbene Tic-Störung		
Infektiös	Neurosyphilis; virale, bakterielle oder andere (Meningo-)Encephalitiden; Creutzfeld-Jakob-Erkrankung, …	
Immunologisch	Immunologische Encephalitiden, PANDAS, Chorea Sydenham, systemische Immunerkrankungen mit zerebraler Beteiligung z. B. SLE, …	
Neurologisch	Hirninfarkte v. a. in den Basalganglien, Blutungen, neurodegenerative Erkrankungen, Dystonien, …	
Traumatisch	Schädelhirntraumata, periphere Traumata, …	
Neoplastisch	Paraneoplastische Syndrome, Tumoren oder Metastasen v. a. in den Basalganglien, …	
Metabolisch	Mitochrondropathien, Morbus Fahr, …	
Medikamente und Drogen	Antikonvulsiva wie Carbamazepin, Phenytoin, Lamotrigin, Phenobarbital; Antipsychotika, Kokain, Pemolin, Heroin, L-Dopa, …	
Toxisch	Kohlenmonoxid, Wespengift, …	
Primär-idiopathische Tic-Störung		
	Es findet sich der typische, im Text beschriebene Verlauf und oft eine positive Familienanamnese	

Aufregung war groß und es war die Rede von einer Epidemie. Die Zeitungen berichteten, die Kamerateams der verschiedenen News Outlets strömten in die Kleinstadt Le Roy im Bundesstaat New York der USA und Spekulationen schossen ins Kraut, was die Ursache dieser Tourette-Epidemie sein könnte. Der Verdacht fiel auf Umweltgifte wie Cyanide alter nahegelegener Industrieanlagen oder der Frakking-Industrie. Umweltaktivisten nahmen Bodenproben. Die Kirchengemeinden beteten für das Schicksal ihrer Kinder. Auch eine PANDAS-Epidemie wurde intensiv als denkbare Ursächlichkeit diskutiert. Monate lang hielt sich die öffentliche Aufregung auf einem hohen Level. Die meisten Betroffenen waren jugendliche Mädchen aber auch ein Jugendlicher und eine Dreißigjährige waren unter den Patienten. Schließlich wurden nach umfangreichen Untersuchungen fast ausschließlich dissoziative Bewegungsstörungen diagnostiziert und die Symptome verschwanden bei allen Betroffenen (Motluk 2012; Pollak 2013; zitiert nach Müller-Vahl 2014). Nach Müller-Vahl wird davon ausgegangen, dass zumindest bei einem der Kinder tatsächlich auch ein genuines Tourette-Syndrom vorlag (2014).

Gerade in jüngster Zeit findet sich möglicherweise im Zusammenhang einer zunehmenden Bedeutung von »Influencern« auf den Internetkanälen von Youtube und Instagram eine dramatische Zunahme von psychogenen bzw. dissoziativen Tourette-Störungen (Müller-Vahl und Edwards 2021; Müller-Vahl persönliche Kommunikation, Vortrag DGPPN 2021). Da die medikamentöse Therapie von Tics mit Psychopharmaka und anderen hirnstimulierenden Verfahren aber auch mit gravierenden Risiken und Nebenwirkungen vergesellschaftet ist, ist es umso wichtiger, hier frühzeitig eine richtige Diagnose zu stellen. ▶ Tab. 8.3 fasst Aspekte zusammen, die für eine dissoziative Genese Tic-artiger Bewegungsstörungen spricht.

> Tic-Störungen und das Tourette-Syndrom werden klinisch diagnostiziert. Zusatzuntersuchungen sind nur bei spezifischem Verdacht indiziert.

8.5 Tics als Basisstörung

Wenn ein Mensch unter Tics leidet, dann muss man dies zunächst einmal als Sachverhalt feststellen und festhalten. Insbesondere Eltern fällt dies oft nicht leicht, wenn sie in der Kindergarten- oder Grundschulzeit das erste Mal bewusst mit den Tics ihrer Kinder konfrontiert werden. In den allermeisten Fällen handelt es sich um ein vorübergehendes Phänomen, welches eine ähnliche Bedeutung hat wie ein Heuschnupfen.[5]

---

5 Auf die weitgehenden Parallelen, was die Phänomenologie aber durchaus auch die Dynamik der Tics anbelangt habe ich bereits hingewiesen. Das Phänomen kommt und geht, es gibt ein Vorgefühl, es ist im übergeordneten Sinn peinlich und unangenehm, der einzelne Nieser kann aber auch ganz angenehm sein, manchmal kann man es unterdrücken und ein

8 Was sind Tic-Störungen und das Gilles-de-la-Tourette-Syndrom?

Tab. 8.3: Aspekte, die für das Vorliegen einer dissoziativen Genese von Tic-artigen Bewegungsstörungen spricht (modifiziert nach: Robertson 2008a, b; 2015a, b; Ganos et al. 2019; Müller-Vahl 2014, in Vorb., Müller-Vahl und Edwards 2021)

Kriterium	Primär-idiopathische Tic-Störung (Tourette-Syndrom)	Dissoziative Tic-Störung
Alter bei Beginn	Typisches Alter bei Erstmanifestation (6–8 Jahre, ▶ Tab. 8.1)	Häufiger spätere Erstmanifestation in der 2. oder 3. Dekade
Dynamik der Symptomatik	Oft Crescendo Dynamik mit fluktuierendem/undulierendem Verlauf	Oft sehr plötzlicher Beginn mit rascher Entwicklung dramatischer Symptome
Modulation durch eigene Aufmerksamkeit	Bei konzentrierter Beschäftigung werden Tics oft besser.	
Modulation durch Aufmerksamkeit Dritter	Tics können z.B. in der Schule oder beim Arztbesuch unterdrückt werden. Aufmerksamkeit durch Dritte für die Tics wird eher gemieden.	Interaktionell entsteht der Eindruck, Aufmerksamkeit für die Tics werde gesucht. Tics werden bei Aufmerksamkeit Dritter eher schlechter.
Phänotyp der Symptomatik	Klassische motorische oder vokale Tic-Phänomene. Echo- oder Kopro-Phänomene eher selten.	Oft komplexe, dramatische Tics mit stark Aufmerksamkeit-sammelnder situativer Dynamik. Häufig Echo- und vor allem Kopro-Phänomene
Tic-Aura	In der ersten Dekade nur bei etwa ¼ der Betroffenen in typischer Beschreibung vorhanden. Dann zunehmend häufiger.	Auch bei älteren Betroffenen meist keine Aura oder untypische Schilderung.
Kontext/Funktionalität	Keine klare Funktionalität erkennbar, kein primärer (Vermeidung von Aufgaben) oder sekundärer (Zuwendung durch Dritte) Krankheitsgewinn erkennbar. Klarer Leidensdruck bei ärztlicher Vorstellung.	Situativer primärer oder sekundärer Krankheitsgewinn erkennbar. Einbettung in andere Konflikte. Konfliktfunktionalität aufweisbar. Ruf nach Aufmerksamkeit.
Familienanamnese	Oft klassische Familienanamnese erkennbar mit Tics der Eltern aktuell oder in deren Kindheit.	Oft keine klassische Familienanamnese.
Therapieresponse	Klassische Response auf medikamentöse oder psychotherapeutische Behandlung.	Oft kein überzeugender Therapieeffekt.
Suggestibilität	Selten überzeugende Placebo-Effekte. Eher geringe Suggestibilität.	Oft klare Placebo-Effekte und erkennbare Suggestibilität.
Schlaf	Tics können auch im Schlaf beobachtet werden.	Keine Tics beim Schlafen.

An dieser Stelle ist es in meinen Augen wichtig, dass sich die Tic-Störung möglichst nicht zur Basisstörung entwickelt. Um das zu verhindern, muss aber erst einmal verstanden werden, was damit überhaupt gemeint ist.

In einer idealen Welt wüssten beim Auftreten von Tics alle Beteiligten umfassend Bescheid. In meinen Augen wäre ein idealer Umgang mit Tics zunächst einmal eine Phase der Beobachtung ohne Intervention. In dieser Zeit könnten sich die Tics von allein zurückbilden, was sie in den allermeisten Fällen auch tun. Auch verbale Interventionen der Art» Das sind Tics, die hatte ich auch als Kind. Die sind lästig gehen aber weg.« können sehr hilfreich sein, wenn es denn stimmt. Aber in vielen Konstellationen wird es genauso zutreffen – zumindest, wenn die Eltern sich ihrer eigenen Tics aus der Kindheit noch bewusst sind (▶ Kasuistik 10). Eine Intervention dieser Art drückt Akzeptanz aus, denn das Kind erfährt, dass es bei seinem Vater genau so war und offensichtlich keine dramatischen Folgen hatte. Es drückt Gelassenheit, Optimismus und Zuversicht aus. Um diese Zuversicht vermitteln zu können, müssen die Eltern natürlich ihre eigene Angst im Griff haben. Denn begegnen sie ihrem Kind schreckensbleich angesichts der dramatischen Videos im Internet mit angstvoll-zitternder Stimme »Kannst Du das denn gar nicht unterdrücken, mein Lieber?«, überträgt sich aller Wahrscheinlichkeit genau diese Angst auf die Kinder. Sie beginnen sich vor ihren Tics im Stillen zu fürchten und genau diese Furcht und Angst sammelt in ihrem Hirn alle Aufmerksamkeit – wie Angst das immer tut, das ist ihre evolutionäre Aufgabe. Dann konzentriert die Angst im Hirn alle bewusste und vorbewusste Aufmerksamkeit wie mit einer Lupe auf das Phänomen der Tics, und diese »verheddern« sich in dieser Aufmerksamkeit und gehen nicht weg – so zumindest meine metaphorische Intuition. Gerade mit den häufigen Tics der Grundschulzeit verhält es sich in meinen Augen aber wie mit vielen anderen unerwünschten Verhaltensweisen. Sie verschwinden am besten, wenn sie möglich wenig mit Angst oder auch positiver Verstärkung wie Aufmerksamkeit verknüpft werden.

Wenn ein gelassenes Ignorieren nicht hilft, könnten ebenso gelassene Interventionen, wie oben geschildert (»Das geht schon weg, das haben viele, das war bei mir auch so.«), folgen. Natürlich sollte auf die sozialen Auswirkungen der Tics im Kindergarten und in der Grundschule geschaut werden. Wie geht mein Kind mit dieser Belastung um? Wird es gehänselt? Wird es ausgegrenzt? Wird es beschämt? In diesen Konstellationen würde ich die Thematik meinem Kind gegenüber ansprechen, nach seinen Erfahrungen, Sorgen und Ängsten fragen, überlegen, wie man damit umgehen kann. Solche Gespräche können sehr entlastend und hilfreich sein. Wichtig ist, dass sie möglichst nicht in einer Stimmung der Angst und Panik seitens der Eltern geführt werden, weil diese sich wie geschildert übertragen kann.

Von entscheidender Bedeutung ist aber auch hier wieder – wie bei der ADHS und dem Autismus – dass dem Kind klar wird, dass seine Werthaftigkeit in den Augen

---

anderes Mal nicht, Medikamente können helfen, haben aber ihre Nebenwirkungen und lösen das Problem oft nicht wirklich – und wenn der Heuschnupfen richtig schlimm wird, kann er eine rechte Plage sein. Dennoch wird die Sorge, das Kind könne einen allergischen Heuschnupfen entwickeln, für die meisten Eltern eine andere sein als die, das eigene Kind könne ein Tourette-Syndrom entwickeln.

der Eltern nicht an Präsenz oder Absenz der Tics hängt. Nebenbei bemerkt, ist es genau deshalb so wichtig, dass die Eltern nicht – heimlich aus den Augenwinkeln – checken, ob ihr Kind wieder getickt hat oder nicht. Denn dieses checken ist Ausdruck einer heimlichen Angst vor Abwertung, die die Eltern erst einmal in ihrem eigenen Kopf auflösen müssen. Das ist nicht leicht – aber wichtig und sehr wohltuend für alle, wenn es gelingt.

Denn genau an dieser Stelle wird die Struktur (▶ Kap. 9.2) zum Problem – und zwar zum Selbstwertproblem des Kindes – und genau das ist das, was ich mit Basisstörung meine.[6] Die Konstellation ist psychodynamisch sehr ähnlich derer bei Kindern mit Autismus oder ADHS (und im Übrigen wahrscheinlich auch bei Kindern mit Intelligenzminderung, obwohl ich in diesem Bereich selbst nicht viel Erfahrung habe). Denn wenn das Anders-Sein in den Augen der Eltern, die Werthaftigkeit ihrer Kinder berührt, wie sollen diese dann ein gutes Selbstwertgefühl entwickeln? Es mag sein, dass in unserer Zeit der Selbstoptimierung und des zunehmend technischen Zugangs zum Körper es uns immer schwerer fällt, die Werthaftigkeit behinderter Menschen positiv und authentisch zu sehen und zu vertreten. Aber genau an dieser Stelle mag es hilfreich sein, sich der Normalität der vielfachen Behinderungen – auch der eigenen – immer wieder bewusst zu werden. Denn dies kann helfen, die andere, ungewöhnliche Struktur des anderen, des eigenen Kindes, nicht mit Werturteilen zu verknüpfen. Die größte Hilfe, die Eltern und Erzieher in meinen Augen ihren Kindern und Schützlingen leisten können – und im Übrigen auch sich selbst – ist die, die Wertschätzung ihrer Kinder nicht an strukturelle Faktoren ihres Körpers zu knüpfen. Denn das überfordert Kinder wie Erwachsene zwingend, weil sie ihre Strukturen nun einmal nicht willentlich ändern können. Erst die Verknüpfung der Wertschätzung mit dem Symptom, macht dieses zu einer ungeheuerlichen Bedrohung. Und dieser kann sich kein Mensch erwehren, wenn das Symptom struktureller Natur ist. Denn wie soll ein Kind seine Struktur ändern?

Leider ist es oft anders. Mit der strukturellen Besonderheit, dem Autismus, der ADHS, der Veranlagung zu Tics, wird eben doch ein Werturteil verknüpft, und dadurch erst – nicht aus sich selbst heraus – wird diese strukturelle Besonderheit des eigenen Körpers zur Basisstörung, nämlich zu einem schlechten Selbstwertgefühl.

Menschen mit nicht durchschnittlichen Strukturen, autistische Menschen, solche mit ADHS und hier eben Menschen mit einer Veranlagung für Tics haben es an dieser Stelle schwerer als durchschnittlich strukturierte Menschen. Aber das Problem ist letztendlich für alle dasselbe. Gerade in der 2. Dekade mit ihren entwicklungsbedingt dramatisch wachsenden kognitiven Potenzialen gilt es, ein adäquates Selbstbild aufzubauen und darauf aufbauend ein stabiles Selbstwertgefühl.

---

6 Hier sehe ich persönlich einen sehr wichtigen »Knackpunkt« in der Entwicklung von Kindern. Mir ist als Wissenschaftlicher sehr bewusst, dass diese psychodynamischen Intuitionen momentan nicht durch empirische Untersuchungen belegt sind. Aber das kann ja noch kommen, wenn entsprechende Ressourcen zur Verfügung stehen. Aus meiner klinischen und Lebenserfahrung heraus bin ich mir aber sicher, dass die hier geschilderte Psychodynamik für viele Betroffene zutrifft und von großer Bedeutung ist.

Denken Sie, liebe Leserin, lieber Leser, an Ihre eigene Pubertät zurück und Sie werden sich erinnern. Der eigene Körper spielte in diesen Jahren eine herausragende Rolle. Wie sehe ich aus? Was kann ich gut? Was kann ich nicht gut? Darf ich zu meinen Schwächen stehen oder bedroht das meine soziale Existenz in der Peer-Group? Wie komme ich bei den anderen an? Mögen sie mich? Akzeptieren und respektieren sie mich? Nehmen sie mich ernst? Finde ich Freunde, Partner? Wer bin ich? Was ist das Besondere an mir?

All diese Fragen beschäftigen uns auch als Erwachsene und selbst als alte Menschen immer noch. Aber in der Pubertät haben sie eine viel größere Dringlichkeit.

Und es ist in der Tat schwerer für jugendliche Menschen mit Entwicklungsstörungen, ein adäquates Selbstbild aufzubauen (▶ Kasten 9).

Kasten 9: Zur Begriffsdefinition der Konzepte »Selbst« und »Ich« (modifiziert übernommen aus Tebartz van Elst 2022a)

Das Ich, sein Selbst und deren Wert

Wenn hier von Selbst, Selbstbild und Selbstwert die Rede ist, die im Übrigen auch im ICD-11 zu zentralen Begriffen bei der Definition von Persönlichkeitsstörungen werden (▶ Kap. 5), so stellt sich die Frage, was diese Begriffe überhaupt bedeuten und wie sie sich zu anderen psychopathologisch wichtigen Begriffen wie den Ich-Funktionen verhalten.

In der Tradition der deutschen Psychopathologie bedeutet »Ich« all das, was dem eigenen psychischen Raum als zugehörig zugeordnet wird (Peters 2011). Beispiele wären die Wahrnehmungen, die als eigene Wahrnehmungen erlebt werden, die Gedanken, die als eigene Gedanken erlebt werden, und die Gefühle, die als eigene Gefühle erlebt werden. Davon abgegrenzt gibt es natürlich auch Wahrnehmungen, Gefühle und Gedanken anderer. Diese werden aber von den meisten Menschen als fremd und nicht der eigenen Person zugehörig bewertet. In der Tradition dieses Denkens ist der psychopathologisch wichtige Begriff der Ich-Störungen zu verstehen, bei denen es etwa zu dem Gefühl kommt, das eigene Wahrnehmen, Fühlen und Denken werde von außen manipuliert.

Im psychoanalytischen Strukturmodell der Psyche nach Freud steht das *Ich* für das Realitätsprinzip des Alltagsbewusstseins. Es wird abgegrenzt gegen das *Es*, welches den Trieb- und Lustbereich repräsentiert, und das *Über-Ich*, welches als verinnerlichte moralische Instanz gedacht wird, die Wert- und Normvorstellungen repräsentiert und damit oft in einen Konflikt zum lustorientierten *Es* gerät. Das *Ich* muss diese widerstrebenden Impulse in einem alltäglichen situativen Prozess an die Wirklichkeiten der Gegenwart anpassen, austarieren und ökologisch angepasste Kognitionen, Emotionen und Verhaltensweisen generieren. Auch im psychoanalytischen Denken repräsentiert das *Ich* einen komplexen psychobiologischen Apparat, der am ehesten mit dem psychobiologischen Bewusstseinssystem gleichgesetzt werden kann. Hier müssen die situativen Wahrnehmungen und Emotionen, die triebhaften Impulse, die internalisierten Wert-

und Normvorstellungen und die innere Homöostase (Hormonhaushalt, Stoffwechsellage etc.) so verarbeitet werden, dass situationsgerechte Ziele definiert, Verhaltensstrategien entwickelt und schlussendlich konkretes motorisches Verhalten organisiert werden kann. Eine genauere Differenzierung der verschiedenen psychobiologischen Teilleistungen dieses komplexen psychobiologischen Apparates, *Ich*, wurde dabei in der psychoanalytischen Tradition noch nicht entwickelt, was aus dem Stand der Wissenschaft der Zeit gut nachvollzogen werden kann.

Der Begriff *Selbst* repräsentiert verschiedene zum Teil recht unterschiedliche Bedeutungen je nach Autor. So beschreibt er bei C. G. Jung die Gesamtheit aller psychischen Eigenschaften eines Menschen (Peters 2011). Andere Autoren wie Karen Horney meinen damit die Persönlichkeit eines Menschen. Autoren wie Otto Kernberg betrachten das Selbst als eine intrapsychische Struktur, die einen Teil des *Ich* darstellt (Peters 2011b). In diesem Denken ist also das *Selbst* eine psychobiologische Struktur bzw. eine Erkenntnis (Tebartz van Elst 2003), welche vom *Ich* hervorgebracht wird. Diese, in meinen Augen, überzeugende Konzeption passt auch gut zu der Art und Weise, wie in der Alltagssprache Begriffe wie Selbsterfahrung, Selbstbewusstsein, Selbstwertgefühl etc. gebraucht werden. Denn all diese Begriffe verweisen auf eine Erkenntnisbildung im Hinblick auf den eigenen Körper. Das *Ich* kann dann verstanden werden als der psychobiologische Apparat, mit dem Erkenntnisse überhaupt gebildet werden, insbesondere in Form der bewussten Informationsverarbeitung.[7] Insofern als sich diese Erkenntnisbildung nicht auf die Außenwelt, sondern auf das Funktionieren des eigenen Körpers bezieht, entstehen Selbsterfahrungen, die dann Grundlage sind für ein sich darauf aufbauendes Selbst-Bewusstsein, Selbstbild und Selbstwertgefühl.

In dieser Konzeption der Begriffe beschreibt das *Ich* also den weitgehend neurobiologisch determinierten Apparat der bewussten Erkenntnisbildung, während das *Selbst* das inhaltliche Ergebnis dieser Erkenntnisbildung im Hinblick auf Eigenschaften, Stärken, Schwächen und die Werthaftigkeit des eigenen Körpers repräsentiert. In diesem Sinne soll der Selbstbegriff auch hier benutzt werden.

Der Begriff *Selbstbild* beschreibt das verinnerlichte Wissen, bewusst oder vorbewusst, im Hinblick auf den eigenen Körper und seine Funktionen. Und in diesem Bereich bestehen viele Fehlannahmen und Fehldeutungen. Werden Tics etwa von den Kindern und Jugendlichen nicht in Analogie zu dem bekannten und meist »harmlosen« Phänomen Niesen verstanden, sondern als Ausdruck klassisch willentlicher Bewegungen, so entsteht natürlich eine große Verunsicherung bzgl. des eigenen Selbst. Genau in dieser Fehldeutung der Tic-Bewegungen und Äußerungen besteht ja die Sonderstellung dieses Phänomens. Und es ist ja in der Tat auch richtig,

---

7 Diese Konzeption vom Ich entspricht weitgehend der Begriffsdefinition des »Subjekt« in früheren Texten (Tebartz van Elst 2003). Hier soll aber beim Begriff des Ichs geblieben werden, um den Gedankengang nicht zu verkomplizieren.

dass gelegentlich – nicht einmal selten – Tics unterdrückt werden können und insofern einer klassischen Willensteuerung zugänglich sind. Immer wieder ist dies aber eben auch nicht der Fall und es wird auch Fälle geben, in denen ein Kind sich mit einer gewissen Lust den Tics hingibt und sie »laufen lässt«, genauso wie dies beim Niesen auch der Fall ist. Können Tics von den Betroffenen wie ihrem Umfeld im Kindergarten und der Grundschule, den anderen Kindern und dem Erziehungspersonal, in Analogie zum Niesen als vorübergehende Schwäche gesehen und hingenommen werden, die lästig ist für alle – wie exzessives Niesen – aber »dann auch wieder nicht so schlimm«, so kann auch für die Betroffenen das ideale Umfeld einer »gelassenen Ignoranz« und Unbefangenheit bereitgestellt werden. So können die betroffenen Hirne ihre Tics am besten von allein wegfiltern.

Werden die Tics vom Umfeld und den Betroffenen selbst aber als echte Willenshandlung missverstanden, so liegt es auf der Hand, dass es für die Kinder sehr schwer, wenn nicht unmöglich wird, hier ein angemessenes Selbstbild aufzubauen (Tebartz van Elst 2021). »Wenn ich das tue, weil ich es will, wieso will ich es, ohne es zu merken? Was ist da mit mir los? Bei den anderen ist es doch auch nicht so!?« Diese Fragen und Verunsicherungen in den Köpfen der Betroffenen stehen am Anfang eines instabilen Selbstbildes. Wie sollte es anders sein.

Kommen dann noch andere Besonderheiten dazu, ein Zwängeln, magisches Denken, Aufmerksamkeitsprobleme und Impulsivität, so wird das geschilderte Problem potenziert.

Die Erfolge psychotherapeutischer Maßnahmen wie des Habit-Reversal-Trainings (HRT) oder verwandter Verfahren wie der »cognitive behavioral intervention for tics« (CBIT) (Pringsheim et al. 2019) unter Umständen sogar als Internettherapie (Haas et al. 2022) zeigen darüber hinaus, dass mit der strukturellen Besonderheit der Veranlagung für Tics durchaus auch im lernenden Sinne umgegangen werden kann. Teil dieser Therapieverfahren ist es dann aber genau im Rahmen einer differenzierten Psychoedukation erst einmal ein differenziertes Symptomverständnis zu entwickeln – mit anderen Worten, ein funktionierendes Selbstbild.[8]

Gelingt es nicht ein funktionierendes Selbstbild und darauf aufbauend ein gutes Selbstwertgefühl aufzubauen, so entwickeln sich aus den strukturellen Besonderheiten der eigenen Person im Sinne der Veranlagung zu Tics (oder aus dem Autismus oder den ADHS-Eigenschaften) oft ein Minderwertigkeitsgefühl. Z. B. beginnen Kinder sich ihrer selbst zu schämen, ziehen sich zurück von den anderen, entwickeln vermehrte Ängste, werden depressiv oder vereinsamen, reagieren mit Aggressionen oder selbstverletzenden Verhaltensweisen. All diese sogenannten psychiatrischen Komorbiditäten sind sehr häufig anzutreffen nicht nur bei Menschen mit Tics, sondern in fast identischer Häufigkeit bei solchen mit ADHS oder Autismus. Vor dem Hintergrund der hier entwickelten Gedanken verwundert das nicht. Denn zum einen sind alle Störungsbilder, wie gezeigt wurde, auf eine im

---

8 Bei der Gelegenheit sei nur am Rande erwähnt, dass das 1973 von Azrin und Nunn vorgestellte HRT nicht nur klassische Tics, sondern auch komplexere Angewohnheiten wie Nägelkauen, Daumen lutschen, Wimpern zupfen, Haare rupfen, knibbeln etc. in den Fokus genommen hat und die Unterrichtseinheiten des HRT damit Legionen von Menschen auch außerhalb des engeren Tic-Clusters wertvolle Hilfestellung leisten könnten.

Detail noch unverstandene Art und Weise miteinander vergesellschaftet. Zum anderen handelt es sich jeweils um eine etwas andere Form des Anders-Seins. Auf alle Fälle sind unsere Kinder mit Autismus, ADHS oder Tics nicht die »Durchschnittskinder«, die ihre Eltern vielleicht erwartet oder erhofft hatten. In allen drei Konstellationen kann psychodynamisch gut nachvollzogen werden, wie das jeweils eigene Anders-Sein zum Risikofaktor wird bei der Entwicklung eines stabilen, weil validen Selbstbildes und darauf aufbauend eines guten Selbstwertgefühls.

> Wie bei den anderen Entwicklungsstörungen ist es für Kinder mit Tic-Störungen und das Tourette-Syndrom meist schwerer ein stabiles Selbstbild und darauf aufbauend ein gutes Selbstwertgefühl aufzubauen. Dies ist aber nicht zwingende Folge der Tics.

8.6 Tics, ADHS und Autismus

Was in ▶ Kap. 7.5 für die Themenbereiche ADHS und Autismus festgehalten wurde, kann nun um den Themenbereich der Tics erweitert werden. Dies ist auch der eigentliche Grund dafür, warum die Tic-Störungen in der 3. Auflage dieses Werks auch offiziell mit in den Buchtitel übernommen wurden (die 1. und 2. Auflage erschienen unter dem Titel »Autismus und ADHS«) und inhaltlich detaillierter als in den vorherigen Auflagen abgehandelt wurde. Wie in den einzelnen Kapiteln, insbesondere im Zusammenhang mit den Komorbiditäten, aber auch mit den klar genetischen und multigenetischen Auffälligkeiten, immer wieder aufgewiesen, sind die drei Entitäten Autismus, ADHS und Tics miteinander vergesellschaftet. Die Details der ursächlichen Gründe dafür, sind nach wie vor unverstanden. Die Neueinteilung der psychischen Krankheiten in DSM-5 und ICD-11 überzeugt – zumindest mich. Sowohl im multigenetischen Bereich, der wie immer wieder betont als dimensionale Normvariante in Analogie zum Phänomen Körpergröße verstanden werden muss, als auch im monogentischen Bereich, die als Erbkrankheiten im engeren Sinne verstanden werden könnten, gibt es immer wieder klare Überlappungen zwischen den großen Entwicklungsstörungen. Dass die Tic-Störungen im ICD-11 den neurologischen Erkrankungen zugeordnet wurden und nicht dem psychiatrischen Bereich – und damit nosologisch eigentlich aus dem Bereich der Entwicklungsstörungen herausgenommen wurden, obwohl sie dort weiter als Verweis geführt werden – überzeugt mich weniger. Man muss die Langtexte abwarten, um die positiven Gründe dafür zu verstehen. Ich persönlich könnte mir vorstellen, dass es berufspolitische Wirklichkeiten sind, die den Ausschlag gaben. Denn führende Wissenschaftler in den USA und Kanada zum Tourette-Themenbereich scheinen eher im Fachgebiet der Neurologie beheimatet zu sein. Möglicherweise habe sie sich durchgesetzt. Erinnert sei aber auch daran, dass für viele Menschen ja auch der Autismus als neurologische Entität begriffen wird. Für mich persönlich ist es irrelevant, ob Entwicklungsstörungen neurologisch oder psychiatrisch begriffen werden. In beiden Fällen sind die angesprochenen Phänomene unzweifelhaft kausal in den Hirnfunktionen verwurzelt. Aber das gilt schließlich für alle mentalen und psychischen Phänomene. Ohne den lebendigen Körper gibt es zumindest empirisch beobachtbar keine Psyche. Dieser lebendige Körper und innerhalb des Körpers, insbesondere das Gehirn und seine Funktionen, sind damit Gegenstand beider Fachgebiete, der Neurologie und der Psychiatrie – und im Grunde auch der Philosophie (Tebartz van Elst 2003, 2015, 2021). Gerade aber aus empirischer Perspektive halte ich es für überzeugend und geboten, die großen Entwicklungsstörungen – oder vielleicht besser, Entwicklungsbesonderheiten – Autismus, ADHS und Tic-Störungen gemeinsam in den Blick zu nehmen (Tebartz van Elst et al. in Vorb.).

> Die gemeinsame Klassifizierung der Autismus-Spektrum-Störungen, der ADHS und der Tic-Störungen als Entwicklungsstörungen überzeugt nicht nur, weil sie alle in der Kindheit beginnen und als erkennbares Muster von psychobiologischen Eigenschaften des Körpers persistieren, sondern auch weil sie kausal und phänomenologisch miteinander verwandt zu sein scheinen.

8.7 Die Wirklichkeit ist komplex: Tics und Tourette als Normvariante, Persönlichkeitsstörung und neuropsychiatrische Krankheit

Ich hoffe, dass an dieser Stelle klargeworden ist, dass Tics und das Gilles-de-la-Tourette-Syndrom zwar in einzelnen Fällen gravierende neuropsychiatrische Krankheiten darstellen können, dass dies aber in den allermeisten Fällen nicht der Fall ist. Dieses Kapitel wurde unter anderem mit Blick auf die vielen besorgten Eltern eingefügt, die bei ihren Kindern in der Grundschulzeit erstmalig Tics erkennen, sich dann im Internet informieren, die Unmenge an Informationen aber kaum einordnen können, die dramatischen Videos aus dem Internet nicht mehr aus dem Kopf bekommen und dann voller Panik in die Spezialsprechstunde kommen. An dieser Stelle gibt es keinen Weg mehr zurück. Denn die Bilder sind im Kopf, »spuken dort herum« und wollen ihn – von der Angst behütet und getrieben – partout nicht verlassen. Dann gibt es in meinen Augen nur noch den Weg nach vorne und d.h. die möglichst wissenschaftliche Auseinandersetzung mit der Thematik. Gleiches gilt übrigens für die meisten Themenbereiche in der Psychiatrie und insbesondere die Psychosen und die stark angstbesetzte Diagnose einer Schizophrenie (Tebartz van Elst 2021a). Dabei sollte auch der »schlimmste Fall« ganz im Sinne einer eigenen Angstexposition mit in den Blick genommen werden, nämlich, dass das Kind tatsächlich an einem Tourette-Syndrom und nicht nur an einer vorübergehenden Tic-Störung leiden wird.

Der Weg nach vorne an dieser Stelle ist der, der Angst ins Gesicht zu schauen. Was wäre wenn? Und das bedeutet konkret, es muss ein möglichst wissenschaftlicher Blick auf das Phänomen der Tics geworfen werden. Die übergroße Wahrscheinlichkeit ist die, dass das Kind an einer familiären Veranlagung für die zeitweise Entwicklung von Tics leidet. Beide Eltern sollten in sich gehen und überlegen, vielleicht ihre eigenen Eltern fragen, ob sie nicht selbst vorübergehende Tics hatten in der Kindergarten- oder Grundschulzeit. Oder gab es magisches Denken, ein diskretes Zwängeln, seltsame Rituale, die eine Weile lang abgewickelt werden wollten? Dies alles würde für die Interpretation im Sinne einer familiären Veranlagung im Sinne einer Normvariante sprechen. All diese Eigenschaften sind so häufig, dass sie nicht als Krankheit verstanden werden können, sondern als Variante der Entwicklungsdynamik von großen Untergruppen von Menschen begriffen werden müssen. Gleiches gilt für das ADHS- und das Autismus-Cluster. Natürlich hat das Ganze etwas mit Genetik und Vererbung zu tun. Aber so ist das Leben. Es wird vererbt von den Eltern- auf die Töchtergenerationen. Und diese Vererbung ist ein körperliches, dingliches, sinnliches Phänomen. Ich persönlich finde diesen Gedanken schön, halte ihn für attraktiv. Denn darin materialisiert sich eine Verbundenheit zwischen den Generationen von Menschen, die ich attraktiv finde. Aber diese Form der Vererbung soll und kann nicht als krankhafter Prozess begriffen werden. Wäre das der Fall, würde man das fundamentalste Prinzip des Lebens überhaupt zur Krankheit erklären. Ich persönlich halte das für ausgesprochen widersinnig. Und wären mit den vielen hundert Genvariationen, die im multigenetischen Sinne das Auftreten eines autistischen, ADHS oder Tic-Phänotyps wahrscheinlicher machen, aus evolutionärer Sicht nur Nachteile verbunden, so wären diese Genvarianten im Jahrtausende-währenden Prozess der menschlichen Evolution lange verschwunden. Dies ist eine zwingende Folge der Erkenntnisse der Evolutionstheorie. Aus diesen Überlegungen kann nur folgen, dass die multigenetischen Muster, die sich hinter den Phänotypen Tics, ADHS und Autismus verbergen, ihre positiven Seiten haben müssen. Die stehen natürlich nicht im Vordergrund, wenn angstgeplagte Eltern die Tic-Sprechstunde mit ihrem Kind erstmalig besuchen.

Aber auch ohne diese theoretische Herleitung fällt es mir aus klinischer Perspektive gar nicht schwer, diese positiven Seiten zu erkennen. Wenige Seiten dieses Buches sind so schnell geschrieben. Nicht umsonst widmen viele Bücher über das Tourette-Syndrom, die ADHS oder den Autismus berühmten Beispielen von betroffenen Menschen, die sicher oder fraglich an einer dieser Entwicklungsstörungen gelitten haben, zentrale Kapitel (Müller-Vahl 2014): Mozart und andere Musiker wie Michael Wolff, Nick van Bloss, Tobias Picker, Matt Giordano, Jamie Graze, Schriftsteller wie Samuel Johnson, Andre Malraux, Sportler wie Mahmoud Abdul-Raouf, Jim Eisenreich, Mike Johnston, Eric Bernotas, Lars Ricken usw. usf. Aber auch aus meiner klinischen Erfahrung und Praxis kann ich nur sagen, dass die meisten Menschen mit Tic-Störungen ausgeprägt sympathische und interessante Menschen sind. Ich bin mir sicher, dass alle in diesem Gebiet Tätigen diesen Eindruck teilen werden. Das soll nicht die Leiden verniedlichen, die viele unter ihnen erdulden müssen, vor allem in der Blüte ihrer Tics. Es soll nur helfen, ein umfas-

8.7 Tics und Tourette als Normvariante, Persönlichkeitsstörung und Krankheit

sendes Bild zu entwerfen von dem, was es bedeutet, dieses Schicksal zu teilen. In den meisten dieser »berühmten« Fälle, die ich natürlich nicht alle persönlich, sondern nur aus der Literatur kenne, muss mit Wahrscheinlichkeit von einem Tic-Syndrom im Sinne einer Normvariante ausgegangen werden.

In den Fällen, in denen ein Tic-Syndrom im Sinne der so gekennzeichneten Normvariante besteht, bei denen dann aber aufgrund der Tics in einem psychoreaktiven Zusammenhang dysfunktionale Verhaltensweisen wie z. B. ein extremer sozialer Rückzug und verbunden damit ein Leidensdruck entsteht, wäre die Konstellation konzeptionell wie eine Persönlichkeitsstörung zu begreifen (▶ Kap. 5).

Und schließlich wird sich eine eher kleinere Untergruppe von betroffenen Menschen identifizieren lassen, bei denen das klinische Tic-Syndrom in einem plausiblen Kausalzusammenhang mit klaren genetischen Auffälligkeiten oder anderen Erkrankungen (insbesondere der Basalganglien im Gehirn z. B. nach Geburtskomplikationen, Hirnblutungen, -infarkten oder auch mit immunologischen System- oder Hirnerkrankungen etc.) steht. In diesem Fall wäre das Syndrom unabhängig von seiner Schwere als klassische neuropsychiatrische Erkrankung zu klassifizieren.

Wie beim Autismus und ADHS zeigt sich also wiederum die gleiche nosologische (krankheitstheoretische) Konstellation. Tics können sowohl Ausdruck einer Normvariante als auch einer Konstellation, die einer Persönlichkeitsstörung entspricht, als auch einer genuinen neuropsychiatrischen Krankheit sein.

> Tic-Störungen und das Tourette-Syndrom können je nach individueller Konstellation sowohl als Normvariante, als auch als Persönlichkeitsstörung als auch als genuine neuropsychiatrische Störung betrachtet werden.

9 Wie denken wir über unsere psychische Gesundheit?

In diesem abschließenden Kapitel soll vor dem Hintergrund des entwickelten Gedankengangs darüber nachgedacht werden, wie wir über psychische Gesundheit reden und denken. Gleichzeitig sollen in diesem Zusammenhang Probleme der psychiatrischen Krankheitslehre (Nosologie) thematisiert werden. Inhaltlich werden dabei ähnliche Fragen wie in den Kapiteln 3–5 aufgegriffen. Im Unterschied zu diesen Kapiteln, in denen die Fragen nach Gesundheit, Krankheit, der Definition psychischer Erkrankungen und Störungen sowie von Persönlichkeitsstörungen auf systematischere Art und Weise angegangen wurden, möchte ich in diesem abschließenden Kapitel meine ganz persönliche Sichtweise auf die genannten Fragen ausformulieren. Dabei erhebe ich ausdrücklich nicht den Anspruch, für die Psychiatrie und Psychotherapie als Ganzes zu sprechen.

9.1 Die Probleme der psychiatrischen Krankheitslehre

Die Probleme der aktuellen psychiatrisch-psychotherapeutischen Krankheitslehre wurden bereits in den Kapiteln 3–5 diskutiert. Ich persönlich sehe es als eines der größten Probleme unseres Faches an, dass die Ursachen psychobiologischer Symptome bei deren Klassifikation keine große Rolle mehr spielen. Gleichzeitig repräsentieren die psychiatrischen Störungsdiagnosen, seien es nun Autismus, ADHS, die Tic-Störungen, die Schizophrenien oder Depressionen, keine einheitlichen Krankheiten (Tebartz van Elst et al. 2007). Vielmehr handelt es sich aus der Perspektive kausal denkender Menschen um Sammelbegriffe, die unterschiedliche psychobiologische Krankheitsbilder und Normvarianten psychobiologischen So-Seins aufgrund phänomenaler Ähnlichkeiten zusammenfassen. Allerdings werden die daraus resultierenden Störungs- bzw. Krankheitsbegriffe in der Alltagssprache und Sozialmedizin pragmatisch so verwendet, als würden sie Krankheiten repräsentieren. Sätze wie: »Herr A. leidet an schwarzem Hautkrebs«, »Frau B. hat eine Schizophrenie«, »Herr C. hat eine ADHS«, führen in ihrer Gesamtheit alltagspraktisch dazu, dass die Begriffe Schizophrenie, ADHS, Autismus, Tourette usw. in Analogie zu Begriffen wie Melanom oder Diabetes als Krankheitsbegriffe im engeren Sinne verstanden und benutzt werden. Das hat teilweise fatale Folgen.

Es sei an dieser Stelle aber auch darauf hingewiesen, dass diese Konstellation im Hinblick auf Krankheitsbegriffe die Psychiatrie nicht von anderen Disziplinen der Medizin unterscheidet. So sind etwa der Bluthochdruck in der inneren Medizin oder die Epilepsie aus dem Bereich der Neurologie aus theoretischer Perspektive ähnlich strukturierte Sammelbegriffe wie Depression, Schizophrenie, Autismus oder ADHS. Da unsere psychische Strukturiertheit unser Selbstverständnis als Mensch aber viel weitgehender betrifft, wirkt sich das entsprechende Verständnis im Themenbereich der seelischen Gesundheit viel weitgehender auf unser Selbst- und Menschenbild aus. Daher scheint es mir wichtig, sich hier gedankliche Klarheit zu verschaffen.

Aus Sicht einer kausal denkenden Medizin müsste in meinen Augen – wie ausgeführt – bei den psychischen Störungen zwischen primären und sekundären Varianten unterschieden werden (▶ Kap. 4.4). Bei den sekundären Varianten ist eine plausible Kausalität erkennbar, zumindest im Sinne einer wahrscheinlichen genetischen oder erworbenen Ursächlichkeit. Primäre Varianten, die meist multifaktoriell genetisch mitbedingt und insofern Beispiel einer familiären Veranlagung sind, können dagegen im Sinne einer Normvariante oder gegebenenfalls einer Persönlichkeitsstörung verstanden werden, obwohl mir auch dieser Begriff nicht gefällt. Denn die strukturelle Besonderheit der Persönlichkeit wird ja nur deshalb zur Störung, weil aus den Besonderheiten Dysfunktionalität und Leid resultieren. Die Gründe dafür sind aber vielfältig und können durchaus in Umweltfaktoren liegen und müssen sicher nicht immer im Individuum zu suchen sein, welches mit dieser Begrifflichkeit als gestört bezeichnet wird.

Die Dramatik der Symptome, der Ausprägungsgrad der Eigenschaften, die damit verbundene Funktionalität in den Alltagssituationen des Lebens und der daraus resultierende Leidensdruck sind dabei Größen, die die soziale Schwere des aus der Krankheit oder des Stärke-Schwäche-Clusters resultierenden psychosozialen Leidensdrucks wesentlich bedingen. Aber die Tatsache, dass ein Mensch an einer Eigenschaft seines Körpers leidet, bedeutet noch nicht automatisch, dass diese Eigenschaft als pathologisch bewertet werden muss. So leiden sicher einige Männer in Deutschland, die 1,65 m groß sind, insbesondere als junge Erwachsene daran, dass sie sich zu klein finden, obwohl sie aus statistischer Sicht normal groß sind. Die Tatsache des Leidens an einer körperlichen Eigenschaft an sich macht diese also noch nicht zwingend zu einem pathologischen Phänomen!

Bei den Persönlichkeitsstörungen ist die aus den Symptomen bzw. psychobiologischen Eigenschaften resultierende Funktionsstörung (Dysfunktionalität) das entscheidende Kriterium, welches den Übergang vom Eigenschaftscluster hin zur Störung bedingt (▶ Kap. 5.2, C-Kriterium). An dieser Stelle soll aber noch einmal betont werden, dass der Leidensdruck, der aus einem gegebenen Eigenschaftscluster einer Person resultiert, nie nur Ergebnis der Eigenschaften an sich ist, sondern ebenfalls Folge der Erwartungen und normativen Struktur der Gesellschaft. Es handelt sich hier im Hinblick auf die Dysfunktionalität also um ein Passungsproblem zwischen Individuum und Umwelt. Und genau an dieser Stelle haben natürlich viele Kritiker der Psychiatrie und Psychotherapie nicht ganz Unrecht, wenn sie darauf hinweisen, dass Leidensdruck in diesem Sinne nicht nur durch die individuellen psychobiologischen Eigenschaften oder Symptome eines Menschen entsteht, sondern ebenso durch die normativen Erwartungen, die von einem Gemeinwesen diskursiv an ein Individuum herangetragen werden. Dass diese Erwartungen innerhalb kürzester Zeit dramatischen Änderungen unterworfen sein können, können wir alle immer wieder erleben.

Aber zurück zur Krankheitslehre (Nosologie) der Psychiatrie: Die Tatsache, dass sich in der Beschreibung und Klassifikation psychischer Phänomene in den letzten Dekaden weitestgehend deskriptive und kausalfreie Konzepte durchgesetzt haben, führt dazu, dass die entsprechenden Krankheitsbegriffe aus der Perspektive kausal denkender Menschen zu deskriptiven Sammelbegriffen geworden sind. Gleichzeitig werden solche Begriffe aber alltagspraktisch dann doch wieder wie Krankheitsbegriffe im engeren Sinne der Bedeutung verwendet, dann etwa, wenn ein Wissenschaftler eine Studie zur Depression, zur Schizophrenie, zum Autismus, Tourette-Syndrom oder zur ADHS durchführt. Wie verheerend sich dies z. B. in der Forschung auswirkt, kann man daran erkennen, dass in den letzten Dekaden trotz des immensen methodischen Fortschritts der Neurobiologie keine einheitlichen und replizierbaren Befunde zu all diesen Scheinkategorien erarbeitet werden konnten. Hier zeigen sich die desaströsen Folgen dieser Verwirrung. In der Praxis der Forschung werden Kategorien benutzt, die als Sammelbegriffe angelegt sind. Implizit wird aber dennoch davon ausgegangen, dass es sich vielleicht doch um Krankheiten im engeren Sinne der Bedeutung handeln könnte. Praktisch finden sich jedoch seit Jahrzehnten keine konsistenten Befunde, was die Annahme, dass es sich aus kausaler Perspektive um Sammelbegriffe handelt, auf traurige Art und Weise bestätigt. Leider hat das bislang im Hinblick auf die Forschungskonzepte keine durchgreifenden, erkennbaren Konsequenzen.

Was aber bedeutet dies für die Patienten und ihre Angehörigen? Die Praxis des Redens über psychische Krankheiten und psychobiologische Eigenschaftscluster wird sich nicht in absehbarer Zeit ändern. Im 2013 erschienenen DSM-5 haben sich diesbezüglich keine grundlegenden Änderungen ergeben und die 2022 in Kraft getretene ICD-11 folgte dem DSM-5 weitestgehend (WHO 2022).

In dieser Situation ist es in meinen Augen nicht nur für die Wissenschaft und Medizin, sondern auch für Betroffene und Angehörige wichtig, zu verstehen, dass die vom psychiatrisch-psychotherapeutischen System vergebenen Diagnosen und Namen Sammelbegriffe für auf der Erlebens- und Beschreibungsebene ähnliche Zustände mentalen Funktionierens darstellen. Sie können sowohl Ausdruck erkennbarer und benennbarer Krankheiten sein (sekundäre Formen) als auch Ausdruck einer Normvariante (primäre Variante). Bei der primären Variante kann es abhängig vom Ausprägungsgrad des Eigenschaftsclusters (dimensionale Ausprägung) und den gesellschaftlichen und ökologischen Rahmenbedingungen zu relevanten Anpassungsschwierigkeiten kommen (Störung, ökologische Nische nicht vorhanden) oder eben auch nicht (keine Störung, ökologische Nische vorhanden).

> Viele psychobiologische Zustände und Reaktionsweisen können sowohl im Sinne einer Krankheit (sekundär verursachtes psychobiologisches Eigenschaftscluster) als auch im Sinne einer Normvariante (primär familiäre Veranlagung für bestimmte Zustände oder Reaktionsweisen) verstanden werden.

> Die beobachtbare Existenz eines solchen psychobiologischen Eigenschaftsclusters an sich muss noch nicht zwingend das Vorliegen einer krankheitswertigen Störung begründen.

9.2 Entwicklungsstörungen zwischen Normvariante, Persönlichkeitsstörung und neuropsychiatrischer Krankheit

Abschließend soll noch einmal auf die drei großen Entwicklungsstörungen Tics, ADHS und Autismus im Spannungsfeld zwischen den herausgearbeiteten Polen eingegangen werden.

9.2.1 Die eigene Persönlichkeit als Struktur

Ausgangspunkt ist meine persönliche Beobachtung und Überzeugung, dass Persönlichkeit in dem Sinne, wie der Begriff in ▶ Kap. 5 entwickelt wurde, eine überwiegend starre, psychobiologisch determinierte, körperliche Eigenschaft ist, die durchaus angemessen mit der natürlich viel eindimensionaleren Eigenschaft Körpergröße verglichen werden kann. Mit den in Form des autistischen und ADH-Syndroms beschriebenen Merkmalen sowie mit der Veranlagung für Tics sind jeweils Eigenschaften erfasst, die offensichtlich in der gegebenen psychobiologischen Wirklichkeit gemeinsam auftreten (clustern). Die Gründe dafür sind aller Wahrscheinlichkeit nach vielschichtig, aber vor allem in der Neurobiologie zu suchen, ohne dass sie aktuell genau benannt werden könnten. Die genauen neurobiologischen Pathomechanismen im Detail sind für den hier vorgetragenen Gedankengang nachrangig. Dabei werden sowohl genetische Gründe als auch Umweltfaktoren (Ernährung, Schadstoffexposition, biografische Ereignisse) eine wichtige Rolle spielen (wie bei der Körpergröße). Gleichzeitig ist das psychobiologische System trotz seiner charakteristischen Trägheit in seiner Entwicklung nicht völlig starr, sondern es sind erkennbare Entwicklungsphasen mit einer charakteristischen Dynamik gegeben (wie bei der Körpergröße).

> **Kasten 10: Die Persönlichkeiten als individuelle, rigide Instrumente im Orchester des Lebens**
>
> Ich meine, wer Kinder in der faszinierenden Entwicklung ihres Lebens beobachtet, der sieht sowohl das Ausmaß an Freiheit, welches Menschen in ihrer psychobiologischen Entwicklung gewinnen können, als auch das strukturell Starre und Träge, welches bereits in sehr jungen Jahren in Form der Persön-

lichkeit eines Kindes gut erkennbar ist. Und wie in meinem Buch über Freiheit als psychobiologische Errungenschaft detailliert ausgeführt, sollte diese Starrheit und Trägheit der Persönlichkeitseigenschaften eines Menschen trotz der Rigidität dieser Strukturen nicht primär als Defizit oder Problem begriffen werden (Tebartz van Elst 2015b). Ganz im Gegenteil ist diese strukturelle Unfreiheit eines Menschen Voraussetzung dafür, dass überhaupt freie Willenshandlungen ermöglicht werden (Tebartz van Elst 2021). Die situative Freiheit erhebt sich geradezu wie eine Pflanze aus dem Boden der Trägheit persönlichkeitsstruktureller Besonderheiten. Die rigide Persönlichkeit ist also der jeweils unterschiedliche, mehr oder weniger feste Boden, aus dem die Blumen der situativen Freiheit erwachsen. Ohne die Rigidität der eigenen Persönlichkeit hätte das situativ-freie Verhalten gar keinen Halt und würde zur beliebigen Zufallsmotorik degenerieren. Im Hinblick auf detailliertere Argumentationen zu dieser Thematik sei auf die Bücher »Freiheit« und »Jenseits der Freiheit« verwiesen, in denen genau herausgearbeitet wird, was Freiheit ist und wie sehr sie unfrei-rigide Strukturen braucht, um überhaupt entstehen zu können (Tebartz van Elst 2015b, 2021).

Wie nun aber der Fingerabdruck nur aufgrund seiner rigiden Unveränderlichkeit zum Markenzeichen der Unverwechselbarkeit eines Menschen werden kann, so verhält es sich auch mit der Persönlichkeit. Um die Umwelt in ihrer Dynamik und Vielfalt abbilden zu können, muss der psychobiologische Apparat, mit dem das geschieht, auch eine gewisse Trägheit, Starre und Masse – um im Bild zu sprechen – haben (Tebartz van Elst 2021).

Und so kann – ebenfalls metaphorisch gesprochen – die Persönlichkeitsstruktur eines Menschen auch als Instrument begriffen werden, auf dem er oder sie die Melodie seines Lebens spielen kann und muss. In dieser Allegorie stehen die Instrumentengruppen, die Streichinstrumente, die Blech- und Holzblasinstrumente, die Pauken etc. für die erkennbaren Persönlichkeitsstrukturen, die autistischen Menschen, die ADHS-ler, die Cluster-A-, -B- und -C-Typen. Und wie bei den Instrumentengruppen gibt es natürlich auch innerhalb einer Gruppe von Instrumenten im Detail große Unterschiede. Geigen, Celli und Basse sind alle Streichinstrumente unterscheiden sich aber gewaltig. Und dennoch sind sie keine Posaunen, Hörner oder Trompeten. Und so wie der starre Körper des Instrumentes die Musik bestimmt, die dieses Instrument hervorbringen kann, so ist es auch mit unseren unterschiedlichen Persönlichkeiten, die Funktionseigenschaften unserer Körper sind. Die Lebensmusik, die wir machen können, ist abhängig von unserer Persönlichkeit, unserem Körper, der uns nun einmal schicksalhaft gegeben wurde. Um aber eine möglichst schöne Musik machen zu können, sollte man wissen, ob man eine Geige, Posaune oder Harfe ist. Die Piccoloflöte kann nun einmal nicht so laut auf die Pauke hauen, wie sie es vielleicht gerne tun würde. Das ist ihr Schicksal. Wenn sie dies aber nicht erkennt und ein Leben lang davon träumt, eine Pauke zu sein, so wird sie sich in vielen Problemen, Frustrationen und Depressionen verheddern. Auch wird sie die anderen Instrumente mit ihren hohen Melodien, die über aller anderen Musik schwebt, nicht bereichern und begeistern. Begibt sie sich dann in Therapie und wird dort das strukturelle Problem nicht erkannt und als Therapieziel formuliert, Pauken-

9.2 Entwicklungsstörungen als Normvariante, Persönlichkeitsstörung und Krankheit

schläge hervorzubringen, so wird die Therapie scheitern. Sie wird kleinen Flöten sogar schaden, weil sie im Stillen die Botschaft vermittelt: »Es ist schon schade, wenn man eine Piccoloflöte ist und keine Pauke.« D. h. die Flöte muss ihre Struktur erkennen und lernen, diese zu akzeptieren. Sie muss ihre Struktur nicht ändern. Das kann sie nicht und soll sie auch nicht. Das ist nicht ihre Lebensaufgabe.

Die Hilfe der Therapie könnte an dieser Stelle vielmehr darin bestehen, die Struktur zu erkennen. Sie sollte erhellen, um welches Instrument es sich da handelt und welche Musik diesem Instrument möglich ist. Pauken und Hörner, Geigen und Flöten, Harfen und Posaunen haben gerade wegen ihrer körperlichen Unterschiede ganz eigene Potenziale – aber eben auch Limitationen. Die Struktur zu erkennen – und nicht zu verändern – und das Potenzial in den Blick zu nehmen, welches gerade aus dieser Struktur erwächst, das kann die großartige Hilfe sein, die eine gute Therapie (gute Pädagogik) in einer solchen Situation leisten sollte.

Selbsterkenntnis und Akzeptanz der eigenen Struktur, der eigenen Begrenztheiten aber – wie bei Instrumenten – eben daraus erwachsend der eigenen Möglichkeiten, das ist die Voraussetzung dafür, dass der Mensch zu seiner Musik und zu seiner Lebensmelodie findet.

Die Vielfalt der Instrumente sollte dabei in meinen Augen in erster Linie als Bereicherung für das Orchester einer Gemeinschaft begriffen werden. Denn die Geige kann den Rhythmus des Lebens nicht derartig prägen, wie es die Pauke kann, und die Piccoloflöte nicht Fanfaren so zum Schwingen bringen, wie es Posaunen können. Doch was wäre ein Konzert ohne die mitreißenden Violinen und Celli, die sowohl im Chor als auch im Solo begeistern können, oder die hohen Melodien der Flöten? Insgesamt ist also für das Orchester des Lebens jedes Instrument – und sei es noch so selten – eine Bereicherung. Und so sind es nicht zuletzt die seltenen Glockentöne, die etwa beim »Großen Tor von Kiew« in Mussorgskys »Bilder einer Ausstellung« zumindest mir besonders in Erinnerung bleiben.

Doch zurück zu den Entwicklungsstörungen und den strukturell verwandten Persönlichkeitsstörungen. Die qualitativen Eigenschaftscluster, die den Autismus, eine ADHS, ein Tourette-Syndrom aber am Ende auch eine zwanghafte, emotional-instabile, histrionische oder schizoide Persönlichkeit ausmachen, treten vergesellschaftet und als stabile Phänomene über die Lebensspanne hinweg auf. Allein diese Beobachtung, die ja überhaupt erst zur Etablierung der entsprechenden Kategorien innerhalb der Entwicklungsstörungen und Persönlichkeitsstörungen geführt hat, spricht stark dafür, dass die zugrundeliegenden Strukturen als psychobiologische Strukturen zu verstehen sind. Das Phänomen des qualitativen Clusters der jeweils charakteristischen Eigenschaften spricht dafür, dass diese neurobiologisch organisiert sind. Wahrscheinlich ist diese Tatsache schlussendlich durch die funktionelle Neuroanatomie des Organs Gehirn bedingt, die allerdings noch nicht hinreichend verstanden ist, um dies im mechanistischen Sinne zu verstehen. Diese Sichtweise bedeutet nicht, dass Phänomene wie die Willensfreiheit abgelehnt werden müssen, was an anderer Stelle gezeigt wurde (Tebartz van Elst 2015b, 2021). Auch muss vor vorschnellen Erklärungen mit Verweis auf bunte Bilder der Hirnforschung gewarnt werden, die oft mehr intellektuelle Verführung mit Unterhaltungsabsicht sind denn wissenschaftliche Erkenntnisse (Tebartz van Elst 2007).

Dennoch spricht vieles dafür, dass die erkennbare Musterhaftigkeit der verschiedenen Persönlichkeitsstile (Autismus, ADHS, Persönlichkeits-Cluster, Tic-Cluster) durch Funktionsmuster des Organs Gehirn verursacht werden. Erinnert sei hier an das holistische (neurotypische) bzw. autistische Konnektivitätsmuster als theoretisches Beispiel (▶ Kap. 6.6). Diese unterschiedlichen zerebralen Funktionsmuster erklären die unterschiedlichen klinischen Phänotypen, im Sinne von Normvarianten (Persönlichkeitsmuster bzw. -stile). Damit ist aber noch nicht erklärt, wieso es bei einem Individuum zu seinem eigenen, individuellen zerebralen Funktionsmuster kam. Dies könnte Folge seiner von den Eltern ererbten, multigenetischen Veranlagung sein (primäre Dynamik) oder größerer, genetischer Sprünge (Punktmutationen, Copy Number Variants, Chromosomenaberrationen) oder schicksalhafter Umweltereignisse (Unfälle, Geburtskomplikationen, Intoxikationen, Schädelhirntraumata, Blutungen, Infarkte, infektiöse oder immunologische Entzündungen etc.; sekundäre Dynamik; ▶ Kap. 3.2.3).

Die klinischen Phänotypen (Autismus, ADHS, Tics und ganz analog die Persönlichkeitsmuster Cluster A, B und C) sagen an sich also gar nichts über den Krankheitsstatus aus, sondern können allesamt primär multigenetische Normvarianten oder sekundär verursachte Krankheiten repräsentieren.

> Die mentale Struktur unseres Körpers (Persönlichkeit) kann nicht nach Belieben verändert werden. Sie ist weitgehend schicksalhaft gegeben. Sie begrenzt unsere Möglichkeiten. Aus ihr erwächst unser Potenzial.

9.2.2 Von Strukturen, Problemen und Zuständen – das SPZ-Modell

Wenn sich Menschen in schwierigen Lebenssituationen in therapeutische Hilfe begeben, so ist es für alle Beteiligten meist schwer, einen Überblick zu gewinnen über die verschiedenen Einflussfaktoren. Bislang war in diesem Buch viel die Rede von strukturellen Besonderheiten, Persönlichkeitsmustern, autistischen Strukturen, ADHS-Typen oder Menschen mit Veranlagung für Tics.

Aber natürlich besteht das Leben nicht nur aus Strukturen. Vielmehr vermischen diese sich mit Problemen wie Mobbing, Ausgrenzung, Ablehnung, Arbeitsplatzkonflikten, Unzufriedenheit, Partnerschaftskonflikten, familiärer Streit, Schulden usw. Und natürlich gibt es auch Problemverhaltensweisen wie sozialer Rückzug, Selbsttäuschung, Sturheit, Kompromisslosigkeit, lügen, stehlen, aggressive und autoaggressive Verhaltensweisen. Diese Phänomene sollten nicht mit Strukturen verwechselt werden. Denn im Verhalten sind die meisten gesunden Menschen mehr oder weniger frei. Werden Kinder wie Erwachsene in den Möglichkeiten ihres freien Verhaltens nicht ernst genommen, so beschneidet man ihnen den Verhaltensspiel-

9.2 Entwicklungsstörungen als Normvariante, Persönlichkeitsstörung und Krankheit

raum, in dem Freiheit, Selbstwirksamkeit, Kreativität und Leistung erwachsen. Man schränkt sie ein in ihren Möglichkeiten – meist unbewusst und ungewollt.

Lob und Anerkennung sollten sich nur auf Phänomene freien Verhaltens beziehen. Echtes Lob und Anerkennung kann nur freiem Verhalten gelten. Und auch nur in diesem Sektor des Lebens haben die Begriffe Verantwortung und Schuld ihre Berechtigung. Kinder wie Erwachsene für strukturelle Phänomene zu loben, führt nur zu Eitelkeit. Sie dafür zu kritisieren, führt zu Frustration, Bitterkeit und einem schlechten Selbstwertgefühl. Denn das eigene Aussehen und die eigene Intelligenz sind nun einmal keine Leistung. Sie sind Geschenk oder Last. Genauso wenig sind die eigenen schicksalhaften körperlichen Gebrechen oder eine Intelligenzminderung ein Versagen oder eine Schuld. Sie sind Beschwernis oder Geschenk. Wie sich Stärke-Schwäche-Konstellationen in der Dynamik des Lebens auf die Kreativität und Leistung von Menschen auswirken, ist sehr unterschiedlich. Ich habe so manchen Menschen an seinem guten Aussehen und seiner hohen Intelligenz scheitern sehen. Und ebenso kenne ich viele Menschen, die in ihrer Behinderung und Beeinträchtigung Leistungen vollbringen, von denen nicht behinderte Menschen nur träumen können. Dass die Realität des alltäglichen Medienzirkus und der Internetbühnen der Social-Media-Plattformen eine andere ist, steht auf einem anderen Blatt. Aber das sollte unseren klaren Blick nicht trüben.

Wichtig ist mir an dieser Stelle aber vor allem, dass Probleme und Problemverhaltensweisen nicht mit Strukturen verwechselt werden. Denn das hätte weitreichende und sehr negative Auswirkungen. Denn Strukturen müssen als schicksalhafte Gegebenheiten akzeptiert werden und in das eigene Selbstbild integriert werden. Probleme und Problemverhaltensweisen aber keinesfalls. Sie sollten gelöst, idealerweise aufgelöst werden, zum Verschwinden gebracht werden. Denn Probleme und Problemverhaltensweisen sind ihrem Wesen nach nichts, was dem menschlichen Körper als solchem innewohnt, sondern es sind situationsbezogene Konflikte zwischen den Lebewesen und ihrer Umwelt oder erlernte Verhaltensweisen.

Und schließlich gibt es mentale Zustände. Diese berühren am ehesten den klassisch medizinischen Bereich. Mentale Zustände sind etwa Depressionen, Migräneattacken, Hungerzustände, Stress- und Angstzustände. Auch diese Zustände sind unmittelbar an die Funktionalität des Körpers gebunden. Aber anders als Strukturen sind sie ihrer Natur nach nicht chronisch und dauerhaft im Sinne einer Körpereigenschaft vorhanden, die es zu akzeptieren gilt wie etwa der Körpergröße, dem Autistisch-Sein oder der Veranlagung für Tics oder Migräne. Vielmehr sind sie phasisch vorhanden, haben einen Anfang und ein Ende und können oft medizinisch erfolgreich behandelt werden. ▶ Tab. 9.1 fasst die Charakteristika und Unterscheidungskriterien dieser drei phänomenalen Bereiche zusammen. ▶ Abb. 9.1 illustriert das SPZ-Modell grafisch.

Bei dem SPZ-Modell handelt es sich um ein heuristisches Modell. Die Heuristik ist die Wissenschaft bzw. die Kunst in komplexen Konstellationen mit unvollständigem Wissen dennoch zu guten Erkenntnissen und praktikablen Lösungen zu gelangen. Der Begriff stammt ab vom griechischen Wort εὑρίσκειν, lateinisch heurískein, deutsch auffinden oder entdecken.

Die Beschreibung der problematischen Ausgangssituation, dass in einer komplexen Situation mit unvollständigem Wissen dennoch möglichst zielführend und praktikabel gehandelt werden muss, trifft dabei nicht nur auf die therapeutische Konstellation zu, sondern, Hand aufs Herz, auf sehr viele Situationen unseres eigenen Lebens. Denn wer versteht sich schon selbst so richtig? Wissen Sie, liebe Leserin, lieber Leser, wirklich wer Sie sind, was Sie wollen, was Sie antreibt, was Ihre Identität ausmacht und wo die übergeordneten Ziele und Werte Ihres Lebens verortet sind? Würden mir diese Fragen zu unterschiedlichen Zeitpunkten meines Lebens, von verschiedenen Menschen, in unterschiedlichen Situationen gestellt werden, ich wüsste nicht, wie einheitlich die ehrlichen Antworten ausfallen würden. Und ich halte mich nicht einmal für besonders emotional instabil.

Dennoch kann das SPZ-Modell nach meiner persönlichen Erfahrung in vielen therapeutischen Konstellationen sehr hilfreich sein, um die verworrenen und untereinander verwobenen Einflussfaktoren auf eine verzwickte Problematik analytisch zu trennen und sinnvolle therapeutische Strategien zu entwerfen. Und im Übrigen finde ich es auch unabhängig von jedweder Psychothematik hilfreich, um im ganz normalen Alltag mich selbst und andere besser zu verstehen.

Dies sei an konkreten Beispielen illustriert. So führt die strukturell bedingte Sensitivität für Reizüberflutung oft dazu, dass autistische Jugendliche oder junge Erwachsene sich zurückziehen und isolieren. Oder etwa die kommunikativen Schwierigkeiten in Form des mangelnden Blickkontakts, der fehlenden Sprachpragmatik, oder Überforderungsgefühle auf Partys führen bei jugendlichen autistischen Menschen zu einem Selbstbild, dass sie lieber allein und zurückgezogen leben und mit anderen Menschen nichts zu tun haben wollen. In einem vielleicht unbewussten Kompensationsversuch ihrer strukturellen Schwächen entwickeln sie ein mönchisches oder einsiedlerisches Selbstbild und idealisieren es möglicherweise im Sinne einer entsprechenden Identität. Dies mag genau die richtige Lebensnische für diesen Menschen sein, dann wäre es gut. Vielleicht ist sie es aber auch nicht. Dann wäre es nicht gut, sondern eine problematische Selbsttäuschung.

Gerade bei sehr hochfunktional-autistischen Jugendlichen mit sehr guten Schulnoten kann die direkte autistische Kommunikation und die Meidung von Gruppensituationen etwa in den Schulpausen dazu führen, dass sie als arrogant und überheblich wahrgenommen werden und von anderen Mitschülern ausgegrenzt, gemobbt und gemieden werden. Ähnliche Konstellationen können sich in der Arbeitswelt ergeben, wenn autistische Kollegen Pausensituationen meiden, aber sehr rigide und vehement für ihre Rechte eintreten und sich unflexibel verhalten, wenn von anderen Kompromisse eingefordert werden. Auch die Themen Lügen und Gerechtigkeit werden immer wieder zu heißen Konfliktthemen, in die sich autistische Menschen verstricken können. Sie wünschen sich – aus ihrer Sicht nachvollziehbarerweise – eine Welt in der nicht gelogen wird und jeder genau das meint, was er sagt. Dass für viele Menschen die alltäglichen sozialen Lügen als Ausdruck von Freundlichkeit verstanden werden und entsprechend erwartet werden, können sie nicht nachvollziehen.

Ähnlich führt bei Menschen mit ADHS die Impulsivität immer wieder zu typischen interpersonellen Konflikten. In Kindergarten und Schule »erarbeiten« sie sich den Ruf eines Raufbolds, immer wieder kommt es zu Ungeschicklichkeiten und

Unfällen und die schulischen Leistungen bleiben deutlich hinter den Möglichkeiten zurück. Nicht selten ist die Impulsivität auch mit häufig und schnell wechselnden Partnerschaften verknüpft und einem deutlich höheren Risiko in einen Drogenabusus oder Delinquenz abzurutschen.

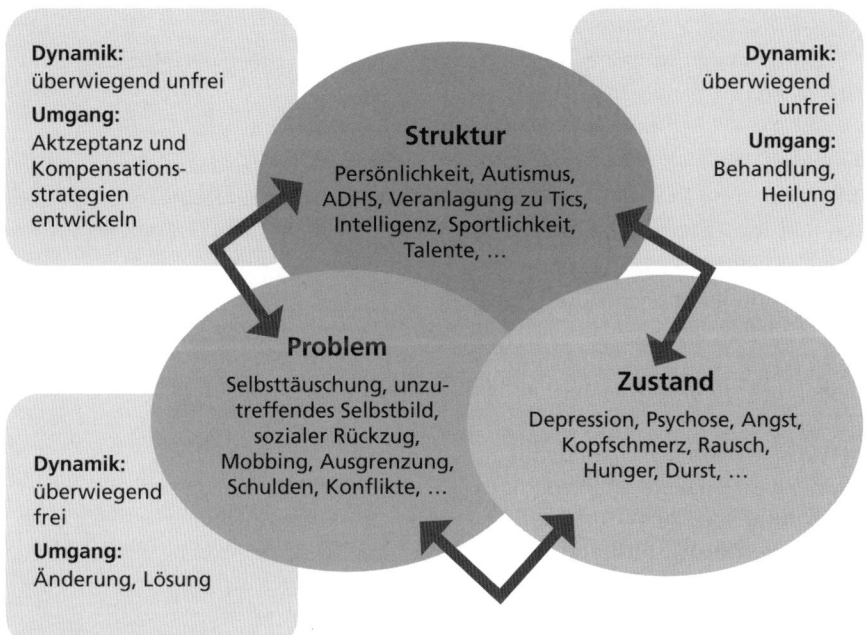

Abb. 9.1: Das SPZ-Modell kann helfen, die schwer durchschaubare Gemengelage aus strukturellen Besonderheiten, situativen Problemen und phasischen Zuständen in einer schwierigen Lebenssituation zu entwirren (modifiziert nach Tebartz van Elst 2019, 2021)

Schließlich haben Kinder und Jugendliche mit Tics oft Probleme zu diesen auffälligen und für sie selbst auch kaum zu verstehenden Besonderheiten zu stehen. Sie schämen sich, ziehen sich zurück und wissen nicht, wie sie mit dem Gefühl des Angestarrt-Werdens umgehen sollen.

Vor dem Hintergrund dieser Überlegungen ist es gar nicht verwunderlich, dass Jugendliche aber auch Erwachsene mit Entwicklungsstörungen Schwierigkeiten haben, ein angemessenes Selbstbild zu entwickeln. Wie soll das gelingen, da sie sich doch selbst meist nicht verstehen. Auch durchschnittlich strukturierte Jugendliche haben ähnliche Probleme. Wem ist schon bewusst, ob er zwanghaft und ängstlich-vermeidend (Cluster C), einzelgängerisch, misstrauisch-paranoid (Cluster A) oder eher emotional-instabil, histrionisch, nazistisch strukturiert ist (Cluster B). Das wissen nicht einmal die meisten Erwachsenen von sich. Und auch Eltern und Pädagogen sind verunsichert. Was ist Struktur, was Symptom, was Fehlverhalten?

> Strukturelle Muster führen häufig zu typischen Problemkonstellationen.
> So werden unverstandene autistische Menschen häufig als arrogant und unverschämt erlebt und in der Folge gemobbt und ausgegrenzt. Menschen mit ADHS haben ein überdurchschnittliches Risiko ein Suchtverhalten zu entwickeln. Kinder mit Tics ziehen sich oft zurück, weil sie sich ihrer Zuckungen schämen.
> Aber weder Mobbing noch Suchtverhalten noch sozialer Rückzug sind strukturelle Phänomene.

In dieser Gemengelage aus strukturellem Anders-Sein und den daraus resultierenden Konflikten und Problemen wie sozialer Rückzug, Mobbing, Kontaktschwierigkeiten und Identitätskrisen entwickeln sich dann gerade in der 2. Dekade in der Pubertät oft chronische Stress- und Überforderungskonstellationen.

Die Hormon-gesteuerte Umwälzung des Körpers und die sich in diesem Zusammenhang ändernden Verhaltensweisen der Peer-Groups machen es insbesondere autistischen Mädchen oft besonders schwer, sich in dieser neuen Phase zu Recht zu finden. Chronischer Stress und Überforderung führen dann oft zu subdepressiven oder auch klar depressiven Zuständen, die die geschilderte Gemengelage weiter verkomplizieren.

Stress und Depression haben nun aber ihrerseits wieder einen Einfluss auf die strukturellen Besonderheiten von Menschen. Dies wurde mir klar anhand eines Patienten, den ich in der ambulanten Sprechstunde als autistisch und depressiv diagnostiziert hatte und zur stationären Therapie aufgenommen hatte. Nachdem nach einigen Wochen die Depression vorbei war, war die autistische Struktur zwar nach wie vor vorhanden. Im Stillen fragte ich mich jedoch, ob eine formale Diagnose in dem nun zu beobachtenden Zustand noch gerechtfertigt sei. Der Blickkontakt war deutlich besser, die Stimmmelodie viel dynamischer, die Reizoffenheit deutlich geringer ausgeprägt, die Kommunikation funktionierte deutlich besser und es fiel deutlich leichter von den vorgesehenen Alltagsabläufen auch einmal abzuweichen, ohne in einen Anspannungszustand zu geraten. Natürlich stellte diese Beobachtung meine These der Unabänderlichkeit struktureller Phänomene auf den ersten Blick ein Stück weit infrage. Aber nach weiteren Überlegungen und Beobachtungen musste ich sie nur revidieren und erweitern. Denn es ist in der Tat so, dass Stress und depressiv-subdepressive Zustände erkennbare markante Persönlichkeitsmerkmale akzentuieren und verschlechtern können. Diese Beobachtung ist bei genauer Betrachtung vielen Menschen bekannt. Denken Sie an sich selbst und ihre Partner, Angehörige und Freunde und wie sie sich verhalten, wenn sie gestresst sind. So wird ein misstrauischer Mensch in gestresstem oder subdepressivem Zustand noch misstrauischer, ein ängstlich-vermeidender Mensch noch ängstlicher und vorsichtiger und ein emotional-instabiler Mensch noch instabiler und impulsiver. Bei gestressten und subdepressiven Menschen kommen ganz allgemein die prägenden Persönlichkeitsmerkmale stärker zum Vorschein.[9]

---

9 Genau das ist es, was der Begriff der »pseudohistrionischen Depression« der alten Psychopathologie meint, der dem einen oder anderen der älteren Kliniker noch vertraut sein mag.

9.2 Entwicklungsstörungen als Normvariante, Persönlichkeitsstörung und Krankheit

Tab. 9.1: Unterscheidungskriterien zur Identifikation struktureller, problematischer und zustandshafter, mentaler Phänomene

	Körperliche Struktur	Psychosoziale Probleme	Mentale Zustände
Beispiele	Persönlichkeit, Autismus, ADHS, Veranlagung für Tics, Intelligenz, Körpergröße, Fehlsichtigkeit, Sucht (als Veranlagung) …	Mobbing, Ausgrenzung, Beziehungskrise, Schulden, Arbeitslosigkeit, Armut, sozialer Rückzug, Lügen, aggressive Verhaltensweisen, Problemverhalten, Sucht (als Trinkverhalten) …	Depression, Angst, psychotische Zustände, Schmerzen, Migräne, Hunger, Dissoziation, hormonelle Zustände, Inflammation, Sucht (als Entzugssyndrom) …
Beginn	War als Muster immer schon da (Beispiel Persönlichkeit, Autismus) oder hat sich entwickelt (Beispiel Sucht, Querschnittslähmung), bleibt dann aber vorhanden. Ist unabhängig von Situationen, Problemen und Kommunikationspartnern.	Hat in einer Situation, zu einem Zeitpunkt begonnen. Ist situativ eingebunden.	Beginn kann plötzlich oder graduell sein. Auslöser können erkennbar sein oder auch nicht.
Dauer	Überdauernd.	Variabel. Nach Lösung des Problems beendet.	Variabel. Zustände haben aber einen Anfang und ein Ende.
Freiheitsgrad	Situativ unfrei; kann allenfalls sehr langfristig modifiziert werden.	Bereich der Selbstwirksamkeit und situativen Willensfreiheit.	Situativ unfrei. Kann allenfalls indirekt durch therapeutische Maßnahmen verändert werden.
Identität	Sollte im Selbstbild adäquat berücksichtigt werden.	Sollte sich idealerweise nicht identitätsbildend auswirken.	Sollte im Selbstbild adäquat berücksichtigt werden.
Umgehensweise	Sollte akzeptiert werden. Kompensationsstrategien und Hilfsmittel sollten gesucht werden (Beispiele: Kopfhörer gegen Reizüberflutung, Brille, Planer bei exekutiven Problemen …).	Lösungsorientierte Vorgehensweise. Schuldenberatung. Konfliktlösung. Aufsuchen einer Lebensnische. Verhaltensalternativen entwickeln und einüben.	Sollte medizinisch behandelt werden. Medikamente. Psychotherapie. Andere Maßnahmen.

Ganz analog werden autistische Menschen noch reizoffener und rigider, halten den Blickkontakt noch schlechter und werden durch Routinefrustrationen noch eher in einen Anspannungszustand versetzt. Bei Menschen mit Tics werden diese meist schlechter bei Stress und Anspannung und ADHS-artig strukturierte Menschen werden noch fahriger, impulsiver und sprunghafter.

> Stresszustände und subdepressive Zustände führen regelhaft dazu, dass strukturelle Besonderheiten akzentuiert werden. Autistische Menschen werden noch reizoffener, ADS-ler noch chaotischer, paranoid-strukturierte Menschen noch misstrauischer, histrionische Personen noch dramatischer. Das »Mehr« an Dramatik, Misstrauen, Reizoffenheit, Unaufmerksamkeit, Impulsivität und Tics ist dann aber Ausdruck der Depression und nicht Teil der Struktur.

Diese Beobachtung ist wichtig zum Verständnis eigener Erlebens- und Reaktionsweisen und denen anderer. Denn wenn ein Mensch ein Leben lang erkennbar autistisch strukturiert war, in einer bestimmten Lebensphase das Ausmaß der autistischen Besonderheiten aber phasisch deutlich zunimmt und zum Problem wird, während das vorher nicht der Fall war, so kann dieses Mehr-an-Autistisch-Sein natürlich Ausdruck eines Stresszustandes sein oder einer Depression. Die wird aber auch wieder vorbeigehen. Diese Beobachtung ist deshalb wichtig, weil sie ein anderes Selbstverständnis und andere therapeutische Optionen impliziert. Dieses phasische Mehr an Autistisch-Sein sollte natürlich nicht als strukturelles Phänomen missverstanden und akzeptiert werden. Denn es ist nicht chronische Struktur, sondern Ausdruck eines phasischen Zustands, der einen Anfang hat und ein Ende haben wird und den man z. B. mit Psychotherapie und auch medikamentös behandeln kann. Und so können phasisch dekompensierende Tics – und ganz analog übrigens phasisch dekompensierende Zwangssymptome – durchaus Ausdruck einer unerkannten Depression sein, die es dann eher zu therapieren gälte als das scheinbar im Vordergrund stehende Symptom der Tics, der Unaufmerksamkeit oder der Reizoffenheit.

Das SPZ-Modell und die in ▶ Tab. 9.1 aufgelisteten Kriterien können helfen, für Betroffene wie Behandler mehr Klarheit zu schaffen, was sich genau hinter einem konkreten Phänomen verbirgt. So sind etwa Reizüberflutung und auch leichter aufwallende Emotionen sowohl bei autistischen als auch ADHS-artigen Menschen meist als strukturelle Phänomene zu begreifen, die sie willentlich ähnlich wenig steuern können wie Migräne-Patienten ihre Kopfschmerzattacken. Dennoch bleiben verbal oder tätlich aggressive Handlungen Problemverhaltensweisen, die natürlich letztendlich weitgehend der Freiheit und Kontrolle der Betroffenen unterliegen. Dies ist nur in den allerseltensten Konstellationen nicht der Fall. Hier aggressive Verhaltensweisen als strukturelle Phänomen auszudeuten, ist inhaltlich falsch und hilft den Betroffenen auch nicht weiter. Meist führt dies nur in die Isolation, Einsamkeit und Verzweiflung. Denn wenn Problemverhaltensweisen unter der Überschrift »er kann halt nicht anders« akzeptiert werden, so ziehen sich Dritte meist von den Patienten zurück, weil sie sich hilflos und ausgeliefert fühlen. Die Betroffenen führt diese Umgehensweise nur in die Einsamkeit.

Natürlich stellt es für einen autistischen oder impulsiven Menschen eine ganz andere Willensleistung dar, seine aggressive Wutattacke im Anspannungszustand zu unterdrücken als für einen ängstlich-vermeidend strukturierten Menschen. Für

9.2 Entwicklungsstörungen als Normvariante, Persönlichkeitsstörung und Krankheit

letzteren wäre es evtl. sogar eine Leistung, eine aggressive Handlung einmal zuzulassen. Dennoch sind und bleiben Verhaltensweisen Verhaltensweisen und sind meist nicht als strukturelles Phänomen zu verstehen.

Ich will nicht den Eindruck erwecken, als wäre es immer leicht und evident ein gegebenes Phänomen einem dieser drei analytischen Pole zuzuordnen. Z. B. ist die Sucht im Sinne einer einmal etablierten Vulnerabilität als strukturelles Phänomen zu begreifen, als dann leider meist lebenslange Disposition. Das konkrete Trinkverhalten ist sicher ein Problemverhalten und die Entzugserscheinungen in Trinkpausen müssen als medizinische Zustände verstanden werden. Hier sind unter dem Begriff der Sucht Phänomene aus allen drei Bereichen angesprochen. Aber auch hier kann das Modell helfen zu verstehen, dass die Suchtdisposition – ist sie einmal etabliert – als lebenslange Struktur verstanden werden muss, die nicht verändert werden kann, sondern als bestehende Schwäche akzeptiert werden muss. Und sie bedarf definitiv ihrer Kompensationsstrategien soll sie nicht wieder zu dem problematischen Trinkverhalten und den zerstörerischen Rauschzuständen führen. Das Trinkverhalten selbst ist aber keine Disposition, sondern ein Problemverhalten, welches gelöst werden muss. Und die Entzugserscheinungen in den Trinkpausen entsprechen medizinischen Zuständen, die auch mit Medikamenten behandelt werden können.

> Das SPZ-Modell kann helfen, die Gemengelage an persönlichkeitsstrukturellen Besonderheiten, situativen Problemen und episodischen Zuständen in einer schwierigen Lebenssituation zu entwirren.
> Strukturen sollten erkannt, akzeptiert und kompensiert werden.
> Probleme sollten gelöst werden.
> Krankhafte Zustände sollten geheilt werden.

9.2.3 Normvariante: Verharmlosung schweren Leidens?

Das oben entwickelte Verständnis trifft bei manchen Vorträgen zu diesem Thema auf Widerstand, nicht nur von ärztlich-psychotherapeutischer Seite, sondern auch von Betroffenen und ihren Angehörigen. Insbesondere dann, wenn sie bei sich selbst oder ihren Angehörigen im Sinne des hier entwickelten Verständnisses eine primäre Form des Autismus, der ADHS oder eines Tic-Syndroms sehen, diese aber mit gravierenden Beeinträchtigungen im alltäglichen Leben einhergehen, so kann der Eindruck entstehen, das schwere Leid solle kleingeredet und verharmlost werden. Die hier entwickelten Konzepte werden dann so verstanden, als wolle ich sagen: »Es ist doch alles nicht so schlimm! Am Ende ist doch alles normal!«

Diese Bedenken kann ich gut nachvollziehen. Das Verständnis von Phänomenen wie Autismus, ADHS oder Tics als Normvariante kann bei schweren Ausprägungen der Symptomatik bei Betroffenen und ihren Angehörigen auch Ängste mobilisieren. Diese beziehen sich dann meist darauf, dass mit der Interpretation der Symptomatik als Normvariante eine Situation droht, in der der gesellschaftliche Krankheitsstatus aberkannt werden könnte. Dann könnten die aus der Krankheitsrolle resultierenden

Unterstützungsinstrumente entzogen und wieder – z. B. wie vor der Diagnosestellung eines Autismus – die ganze Last der Verantwortung für die Symptome dem Einzelnen, den Betroffenen und ihren Familien, aufgebürdet werden. »Wenn Autismus, Tics und ADHS doch nur Extreme des Normalen darstellen«, so die Sorge, »dann braucht man ja auch keine Schulbegleitung, keinen Behindertenstatus, keine Integrationsförderung und so weiter!« Die Befürchtung zielt also darauf ab, dass eine Interpretation autistischen So-Seins als Normvariante sowohl die gesellschaftliche Krankenrolle als auch die daraus resultierenden Unterstützungsmaßnahmen infrage stellen könnte.

Daher möchte ich an dieser Stelle betonen, dass dies nicht mein Ziel ist und dass diese Schlussfolgerungen keinesfalls aus dem hier entwickelten Verständnis zwingend hervorgehen. Genau an dieser Stelle macht der Störungsbegriff, so wie er im Kontext der theoretischen Psychiatrie entwickelt wurde, sehr viel Sinn. Denn die Störung beginnt bei primär verursachten, psychobiologischen Stärke-Schwäche-Clustern dort, wo aus diesen starren Eigenschaftsclustern de facto relevante psychosoziale Beeinträchtigungen resultieren. Das Problem, solche Beeinträchtigungen nach möglichst objektiven Kriterien zu bewerten, ist nicht immer leicht zu lösen, aber es ist kein neues Problem für die Medizin. Eine differenziertere Sichtweise auf die Vielfalt der psychobiologischen Wirklichkeit sollte in meinen Augen also nicht dazu führen, dass schwere autistische, ADHS- oder Tic-Syndrome im Sinne von Normvarianten verharmlost und Betroffene in ihrem Leid allein gelassen werden.

> Eine differenzierte Sichtweise auf die Vielfalt psychobiologischen So-Seins führt nicht dazu, dass das Leid und die Beeinträchtigung, die durch schwere Formen eines primären Autismus, primärer Tics oder einer primären ADHS entstehen, verharmlost werden.

9.2.4 Die Entwicklungsstörungen zwischen normativer Ausgrenzung und gesellschaftlicher Akzeptanz

In den Lebensgeschichten unserer Patienten wimmelt es nur so vor Berichten von Ausgrenzungserfahrungen, Hohn, Spott, Lästereien, Ärgern, Mobbing oder wie auch immer die Quälereien bezeichnet werden sollen, mit denen ganz normale Menschen wie Sie und ich anderen das Leben schwermachen. Dazu sei eine letzte Kasuistik betrachtet.

Kasuistik 15

Herr B. ist bei Vorstellung 19 Jahre alt und leidet an einem klassischen, sehr hochfunktionalen Asperger-Syndrom. Bei einem stationären Voraufenthalt im 18. Lebensjahr waren die Diagnosen einer schweren depressiven Episode, einer sozialen Phobie und einer kombinierten Persönlichkeitsstörung mit narzisstischen, zwanghaften, schizoiden und paranoiden Anteilen gestellt worden. Seine Mutter war Bibliothekarin und der Vater Fachanwalt für Steuerrecht. Die 23-

9.2 Entwicklungsstörungen als Normvariante, Persönlichkeitsstörung und Krankheit

jährige Schwester studierte Zahnmedizin. Herr B. zeigte bereits seit frühester Kindheit alle Symptome eines Asperger-Syndroms, war reizempfindlich, brauchte strenge Rituale beim Zu-Bett-Gehen, Aufstehen und Essen. Er war ein besessener Leser und las alles, was ihm in die Finger kam, mit einer rasenden Geschwindigkeit. Zudem besaß er ein ausgezeichnetes Gedächtnis. Gleichzeitig war er zeitlebens sehr reizoffen, konnte laute Geräusche, grelles Licht und Menschengruppen kaum ertragen und geriet rasch unter Anspannung, wenn irgendetwas nicht so lief wie geplant. Er war zeitlebens ein Einzelgänger und hatte nie einen Freundeskreis aufbauen können. Auch war er unsportlich und grobmotorisch und hatte in Sport regelmäßig Vierer, während er nur in wenigen anderen Fächern keine Einser bekam. Nach dem Wechsel von der Grundschule auf das Gymnasium begann sein Martyrium. Bereits in der sechsten Klasse hatte er bei mehreren Gelegenheiten seinen Mitschülern nicht bei den Klassenarbeiten geholfen, obwohl er es mangels Aufsicht hätte tun können. Als er dann im siebten Schuljahr nach einer offensichtlichen großen Pfuschaktion in seiner Klasse wie seine Mitschüler vom Rektor zur Rede gestellt wurde, gab er in großer Offenheit und Ehrlichkeit Ross und Reiter an. Damit begann ein Martyrium, welches kaum Grenzen kannte. Regelmäßig wurde er von seinen Mitschülern geärgert, geschubst, seine Sachen wurden durchwühlt und durcheinandergebracht. Dabei taten sich besonders zwei Personen hervor, von denen er dachte, sie seien ihm früher einmal freundschaftlich verbunden gewesen. Schlussendlich wurde er sogar wiederholt nach der Schule geschlagen. In seinem Stress reagierte er in solchen Situationen meist wie eingefroren und mit mutistischem Schweigen, was die Wut und Aggression seiner Mitschüler nur noch mehr anstachelte. Zu Hause berichtete er nichts von diesen Aktionen, weil die Rädelsführer seiner Quäler ihn bedrohten, in dem Falle seiner geliebten Schwester etwas anzutun. Schlussendlich kam es zu einem depressiven Zusammenbruch, der ihn zu einer Kinder- und Jugendpsychotherapeutin führte. Diese erkannte den Autismus, kam in die Klasse und klärte eine Doppelstunde lang über Autismus-Spektrum-Störungen auf. Von dem Tag an hatte Herr B. Ruhe, zumindest vor dem offenen Hohn, Spott und den Schlägen. Zu einer Entschuldigung konnten seine einstigen Quälgeister sich jedoch nicht durchringen. Dennoch behandelten sie ihn nach seinen Angaben neutral, bisweilen sogar freundlich.

Ähnliche Konstellationen wie in der Kasuistik von Herrn B. sind im klinischen Alltag immer wieder anzutreffen. Es ist ernüchternd und erschreckend, mit welchem Furor und welcher Aggressivität Menschen, die auf den ersten Blick ganz normal freundlich erscheinen und keine offen erkennbaren antisozialen Eigenschaften aufweisen, andere herabwürdigen, verspotten und misshandeln können. Und immer wieder scheint es in solchen Konstellationen das unverstandene Fremde zu sein, welches die Aggressionen und Gewalttaten hervorruft. Im Akt der Misshandlung scheint immer wieder eine gewisse sadistische Lust mitzuschwingen, obwohl diese nicht unbedingt typisch für die Persönlichkeit der Täter außerhalb der Tatdynamik sein muss. Nicht selten wird, wie im Falle von Herrn B., auch berichtet, dass die Täter ihre quälerischen Taten im eigenen Denken moralisch überhöhen, etwa indem sie sich zu Richtern eines angeblichen Fehlverhaltens ihrer Opfer machen und zu Vollstreckern der Strafe. Dass, wie im konkreten Fall, das ehrliche Antworten auf die Befragung des Rektors einfach nur den autistischen Schwächen insofern entspricht, dass die Fangfragen nicht durchschaut und einfach nur die Wahrheit gesagt wurde, wird von den Aggressoren dabei nicht so wahrgenommen. Vielmehr wird dem späteren Opfer unterstellt, er habe sie absichtlich in die Pfanne hauen wollen, um bei seinen ohnehin herausragenden Noten noch besser dazustehen.

Die Kasuistik illustriert aber auch, dass die Täter nicht die Unmenschen sind, zu denen sie von den Opfern in ihrer verständlichen Verletzung und Traumatisierung oft gemacht werden. Denn mit der Aufklärung über die Natur des Anders-Seins ihres Mitschülers konnten sie im Weiteren ihre aggressiven Triebe bändigen. Die Quälereien hörten von einem auf den anderen Tag auf, was nicht erklärt werden könnte, wenn man den Tätern genuin und ausschließlich sadistische Motivationen unterstellen würde. Damit illustriert die Kasuistik auf ebenso alltägliche wie erschreckende Weise, wie ganz normale »nette« Menschen meist aus Unverständnis heraus, oft infolge von Missverständnissen und motiviert von moralisch überhöhten Vorstellungen einer nötigen Selbstjustiz zu grausamen Tätern des Alltags werden können.

Der Fall illustriert aber auch, dass es in unserer Gesellschaft offensichtlich erst der normativen Ausgrenzung von Personen bedarf, um ihr Anders-Sein dann in einem zweiten Schritt zu akzeptieren und zu tolerieren. Es scheint mir, dass der Korridor dessen, was im Wahrnehmen, Erleben und Verhalten anderer Menschen für normal – und damit für akzeptabel – gehalten wird, in den letzten Dekaden zunehmend enger wird. Das ist auch nicht verwunderlich, wenn man bedenkt, dass die Vorstellungen dessen, was normal ist, zunehmend medial durch Fernsehen und Filme und in den letzten Jahren durch soziale Medien und Influencer mit bis dato kaum vorstellbarer Reichweite vermittelt werden. Die Normvorstellungen der Menschen prägen sich also gar nicht mehr so sehr in der Vielfalt des eigenen Erlebens unterschiedlicher Menschen in ihrer näheren und weiteren Umgebung. Vielmehr werden diese Normvorstellungen durch medial vermittelte, »geliehene« Erfahrungen geprägt. Diese sind zwar nach meiner eigenen Wahrnehmung vordergründig sehr auf Werte wie Offenheit, Toleranz und Akzeptanz jeder Form des Anders-Seins ausgerichtet, was zu begrüßen ist. Gleichzeitig scheint es mir aber in einem eigenartigen und schwer zu verstehenden Gegensatz zur expressis verbis vertretenen Toleranz doch so zu sein, dass die implizite normative Vorstellung von der Vielfalt psychobiologischer Strukturen immer enger wird. Ob dieser subjektive Eindruck empirisch zu belegen ist, müsste eine diesbezügliche Sozialforschung klären. Die Beobachtung könnte aber erklären, wieso nach einem Akt der normativen Ausgrenzung bestimmter psychobiologisch extremer Strukturen als »krank« in einem ersten Schritt, diese in einem zweiten Schritt akzeptiert und toleriert werden können. Denn sobald das Anders-Sein des anderen kategorial benannt ist und damit der Referenzgröße eigener Normvorstellungen entzogen wird, kann das moralisch verinnerlichte Toleranzgebot greifen und das Anders-Sein des anderen kann geduldet werden. Fällt der andere dagegen nicht in die Kategorie des »offiziellen Anders-Seins« und damit Krank-Seins, werden die normativen Erwartungen an kognitive, behaviorale, verbale und Werturteile immer enger.

9.2 Entwicklungsstörungen als Normvariante, Persönlichkeitsstörung und Krankheit

Dabei wird diesseits der Krankheitskategorie das andersartige Erleben, Denken, Werten und Handeln des anderen als frei verantwortbar interpretiert. Als freies Verhalten muss es sich aber dem Referenzsystem eigener Wert- und Normvorstellungen unterwerfen. Erst wenn das Erleben und Verhalten des anderen als krank und damit implizit als unfrei bewertet wird, kann es akzeptiert und toleriert werden, weil es nicht mehr mit der Messlatte eigener Moralvorstellungen bewertet wird. Das Problematische an dieser Psychodynamik des Alltags ist in meinen Augen, dass dieser Form der Toleranz im Grunde eine normative Intoleranz zugrunde liegt. Denn als frei verantwortbares Erleben, Denken, Werten und Handeln würde das psychobiologische So-Sein des anderen nicht akzeptiert und toleriert. Erst die normative Ausgrenzung des Anders-Seins als krank erlaubt es dem dann tolerant auftretenden Menschen, das Anders-Sein als eine Art von Behinderung deshalb zu tolerieren, weil es sich an den eigenen Normvorstellungen nicht mehr messen muss. Diese Art von Toleranz zuvor normativ ausgegrenzter Seinsweisen kann auch als chauvinistische Toleranz beschrieben werden. Denn das Kernmerkmal des Chauvinismus ist der Glaube an bzw. die Überzeugung von der Überlegenheit des eigenen So-Seins, der eigenen Gruppe, der eigenen Moral. Die chauvinistische Toleranz ist also dadurch gekennzeichnet, dass sie das Anders-Sein des anderen erst dann akzeptieren und dulden kann, wenn es als minderwertig oder krank markiert wurde.

Dagegen würde ich es persönlich als eine höhere Stufe von Toleranz ansehen, wenn das psychobiologische Anders-Sein des anderen nicht nur als Krankheit oder Behinderung toleriert würde. Vielmehr sollte die Andersartigkeit des anderen in Anerkennung der Unterschiede zum eigenen So-Sein und der Tatsache, dass man selbst ebenso starr und rigide – wenn auch in einer etwas durchschnittlicheren Ausprägung – strukturiert ist, respektvoll geduldet oder sogar als Bereicherung der Vielfalt der eigenen Welt begrüßt werden. Diese Form von Duldung des anderen muss dabei gar nicht unbedingt Ärger über das Erleben, die Wahrnehmung und die Reaktionen des anderen ausschließen. Ganz im Gegenteil kann die emotional engagierte Auseinandersetzung mit anderen Seinsweisen gerade auch als ein respektvolles Ernstnehmen verstanden werden. Diese Form der toleranten Akzeptanz und Duldung des anderen basiert nun aber eben nicht auf der Grundannahme, dass alle anderen mehr oder weniger ähnlich strukturiert sein sollten wie man selbst, um normativ »in Ordnung« zu sein.

> In meinen Augen steht der explizit geäußerten Wertschätzung von Offenheit und Toleranz in unserer Gesellschaft eine implizit immer enger werdende Vorstellung davon gegenüber, welche psychobiologische Struktur als normal akzeptiert wird. Im Bereich der Entwicklungsstörungen Autismus, ADHS und Tics scheint eine normative Ausgrenzung der Betroffenen als krank, gestört oder behindert Voraussetzung dafür zu sein, dass die Gesellschaft ihnen mit Akzeptanz und Toleranz begegnen kann. Diese Form von Toleranz kann als chauvinistische Toleranz beschrieben werden.

9.3 Was bedeutet es, psychisch gesund zu sein?

Wie definiere ich den Begriff Gesundheit für mich? Wie definieren Sie, verehrte Leserin, verehrter Leser, den Begriff für sich? Es ist wahrscheinlich für viele Grundeinstellungen zum eigenen Leben nicht unwichtig, die persönliche Bedeutung dieses Begriffs zu klären.

Es gibt wenige Begriffe, die in fast allen alltagssprachlichen Kontexten eine so lupenrein positive Bedeutung haben wie der Begriff Gesundheit. Aber wie soll er inhaltlich gefüllt werden? In ▶ Kap. 3.1 wurde schon geklärt, dass es aus theoretischer Sicht weder eine allgemeingültige Definition von Gesundheit noch von Krankheit gibt.

Bei der praktischen Definition von Gesundheit und Krankheit spielen neben statistischen und technisch-funktionalen Normerwartungen immer auch gesellschaftliche Erwartungen im Sinne moralischer Gebote eine Rolle. Um eine Instrumentalisierung des Krankheitsbegriffs in gesellschaftlichen Diskursen und Konflikten zu vermeiden, sollte die Rolle solcher gesellschaftlichen Normen bei der Definition von Krankheit immer wieder bewusst und transparent gemacht werden.

Denn das, was implizit im gesellschaftlichen Diskurs als »krank« markiert und damit auch definiert wird, beeinflusst die eigenen Vorstellungen von Gesundheit und Krankheit und auch die gesamte Sicht auf das eigene Leben. Im alltäglichen Sprechen ist »das Kranke« etwas allumfassend Schlechtes, das es zu bekämpfen und auszumerzen gilt. »Die Krankheiten sollten ausgerottet werden!« Diesem Satz wird spontan kaum ein Mensch widersprechen. Was aber, wenn ich selbst krank bin, chronisch oder unheilbar krank bin? Was, wenn ich der psychisch Kranke bin? Gilt dann das »Ausrottungsgebot« implizit auch für meine Person oder die meiner Lieben, weil die Krankheit meinen oder ihren Körper nicht mehr verlassen will?

Gerade wegen dieses breiten Bedeutungsbereichs des Gesundheits- und Krankheitsbegriffs sind beide Begriffe sehr anfällig für versteckte Manipulationen, die in kontroversen Diskussionen immer mitschwingen. Gerade in den westlichen Gesellschaften der Postmoderne wird die Gesundheit vergöttert und die Krankheit verteufelt. Gesundheit ist nicht nur ein Terminus technicus einer medizinischen Krankheitslehre oder ein sozialmedizinisch pragmatisch definierter Begriff, der z. B. festlegt, wann jemand sich krankmelden darf. Die Gesundheit hat für viele in unserer Gesellschaft transzendente Qualitäten bekommen (Tebartz van Elst 2021). Sie wird zu einem Heilsversprechen. Sie repräsentiert die Ahnung des ewigen Lebens in einer gesellschaftlichen Umwelt, die sich die Poesie religiöser Vorstellungen nicht mehr erlauben kann. Und der Krankheitsbegriff avanciert zum Gegenpol. Er beschreibt nicht nur teilweise banale und irrelevante Funktionsstörungen des Körpers. Er ist das Unheilsversprechen unserer Zeit. Krankheit avanciert zur Hölle der säkularen Welt, in der dieser poetische Begriff des Mittelalters allerdings nicht mehr ausgesprochen wird. Und so ist es nur konsequent, wenn im Denken vieler Menschen unserer Zeit unheilbare Krankheit mit dem Tode bestraft wird. Wer krank ist und nicht mehr gesundwerden kann, dem darf man helfen, sich zu töten. Diese Sicht auf das Leben beinhaltet aber auch eine Bewertung des kranken Lebens. Ich bezweifle, dass alle Menschen, die solche Positionen vertreten, sehen, wie weitreichend diese auf das eigene Leben zurückwirken – früher oder später.

Ganz besonders bedeutungsvoll, aber auf eine noch subtilere Art und Weise ist es, wenn diese in der Alltagssprache sehr breit angelegten Begriffe mit ihren zahlreichen und durchdringenden Bedeutungsräumen nun auf den Bereich des Mentalen oder Seelischen angewandt werden. Denn auch in dieser Sphäre des Mentalen sind Krankheit und Leid für alle Menschen unausweichlich (Tebartz van Elst 2015b). Dabei ist es völlig unerheblich, ob psychische Krankheit im Sinne einer klassischen Krankheit verstanden wird, wie etwa beim Morbus Alzheimer oder Autismus und ADHS im sekundären Sinne, oder als Leiden an einer schicksalhaft erworbenen Struktur und Limitation des eigenen Körpers, wie beim primären Autismus, der primären ADHS, familiären Tics oder dem Leiden an der eigenen Persönlichkeitsstruktur ohne spezifischen Namen – dem wir alle unterworfen sind. Mit beiden Bereichen, der Krankheit im engeren Sinne und dem Leiden an der eigenen Struktur (Persönlichkeit), werden alle Menschen früher oder später in ihrem Leben zwangsläufig konfrontiert, wenn sie diese Erkenntnis nicht verdrängen. Dies ist der Prozess des Lebens als Ganzes. Philosophen wie Kierkegaard beschreiben die Verzweiflung über diese Tatsache als »die Krankheit zum Tode« (Kierkegaard 1969).

> Krankheit und Gesundheit sind nicht nur Fachbegriffe der medizinischen Wissenschaft oder der Sozialgesetzgebung. In der Alltagssprache werden sie u. a. im Sinne umfassender Heils- oder Unheilsbegriffe verwendet.

Und so können zu den gesellschaftlichen Stigmatisierungen, die mit dem Begriff Krankheit vor allem im Bereich der Psyche verbunden sind, auch Selbststigmatisierungen treten, die gerade für »psychisch kranke« Menschen noch viel verheerender sein können. Deshalb ist es wichtig, sich klarzumachen, wie der Begriff Gesundheit für einen ganz persönlich mit Inhalten gefüllt ist. Betrachte ich mich als krank, weil ich an Bluthochdruck leide, an Diabetes, der mit Insulin gut eingestellt ist? Sehe ich die Tatsache, dass ich eine Brille tragen muss, als Behinderung? Und rechtfertigt die Tatsache, dass ich eine Persönlichkeit habe, unter der ich auch leide, die Auffassung, dass ich deshalb krank bin (an einer Persönlichkeitsstörung leide)?

Vor dem Hintergrund solcher Überlegungen ist für mich persönlich die WHO-Definition von Gesundheit, nach der diese ein Zustand des völligen körperlichen, psychischen und sozialen Wohlbefindens und nicht nur das Freisein von Krankheit und Gebrechen ist (▶ Kap. 3.1), eine fast schon bedrohliche Vorstellung. Nach meinem Gefühl ist dies eine beinahe totalitäre Definition von Gesundheit, in der das pseudoreligiöse Heilsversprechen, welches diesem Begriff in unserer Welt heute oft zukommt, stark mitschwingt. Gesundheit – so verstanden – ist das Paradies der Postmoderne.

Wie die Fresken im Barock – übrigens vor dem Hintergrund komplett anderer Schönheitsideale – die Wonnen dieses Paradieses den staunenden Menschen vor Jahrhunderten ausmalten, so sind es heute die Prominenten, Stars und Sternchen, die Heiligen von Hollywood, der Talk-Shows und aus der Werbung, die, Engeln und Propheten gleich, eine Ahnung vom Paradies der Gesundheit vermitteln und auf den rechten Weg gesunden Verhaltens weisen. Und ähnlich wie das Paradies im poetischen Denken des Mittelalters ist auch das Gesundheitsparadies der Postmoderne kaum oder gar nicht zu erreichen.

Auf alle Fälle kann ich mich selbst nach der strengen WHO-Definition von Gesundheit allenfalls punktuell für gesund erklären, obwohl ich bei der Verfassung dieser 3. Auflage immer noch meistens das Gefühl habe, nicht krank zu sein. Die Freud zugeschriebene Definition, nach der gesund ist, wer arbeiten und lieben kann, finde ich als Referenz zwar auf der einen Seite sympathischer, weil der Pol des Liebens betont wird. Jedoch schwingt mit der Dominanz der (»Erwerbs-«) Arbeit in meinen Ohren auch ein problematischer Aspekt einer Erwerbsethik mit. Nach meinem Geschmack wird in dieser Definition Gesundheit zu sehr vom reinen Sein entkoppelt und in die Nähe eines produktiven Nutzens gestellt, den der Mensch erfüllen muss, um dieses schöne Prädikat »gesund« zu »verdienen«. Demnach wären etwa behinderte Menschen, die zu keiner selbstständigen, produktiven Arbeit in der Lage sind, per definitionem krank.

Jeder Mensch hat eine Persönlichkeit und insofern, als dass die eigene Persönlichkeit mit einer strukturellen Rigidität der jeweils typischen Persönlichkeitseigenschaften einhergeht, ist jeder Mensch durch seine Persönlichkeit im gewissen Sinne auch behindert. Um es mit der in ▶ Kasten 10 entwickelten Metaphorik auszudrücken: wenn ich eine Geige bin, hindert diese meine Struktur mich daran, mich wie eine Piccolo-Flöte entwickeln zu können. Aber ist das krank? Die Freud zugesprochene Definition scheint hier zunächst einen Ausweg zu bieten. Denn lieben und arbeiten können Menschen auch mit Diabetes, Asthma, Weitsichtigkeit oder Rot-Grün-Blindheit. Was aber, wenn Menschen zwar lieben können, aber nicht arbeiten wollen? Sind sie dann nicht mehr gesund und werden sie es erst, wenn sie wieder arbeitswillig sind? Und was ist mit Menschen, die zwar arbeiten können, aber nicht mehr lieben, weil sie verbittert oder traumatisiert sind? Sollte man diese dann nicht mehr als gesund begreifen? Auch Freuds Definition hat seine Tücken.

> »Gesundheit ist weniger ein Zustand als eine Haltung, und sie gedeiht mit der Freude am Leben« (Thomas von Aquin, 1225–1274).

In diesem Zusammenhang finde ich den Lösungsvorschlag von Thomas von Aquin besonders interessant, nach dem Gesundheit weniger als objektivierbarer Zustand denn als Haltung gesehen wird, die damit verbunden ist, dass der gesunde Mensch sich seines Lebens erfreuen kann auch im Angesicht von Beeinträchtigungen und von Behinderungen, von denen niemand frei ist. Aus psychiatrischer Sicht wird Gesundheit so am ehesten als Gegenpol zum Zustand der Depression konzipiert, die u. a. dadurch gekennzeichnet ist, dass die Freude am eigenen Leben verlorengeht.

Natürlich ist auch dies eine im gewissen Sinne idealistische Interpretation von Gesundheit, die als praktische Begriffsdefinition für die Sozialgesetze eines Gemeinwesens genauso wenig taugt wie die funktionsidealistische WHO-Definition. Der entscheidende Punkt bei Thomas ist in meinen Augen aber, dass Gesundheit nicht als Zustand verstanden wird. Es wird also nicht die Funktionalität eines lebendigen Körpers in den Mittelpunkt gestellt, sondern seine Ausrichtung, Haltung und Grundeinstellung dem Leben gegenüber. Das finde ich persönlich ebenso interessant wie überzeugend – insbesondere was den Umgang mit kranken Menschen anbelangt. Der Fokus wird, wenn man diese Haltung verinnerlicht, nicht primär auf die Beseitigung von Funktionsstörungen gelegt, sondern darauf, individuelle Umstände herbeizuführen, die die Freude am Leben fördern.

Ein solches Verständnis von Gesundheit als Haltung könnte dazu beitragen, in der persönlichen Auseinandersetzung mit den je eigenen Symptomen, Einschränkungen und Behinderungen, diese nicht als den eigenen Selbstwert bedrohende Phänomene zu betrachten, sondern als Herausforderung, dennoch mit diesen Symptomen und an ihnen vorbei das eigene Leben als Geschenk zu genießen. Und diese Sichtweise mag auch helfen, die Leben der vielen anderen Menschen, die einem begegnen, als wertvolle Bereicherung im bunten Dschungel des Lebens zu begreifen, trotz all ihrer Schwächen, Einschränkungen und ihres erkennbaren Leidens an sich und der Welt.

> Gesundheit ist eine Haltung, die mit der Fähigkeit einhergeht, das Leben zu genießen.

9.4 Über die Behandlung von Autismus, ADHS, Tics – und der eigenen Persönlichkeit

»Gnothi seauton«
(Spruch am Apollon-Tempel in Delphi)

An dieser Stelle sollen nicht die verschiedenen psychotherapeutischen oder medikamentösen Behandlungsoptionen des Autismus oder der ADHS thematisiert werden. Das würde den Rahmen dieses Buches sprengen. Diesbezüglich kann auch auf andere Veröffentlichungen hingewiesen werden (Fangmeier et al. 2011; Ebert et al. 2013; Philipsen et al. 2007, 2015; Tebartz van Elst 2021). Nur die Frage, was das vorgestellte Verständnis von Autismus, ADHS und Tics als Normvariante, Persönlichkeitsstörung und neuropsychiatrische Krankheit grundsätzlich für die Therapie bedeutet, soll kurz angesprochen werden.

Werden Autismus, ADHS, Tics oder die eigene Persönlichkeit als Normvariante verstanden, so ergibt sich natürlich auch keine spezifische Therapieindikation. Das ist selbstverständlich und sollte von Ärzten, Therapeuten und Menschen jedweder Persönlichkeit auch so begriffen werden. Das bedeutet nicht, dass der betroffene Mensch – wenn er klug ist – sich nicht intensiv mit seiner Persönlichkeitsstruktur und der Bedeutung, die diese Struktur für sein Leben hat, auseinandersetzen sollte. Denn – um wieder die Vergleichsmetapher der Körpergröße heranzuziehen – es ist natürlich bedeutungsvoll für die Entfaltung des eigenen Lebens, ob ein Mensch 2 m groß ist oder nur 1,60 m. Die schicksalhaft erworbene Körpergröße wird de facto Folgen für sein Leben haben. Ein 2 m großer Mensch sollte seinen Beruf nicht in einem Bergwerk suchen, weil er sich dort regelmäßig den Kopf anstoßen würde oder gebückt laufen müsste. Und der 1,60 m große Mann, der sich den Basketball zu seiner Lieblingssportart erwählt, sollte wissen, dass er mit höherer Wahrscheinlichkeit nicht besonders erfolgreich in dieser Disziplin werden wird. Ebenso verhält es sich mit der schicksalhaft erworbenen Eigenschaft der Persönlichkeitsstruktur. Ein eher autistisch strukturierter Mensch sollte ganz analog nicht unbedingt als Entertainer seine berufliche Zukunft suchen und seine perzeptiven und kognitiven Schwächen ebenso wie die entsprechenden Stärken bei seiner Lebensplanung berücksichtigen.

Aber es muss an dieser Stelle auch darauf hingewiesen werden, dass diese Maxime der stärkenorientierten Lebensplanung natürlich für alle Menschen gleichermaßen gilt. Ausnahmslos jeder Mensch, ich, Sie, verehrte Leserin, verehrter Leser, und alle anderen auch verfügen über eine Persönlichkeit, die mehr oder weniger autistisch, holistisch, histrionisch, narzisstisch, ängstlich, impulsiv, paranoid, psychopathisch, hyperthym usw. strukturiert ist. Und im Bereich der eigenen Persönlichkeit ist der Mensch starr »gebaut«. Persönlichkeit ist nicht der Bereich der Freiheit eines Menschen, sondern der Bereich der Starre und Rigidität. Gerade deshalb hat die Persönlichkeit eines Menschen für andere einen derart hohen Wiedererkennungswert. Die Persönlichkeit charakterisiert eine Person, aber nicht deshalb, weil sie sich im Bereich dieser Persönlichkeitseigenschaften immer anders verhält, sondern weil sie sich immer ähnlich verhält. Persönlichkeit bedeutet also, strukturiert sein, starr sein (etwa bei autistisch strukturierten Menschen) oder auch flexibel sein (etwa bei ADHS-artig strukturierten Menschen, die sehr leichtfertig und impulsiv ihre Positionen und Haltungen ändern können). Aber insofern, als dass Rigidität und Flexibilität eben Persönlichkeitseigenschaften darstellen, sind die jeweiligen Menschen über die verschiedenen Situationen ihres Lebens hinweg eben immer oder zumindest meistens rigide oder impulsiv. Und gerade deshalb werden diese über die Situationen des Lebens hinweg stabilen Eigenschaften einer Person auch zu ihrem individuellen Markenzeichen, eben ihrer Persönlichkeit. Der Begriff Persönlichkeit beschreibt also nicht den Raum der Freiheit eines Menschen, sondern den der strukturellen Stabilität, Starrheit und damit Unfreiheit (Tebartz van Elst 2015b, 2021).

> Der Begriff Persönlichkeit benennt einen Bereich von psychobiologischen Eigenschaften einer Person, der ihr als innere Ökologie entgegentritt und in dem diese Person vergleichsweise starr, rigide und unfrei ist.

In diesem Sinne hat jeder Mensch eine Persönlichkeit und in diesem Bereich auch eine Unfreiheit, die ihn als Menschen charakterisiert. Persönlichkeit kann also ähnlich verstanden werden wie der Fingerabdruck eines Menschen. Sie ist individuell charakteristisch, nicht beliebig änderbar und – zumindest sofern sich keine Hirnerkrankungen entwickeln – psychobiologisch stabil.

Wie sehr diese Persönlichkeit in einer Gruppe als rigide und schwer beeinflussbar auffällt, hängt nun aber nicht nur von der Qualität der Persönlichkeit des betroffenen Menschen ab, sondern auch davon, wie sehr sie sich von der Durchschnittsnorm der Referenzgruppe unterscheidet. Bewegt ein Mensch sich mit dem Eigen-

9.4 Über die Behandlung von Autismus, ADHS, Tics – und der eigenen Persönlichkeit

schaftsmuster der eigenen Persönlichkeit im Bereich der Durchschnittsnorm seiner Referenzgruppe, so fällt er natürlich kaum auf, obwohl er in diesen Eigenschaften genau so starr seine Welt erlebt und handelt wie ein Mensch, der sich mit seiner Persönlichkeitsstruktur zwei Standardabweichungen entfernt vom Mittelwert seiner Referenzgruppe wiederfindet. Letzterer fällt jedoch innerhalb der Referenzgruppe ständig auf, weil er nun einmal einen Kopf größer ist als alle anderen.

> Wie sehr eine Persönlichkeitsstruktur innerhalb einer Referenzgruppe auffällt, hängt nicht so sehr von der Qualität der Persönlichkeitseigenschaften ab als vielmehr von der Differenz zur Durchschnittsstruktur bzw. zum Ideal der Referenzgruppe.

Aber zurück zum Therapiethema. Natürlich gibt es für Personen mit einer autistischen oder ADH-Struktur oder mit Tics im Sinne einer Normvariante keine spezifische Indikation für eine wie auch immer geartete Therapie, weil sie nicht krank sind. Aber dennoch ist es für Betroffene ratsam, sich mit ihrer eigenen Struktur auseinanderzusetzen. Denn sie sind de facto anders als die meisten ihrer Zeitgenossen – und das nehmen diese ihnen leider oft übel, v. a. wenn sie es nicht verstehen. Das ist nicht schön und nicht gut, aber leider wahr. Denn aus dieser Differenz im Strukturiert-Sein im Vergleich zur Durchschnittsstruktur ergeben sich erfahrungsgemäß häufig Missverständnisse, Fehldeutungen und Konflikte. Die Selbsterkenntnis der eigenen Strukturen kann helfen, solche Missverständnisse und Konflikte zu verstehen und möglicherweise zu vermeiden oder besser zu gestalten. Gerade dies könnte nach meiner Interpretation der berühmte Spruch im Apollon-Heiligtum zu Delphi, »gnothi seauton« (»erkenne dich selbst«), meinen. Die Selbsterkenntnis der Musterhaftigkeit unseres eigenen Strukturiert-Seins, welche uns allen in Form unserer unterschiedlichen Persönlichkeiten schicksalhaft begegnet, kann helfen, das eigene Wahrnehmen und Erleben, die eigenen Empfindlichkeiten, Denk- und Verhaltensdispositionen und die Reaktionen der Umwelt darauf besser zu verstehen und einzuordnen. Sie kann helfen, viele Fehlschlüsse und darauf basierende Fehlentscheidungen zu verhindern. Und sie kann helfen, die eigenen Unfreiheiten, Schrulligkeiten und Absonderlichkeiten in Solidarität mit allen anderen besser zu akzeptieren – und damit die der anderen auch.

> »Gnothi seauton – erkenne dich selbst«, mit dieser alten Weisheit könnte die Aufforderung an alle Menschen gemeint sein, den Raum der eigenen Persönlichkeit als weitgehend unfreie innere Ökologie zu begreifen, die verstanden werden will, wenn man ihren starren Gesetzmäßigkeiten nicht staunend ausgeliefert sein möchte.
>
> Diese Erkenntnis könnte – hoffentlich – helfen, das jeweils eigene, manchmal laute, manchmal stille Anders-Sein besser zu akzeptieren, und das der anderen auch.

Literatur

Abdulkadir M, Tischfield JA, King RA, Fernandez TV, Brown LW, Cheon KA, Coffey BJ, de Bruijn SF, Elzerman L, Garcia-Delgar B, Gilbert DL, Grice DE, Hagstrøm J, Hedderly T, Heyman I, Hong HJ, Huyser C, Ibanez-Gomez L, Kim YK, Kim YS, Koh YJ, Kook S, Kuperman S, Lamerz A, Leventhal B, Ludolph AG, Madruga-Garrido M, Maras A, Messchendorp MD, Mir P, Morer A, Münchau A, Murphy TL, Openneer TJ, Plessen KJ, Rath JJ, Roessner V, Fründt O, Shin EY, Sival DA, Song DH, Song J, Stolte AM, Tübing J, van den Ban E, Visscher F, Wanderer S, Woods M, Zinner SH, State MW, Heiman GA, Hoekstra PJ, Dietrich A (2016) Pre- and perinatal complications in relation to Tourette syndrome and co-occurring obsessive-compulsive disorder and attention-deficit/hyperactivity disorder. J Psychiatr Res 82: 126–35.

Ahrendts J, Rüsch N, Wilke M, Philipsen A, Eickhoff SB, Glauche V, Perlov E, Ebert D, Hennig J, Tebartz van Elst L (2011) Visual cortex abnormalities in adults with ADHD: a structural MRI study. World J Biol Psychiatry 12: 260–270.

APA – American Psychiatric Association (2000) Quick Reference to the Diagnostic criteria from DSM-IV-TR. Washington DC.

APA – American Psychiatric Association (2013) Diagnostic and statistical manual of mental disorders. 5th Edition. DSM-5. Washington DC.

APA – American Psychiatric Association (2018) Diagnostisches und Statistisches Manual Psychischer Störungen DSM-5®, 2. Korrigierte Auflage. Deutsche Ausgabe herausgegeben von Falkai P, Wittchen HU, Döpfner M, Gaebel W, Maier W, Rief W, Saß H, Zaudig M. Göttingen: Hogrefe Verlag.

Aschoff G (1968) Die Termini Neurose, Psychopathie und Verwahrlosung. Marburg: Elwert.

Asendorf J (2004) Psychologie der Persönlichkeit. 3. Aufl. Berlin: Springer Verlag.

Asperger H (1944) Die „Autistischen Psychopathen" im Kindesalter. Habilitationsschrift (eingegangen am 8. Oktober 1943), eingereicht bei der Medizinischen Fakultät der Wiener Universitiät. Zitiert nach: Archiv für Psychiatrie und Nervenkrankheiten 117: 76–136.

Azrin NH, Nunn RG (1973) Habit reversal: A method of eliminating nervous habits and tics. In: Behaviour Research and Therapy. 11: 619–628.

Baird G, Norbury CF (2016) Social (pragmatic) communication disorders and autism spectrum disorder. Arch Dis Child 101: 745–51.

Barger BD, Campbell JM, McDonough JD (2013) Prevalence and onset of regression within autism spectrum disorders: a meta-analytic review. J Autism Dev Disord 43: 817–828.

Barnow S (2008) Epidemiologie, Verlauf und Komorbidität von Persönlichkeitsstörungen. In: Barnow S (Hrsg.) Persönlichkeitsstörungen: Ursachen und Behandlung. Bern: Verlag Hans Huber. S. 61–67.

Baron-Cohen S (2002) The extreme male brain theory of autism. Trends Cogn Sci 1 6: 248–254.

Baron-Cohen S, Johnson D, Asher J, Wheelwright S, Fisher SE, Gregersen PK, Allison C (2013) Is synaesthesia more common in autism? Mol Autism 4(1): 40. doi: 10.1186/2040-2392-4-40.

Baron-Cohen S, Knickmeyer RC, Belmonte MK (2005) Sex differences in the brain: implications for explaining autism. Science 310(4): 819–823.

Bassett AS, Scherer SW (2017) Copy Number Variation in Tourette Syndrome. Neuron 21;94(6): 1041–1043.

Besag FM (2015) Current controversies in the relationships between autism and epilepsy. Epilepsy Behav 47: 143–146.

BfArM (2022) Bundesinstitut für Arzneimittel und Medizinprodukte. (https://www.bfarm.de/DE/Kodiersysteme/Klassifikationen/ICD/ICD-11/uebersetzung/_node.html, Zugriff am 16.05.2022).

Biederman J, Faraone SV (2005) Attention-deficit hyperactivity disorder. Lancet 366: 237–248.

Biscaldi M (2013) Symptomatik und Klassifikation von Autismusspektrum-Störungen in der Kinder- und Jugendpsychiatrie. In: Tebartz van Elst L (Hrsg.) Das Asperger-Syndrom und andere hochfunktionale Autismus-Spektrum-Störungen. Medizinisch Wissenschaftliche Verlagsgesellschaft: Berlin. S. 13–23.

Bishop D, Rutter M (2008) Neurodevelopmental Disorders: Conceptual Issues. In: Rutter D et al (Hrsg.) Rutter's Child and Adolescent Psychiatry. 5th Edition. Wiley Blackwell, Chichester.

Bohus M, Stieglitz RD, Fiedler P, Hecht H, Herpertz SC, Müller-Isberner R, Berger M (2015) Persönlichkeitsstörungen. In: Berger M (Hrsg.) Psychische Erkrankungen. Klinik und Therapie. München: Urban & Fischer. S. 605–667.

Bolton PF, Park RJ, Higgins JN, Griffiths PD, Pickles A (2002) Neuro-epileptic determinants of autism spectrum disorders in tuberous sclerosis complex. Brain 125: 1247–1255.

Bonifacci P, Massi L, Pignataro V, Zocco S, Chiodo S (2019) Parenting Stress and Broader Phenotype in Parents of Children with Attention Deficit Hyperactivity Disorder, Dyslexia or Typical Development. Int J Environ Res Public Health 28;16: 1878. doi: 10.3390/ijerph16111878.

Bouchard TJ, Loehlin JC (2001) Genes. Evolution and Personality. Behavior Genetics 31: 243–273.

Bradley C (1937) The behavior of children receiving Benzedrine [(D+L-Amphetaminsulfat)]. Am J Psychiatry 94: 577–585.

Brasser M (1999) Person. Philosophische Texte von der Antike bis zur Gegenwart. Reclam Taschenbuch.

Brikell I, Kuja-Halkola R, Larsson H (2015) Heritability of attention-deficit hyperactivity disorder in adults. Am J Med Genet B Neuropsychiatr Genet 30. doi: 10.1002/ajmg.b.32335.

Bubl E, Dörr M, Riedel A, Ebert D, Philipsen A, Bach M, Tebartz van Elst L (2015) Elevated background noise in adult attention deficit hyperactivity disorder is associated with inattention. PLoS One 18;10(2): e0118271. doi: 10.1371/journal.pone.0118271.

Burd L, Li Q, Kerbeshian J, Klug MG, Freeman RD (2009) Tourette syndrome and comorbid pervasive developmental disorders. J Child Neurol 24: 170–5.

Butti C, Santos M, Uppal N, Hof PR (2013) Von Economo neurons: clinical and evolutionary perspectives. Cortex 49: 312–326.

CDC – Center for Disease Control (2015, 2018) CDC estimates 1 in 68/44 children has been identified with autism spectrum disorder. (https://www.cdc.gov/ncbddd/autism/data.html, Zugriff am 16.01.2022).

Cederlund M, Hagberg B, Billstedt E, Gillberg IC, Gillberg C (2008) Asperger syndrome and autism: a comparative longitudinal follow-up study more than 5 years after original diagnosis. J Autism Dev Disord 38: 72–85.

Colvert E, Tick B, McEwen F, Stewart C, Curran SR, Woodhouse E, Gillan N, Hallett V, Lietz S, Garnett T, Ronald A, Plomin R, Rijsdijk F, Happé F, Bolton P (2015) Heritability of Autism Spectrum Disorder in a UK Population-Based Twin Sample. JAMA Psychiatry 72(5): 415–423. doi: 10.1001/jamapsychiatry.2014.3028.

Constantino JN, Todd RD (2003) Autistic Traits in the General Population. A Twin Study. Arch Gen Psychiatry 60: 524–530.

Constantino JN, Todd RD (2005) Intergenerational transmission of subthreshold autistic traits in the general population. Biological Psychiatry 57: 655–660.

Constantino JN (2011) The quantitative nature of autistic social impairment. Pediatr Res 69: 55R–62R.

Dardani C, Riglin L, Leppert B, Sanderson E, Rai D, Howe LD, Davey Smith G, Tilling K, Thapar A, Davies NM, Anderson E, Stergiakouli E (2022) Is genetic liability to ADHD and ASD causally linked to educational attainment? Int J Epidemiol 6;50(6): 2011–2023.

De Brito SA, Forth AE, Baskin-Sommers AR, Brazil IA, Kimonis ER, Pardini D, Frick PJ, Blair RJR, Viding E (2021) Psychopathy. Nat Rev Dis Primers 8;7(1): 49. doi: 10.1038/s41572-021-00282-1.

Dehaene S, Changeux JP, Naccache L, Sackur J, Saegent C (2006) Conscious, preconscious, and subliminal processing: a testable taxonomy. TRENDS in Cognitive Sciences 10(5): 204–211.

Dietrich I, Philipsen A, Matthies S (2021) Borderline personality disorder (BPD) and attention deficit hyperactivity disorder (ADHD) revisited – a review-update on common grounds and subtle distinctions. Borderline Personal Disord Emot Dysregull 6;8(1): 22. doi: 10.1186/s40479-021-00162-w.

Dominus S (2012) What Happened to the Girls in Le Roy. (https://www.nytimes.com/2012/03/11/magazine/teenage-girls-twitching-le-roy.html. Zugriff am 19.01.2022).

Durkin MS, Maenner MJ, Newschaffer CJ, Lee LC, Cunniff CM, Daniels JL, Kirby RS, Leavitt L, Miller L, Zahorodny W, Schieve LA (2008) Advanced parental age and the risk of autism spectrum disorder. Am J Epidemiol 168(1): 1268–1276.

Dziobek I, Rogers K, Fleck S, Bahnemann M, Heekeren HR, Wolf OT, Convit A (2008) Dissociation of cognitive and emotional empathy in adults with Asperger syndrome using the Multifaceted Empathy Test (MET). J Autism Dev Disord 38: 464–473.

Ebert D, Fangmeier T, Lichtblau A, Peters J, Biscaldi-Schäfer M, Tebartz van Elst L (2013) Asperger-Autismus und hochfunktionaler Autismus bei Erwachsenen. Das Therapiemanual der Freiburger Autismus Forschergruppe. Göttingen: Hogrefe.

Fangmeier T (2021) Pathogenetische Modelle. In: Tebartz van Elst L (Hrsg.) Das Asperger-Syndrom im Erwachsenenalter und andere hochfunktionale Autismus-Spektrum-Störungen. 3. Aufl. Berlin: Medizinisch Wissenschaftliche Verlagsgesellschaft. S. xy–xy.

Fangmeier T, Lichtblau A, Peters J, Biscaldi-Schäfer M, Ebert D, Tebartz van Elst L (2011) Psychotherapie des Asperger-Syndroms im Erwachsenenalter. Nervenarzt 82: 628–635.

Faraone SV, Tsuang MT, Tsuang DW (1999) Genetics of mental disorders: A guide for students, clinicians, and researchers. Guilford: New York.

First MB, Gaebel W, Maj M, Stein DJ, Kogan CS, Saunders JB, Poznyak VB, Gureje O, Lewis-Fernández R, Maercker A, Brewin CR, Cloitre M, Claudino A, Pike KM, Baird G, Skuse D, Krueger RB, Briken P, Burke JD, Lochman JE, Evans SC, Woods DW, Reed GM (2021) An organization- and category-level comparison of diagnostic requirements for mental disorders in ICD-11 and DSM-5. World Psychiatry 20:34–51.

Fonagy P, Gergely G, Jurist E, Target M (2002) Affektregulierung, Mentalisierung und die Entwicklung des Selbst. Stuttgart: Klett-Cotta.

Frances A (2013) Normal: Gegen die Inflation psychiatrischer Diagnosen. Du Mont: Köln.

Freeman RD, Fast DK, Burd L, Kerbeshian J, Robertson MM, Sandor P (2000) An international perspective on Tourette syndrome: selected findings from 3,500 individuals in 22 countries. Dev Med Child Neurol 42(7): 436–47.

Freitag C (2007) The genetics of autistic disorders and its clinical relevance: a review of the literature. Molecular Psychiatry 12: 2–22.

Frith U (1989) Autism. Explaining the enigma. Oxford: Basil Blackwell.

Fuster JM (1997) The prefrontal cortex: anatomy, physiology, and neuropsychology of the frontal lobe. Philadelphia: Lippincott Williams and Wilkins.

Gabis LV, Pomeroy J (2014) An etiologic classification of autism spectrum disorders. Isr Med Assoc J 16: 295–298.

Ganos C, Martino D, Espay AJ, Lang AE, Bhatia KP, Edwards MJ (2019) Tics and functional tic-like movements: Can we tell them apart? Neurology 22;93(17): 750–758.

Gilles de la Tourette G (1885) Etude sur une affection nerveuse caracterisee par de incoordination motorice accompagnee d'echolalie et de coprolalie. Arch Neurol 9: 19–42.

Grandin T, Panek R (2014) The autistic brain. Penguin Books.

Grandjean P, Landrigan PJ (2014) Neurobehavioural effects of developmental toxicity. Lancet Neurol 13: 330–338.

Haas M, Jakubovski E, Kunert K, Fremer C, Buddensiek N, Häckl S, Lenz-Ziegenbein M, Musil R, Roessner V, Münchau A, Neuner I, Koch A, Müller-Vahl K (2022) ONLINE-TICS: Internet-Delivered Behavioral Treatment for Patients with Chronic Tic Disorders. J Clin Med 4;11(1): 250. doi: 10.3390/jcm11010250.

Habermas J (1984) Vorstudien und Ergänzungen zur Theorie des kommunikativen Handelns. Frankfurt a. M.: Suhrkamp.

Happe F (1999) Autism: cognitive deficit or cognitive style. Trends in cognitive neuroscience 3: 216–222.

Happe F, Frith U (2006) The weak coherence account: detail-focused cognitive style in autism spectrum disorder. J Autism Dev Dis 36: 5–25.

Hauth I, de Bruijn YG, Staal W, Buitelaar JK, Rommelse NN (2014) Testing the extreme male brain theory of autism spectrum disorder in a familial design. Autism Res 7: 491–500.

Hass N (2012) What's Really Causing Tourettes Symptoms at Le Roy High School? (https://www.newsweek.com/whats-really-causing-tourettes-symptoms-le-roy-high-school-65671, Zugriff am 19.01.2022).

Herman ES, Chomsky N (1994) Manufactoring Consent. The political economy of the mass media. Vintage Books: London.

Herpertz SC, Schneider I, Renneberg B, Schneider A (2022) Patients with personality disorders in everyday clinical practice – implications oft he ICD-11. Dtsch Arztebl Int 119: 1–7.

Hess V, Herrn R (2015) Die Funktion eines allgemeinen Krankheitsbegriffs aus historischer Perspektive. Der Nervenarzt 86(1): 9–15.

Hesslinger B, Tebartz van Elst L, Mochan F, Ebert D (2003a) Attention deficit hyperactivity disorder in adults – early vs. late onset in a retrospective study. Psychiatry Res 119(1): 217–223.

Hesslinger B, Tebartz van Elst L, Mochan F, Ebert D (2003b) A psychopathological study into the relationship between attention deficit hyperactivity disorder in adult patients and recurrent brief depression. Acta Psychiatr Scand 107: 385–389.

Hesslinger B, Tebartz van Elst L, Thiel T, Haegele K, Hennig J, Ebert D (2002) Frontoorbital volume reductions in adult patients with attention deficit hyperactivity disorder. Neurosci Lett 328: 319–321.

Hesslinger B, Thiel T, Tebartz van Elst L, Hennig J, Ebert D (2001) Attention-deficit disorder in adults with or without hyperactivity: where is the difference? A study in humans using short echo H-magnetic resonance spectroscopy. Neurosci Lett 304: 117–119.

Hoffmann H (1851) Struwwelpeter's Reu' und Bekehrung. Allen Kindern zur Lust und Belehrung in Bild und Reim gebracht. Stuttgart: Thienemann.

Hoffmann SO, Hochapfel G (1991) Einführung in die Neurosenlehre und psychosomatische Medizin. Stuttgart: UTB. Schattauer.

Hofvander B, Delorme R, Chaste P, Nydén A, Wentz E, Ståhlberg O, Herbrecht E, Stopin A, Anckarsäter H, Gillberg C, Råstam M, Leboyer M (2009) Psychiatric and psychosocial problems in adults with normal-intelligence autism spectrum disorders. BMC Psychiatry 10;9: 35. doi: 10.1186/1471–244X-9–35.

Horsfall LJ, Rait G, Walters K, Swallow DM, Pereira SP, Nazareth I, Petersen I (2011) Serum Bilirubin and Risk of Respiratory Disease and Death. JAMA 305: 691–697.

Howlin P, Goode S, Hutton J, Rutter M (2004) Adult outcome for children with autism. J Child Psychol Psychiatry 45: 212–29.

Huang AY, Yu D, Davis LK, Sul JH, Tsetsos F, Ramensky V, Zelaya I, Ramos EM, Osiecki L, Chen JA, McGrath LM, Illmann C, Sandor P, Barr CL, Grados M, Singer HS, Nöthen MM, Hebebrand J, King RA, Dion Y, Rouleau G, Budman CL, Depienne C, Worbe Y, Hartmann A, Müller-Vahl KR, Stuhrmann M, Aschauer H, Stamenkovic M, Schloegelhofer M, Konstantinidis A, Lyon GJ, McMahon WM, Barta C, Tarnok Z, Nagy P, Batterson JR, Rizzo R, Cath DC, Wolanczyk T, Berlin C, Malaty IA, Okun MS, Woods DW, Rees E, Pato CN, Pato MT, Knowles JA, Posthuma D, Pauls DL, Cox NJ, Neale BM, Freimer NB, Paschou P, Mathews CA, Scharf JM, Coppola G; Tourette Syndrome Association International Consortium for Genetics (TSAICG); Gilles de la Tourette Syndrome GWAS Replication Initiative (GGRI) (2017) Rare Copy Number Variants in NRXN1 and CNTN6 Increase Risk for Tourette Syndrome. Neuron 21;94(6): 1101–1111.

Hughes JR (2010) A review of Savant Syndrome and its possible relationship to epilepsy. Epilepsy Behav 17: 147–152.

Itard JMD (1825) Memoire des quelques fonctions involuntaire de l'apareils de locomotion de la prehonsion et de la voix Arch Gen Medicine 8: 385–407.

Johnson JG, Cohen P, Kasen S, Skodol AE, Hamagami F, Brook JS (2000) Age-related change in personality disorder trait levels between early adolescence and adulthood: a community-based longitudinal investigation. Acta Psychiatr Scand 102: 265–275.

Kanner L (1943) Autistic disturbances of affective contact. Nervous Child 2: 217–253.

Kierkegaard S (1969) Die Krankheit zum Tode. München: Rowohlt.

Kiser DP, Rivero O, Lesch KP (2015) Annual research review: The (epi)genetics of neurodevelopmental disorders in the era of whole-genome sequencing – unveiling the dark matter. J Child Psychol Psychiatry 56: 278–295.

Kretschmer E (1921) Körperbau und Charakter. Untersuchungen zum Konstitutionsproblem und zur Lehre von den Temperamenten. Berlin: Verlag Julius Springer.

Lai MC, Lombardo MV, Baron-Cohen S (2014) Autism. Lancet 383: 896–910.

Lamothe H, Tamouza R, Hartmann A, Mallet L (2021) Immunity and Gilles de la Tourette syndrome: A systematic review and meta-analysis of evidence for immune implications in Tourette syndrome. Eur J Neurol 28(9): 3187–3200.

Lango Allen H et al. (2010) Hundreds of variants clustered in genomic loci and biological pathways affect human height. Nature 467: 832–838.

Levy AM, Paschou P, Tümer Z (2021) Candidate Genes and Pathways Associated with Gilles de la Tourette Syndrome-Where Are We? Genes (Basel) 26;12(9):1321. doi: 10.3390/genes12091321.

Lipps T (1903) Einfühlung, Innere Nachahmung und Organempfindung. Archiv für gesamte Psychologie 1: 465–519.

Lord C et al (2012) A multisite study of the clinical diagnosis of different autism spectrum disorders. Arch Gen Psychiatry 69: 306–313.

Lyall K, Constantino JN, Weisskopf MG, Roberts AL, Ascherio A, Santangelo SL (2014) Parental social responsiveness and risk of autism spectrum disorder in offspring. JAMA Psychiatry 71: 936–942.

Maier S, Perlov E, Graf E, Dieter E, Sobanski E, Rump M, Warnke A, Ebert D, Berger M, Matthies S, Philipsen A, Tebartz van Elst L (2016) Discrete Global but No Focal Gray Matter Volume Reductions in Unmedicated Adult Patients with Attention-Deficit/Hyperactivity Disorder. Biol Psychiatry 15: 905–915.

Maier SJ, Szalkowski A, Kamphausen S, Feige B, Perlov E, Kalisch R, Jacob GA, Philipsen A, Tüscher O, Tebartz van Elst L (2014) Altered cingulate and amygdala response towards threat and safe cues in attention deficit hyperactivity disorder. Psychol Med 44(1): 85–98.

Man KK, Tong HH, Wong LY, Chan EW, Simonoff E, Wong IC (2015) Exposure to selective serotonin reuptake inhibitors during pregnancy and risk of autism spectrum disorder in children: a systematic review and meta-analysis of observational studies. Neurosci Biobehav Rev 49: 82–89.

Masini E, Loi E, Vega-Benedetti AF, Carta M, Doneddu G, Fadda R, Zavattari P (2020) An Overview of the Main Genetic, Epigenetic and Environmental Factors Involved in Autism Spectrum Disorder Focusing on Synaptic Activity. Int J Mol Sci 5;21(21): 8290. doi: 10.3390/ijms21218290.

Mataix-Cols D, Isomura K, Pérez-Vigil A, Chang Z, Rück C, Larsson KJ, Leckman JF, Serlachius E, Larsson H, Lichtenstein P (2015) Familial Risks of Tourette Syndrome and Chronic Tic Disorders: A Population-Based Cohort Study. JAMA Psychiatry 72(8): 787–793. doi: 10.1001/jamapsychiatry.2015.0627.

Matthies S, Holzner S, Feige B, Scheel C, Perlov E, Ebert D, Tebartz van Elst L, Philipsen A (2013) ADHD as a serious risk factor for early smoking and nicotine dependence in adulthood. J Atten Disord 17: 176–186.

Matthies S, Tebartz van Elst L, Feige B, Fischer D, Scheel C, Krogmann E, Perlov E, Ebert D, Philipsen A (2011) Severity of childhood attention-deficit hyperactivity disorder – a risk factor for personality disorders in adult life? J Pers Disord 25: 101–114.

Matthies S, Biscaldi-Schäfer M (in Vorb.) Die Aufmerksamkeitsdefizit-Hyperaktivitätssyndrome. In: Tebartz van Elst L, Lahmann C, Zeeck A, Biscaldi-Schäfer M, Riedel A (Hrsg.) Die Entwicklungsstörungen. Stuttgart: Kohlhammer.

Montag C, Gallinat J, Heinz AC (2008) Theodor Lipps and the Concept of Empathy: 1851–1914. Am J Psychiatry 165: 10.

Motluk A (2012) Mystery US-outbreak prompts further tests. Nature News 2012: (http://www.nature.com/news/mystery-us-outbreak-promts-further-tests-1.10052, Zugriff am 26.04.2022)

Mottron L, Dawson M, Soulières I (2009) Enhanced perception in Savant syndrome: patterns, structure and creativity. Philos Trans R Soc Lond B Biol Sci 364: 1385–1391.

Müller-Vahl K (2014) Tourette-Syndrom und andere Tic-Erkrankungen: im Kindes- und Erwachsenenalter. 2. Auf. Berlin: Medizinisch Wissenschaftliche Verlagsgesellschaft.

Müller-Vahl KR, Roessner V, Münchau A (2020) Tourette-Syndrom: Häufig eine Fehldiagnose. Dtsch Arztebl 117(7): A-332 / B-294 / C-282.

Müller-Vahl KR, Edwards MJ (2021) Mind the Difference Between Primary Tics and Functional Tic-like Behaviors. Mov Disord 36(12): 2716–2718.

Müller-Vahl KR (in Vorb.) Tic-Störungen und Tourette-Syndrom. In: Tebartz van Elst, Lahmann, Zeeck, Biscaldi, Riedel. Entwicklungsstörungen. Stuttgart: Kohlhammer.

Nutton V (1993) Humoralism. In: Bynum WF, Porter R (Hrsg). Compagnion Encyclopedia of the History of Medicine. London: Routledge. S. 281–291.

Perlov E, Philipsen A, Hesslinger B, Buechert M, Ahrendts J, Feige B, Bubl E, Hennig J, Ebert D, Tebartz van Elst L (2007) Reduced cingulate glutamate/glutamine-to-creatine ratios in adult patients with attention deficit/hyperactivity disorder – a magnet resonance spectroscopy study. J Psychiatr Res 41: 934–941.

Perlov E, Philipsen A, Matthies S, Drieling T, Maier S, Bubl E, Hesslinger B, Buechert M, Henning J, Ebert D, Tebartz van Elst L (2009) Spectroscopic findings in attention-deficit/hyperactivity disorder: review and meta-analysis. World J Biol Psychiatry 10: 355–365.

Perlov E, Philipsen A, Tebartz van Elst L, Ebert D, Henning J, Maier S, Bubl E, Hesslinger B (2008) Hippocampus and amygdala morphology in adults with attention-deficit hyperactivity disorder. J Psychiatry Neurosci 33(6): 509–515.

Peters H (2011) Soziale Norm. In: Lexikon Psychiatrie, Psychotherapie, Medizinische Psychologie. 6. Aufl. Urban & Fischer: München. S. 369.

Peters H (2011b) Selbst. In: Lexikon Psychiatrie, Psychotherapie, Medizinische Psychologie. 6. Aufl. Urban & Fischer: München. S. 502.

Philipsen A, Hesslinger B, Tebartz van Elst L (2008) Attention deficit hyperactivity disorder in adulthood: diagnosis, etiology and therapy. Dtsch Arztbl Int 105: 311–317.

Philipsen A, Jans T, Graf E, Matthies S, Borel P, Colla M, Gentschow L, Langner D, Jacob C, Groß-Lesch S, Sobanski E, Alm B, Schumacher-Stien M, Roesler M, Retz W, Retz-Junginger P, Kis B, Abdel-Hamid M, Heinrich V, Huss M, Kornmann C, Bürger A, Perlov E, Ihorst G, Schlander M, Berger M, Tebartz van Elst L (2015) Effects of Group Psychotherapy, Individual Counseling, Methylphenidate and Placebo in the Treatment of Adult Attention Deficit Hyperactivity Disorder. JAMA Psychiatry 72: 1199–1210.

Philipsen A, Tebartz van Elst L, Perlov E, Ebert D, Hesslinger B (2007) Corpus callosum dysplasia in adult attention-deficit/hyperactivity disorder: a case report. J Clin Psychiatry 68: 1985–1988.

Pollak TA (2013) What a jerk: perils in the assessment of psychogenic movement disorders. J Neurol Neurosurg Psychiatry 84: 831.

Premack D, Woodruff G (1978) Does the chimpanzee have a theory of mind? Journal of Behavioral and Brain Science 1978(1): 515–526.

Pringsheim T, Holler-Managan Y, Okun MS, Jankovic J, Piacentini J, Cavanna AE, Martino D, Müller-Vahl KR, Woods DW, Robinson M et al. (2019) Comprehensive systematic review summary: Treatment of tics in people with Tourette syndrome and chronic tic disorders. Neurology 92: 907–915.

Rapoport JL, Buchsbaum MS, Zahn TP, Weingartner H, Ludlow C, Mikkelsen EJ (1978) Dextroamphetamine: cognitive and behavioral effects in normal prepubertal boys. Science 199: 560–563.

Riedel A (2013) Klinische Diagnostik des Asperger-Syndroms. In: Tebartz van Elst L (Hrsg.) Das Asperger-Syndrom und andere hochfunktionale Autismus-Spektrum-Störungen. Berlin: Medizinisch Wissenschaftliche Verlagsgesellschaft. S. 107–128.

Riedel A, Maier S, Ulbrich M, Perlov E, Biscaldi M, Fangmeier T, Tebartz van Elst L (2014) No significant brain volume increases or decreases in adults with high functioning autism spectrum disorder and above average intelligence: a voxel-based morphometric study. Psychiatry Res 223: 67–74.

Riedel A, Schröck C, Ebert D, Fangmeier T, Bubl E, Tebartz van Elst L (2016) Well Educated Unemployed – On Education, Employment and Comorbidities in Adults with High-Functioning Autism Spectrum Disorders in Germany. Psychiatr Prax 43(1): 38–44.

Robertson MM (2008a) The prevalence and epidemiology of Gilles de la Tourette syndrome. Part 1: The epidemiological and prevalence studies. J Psychosom Res 65(5): 461–472.

Robertson MM (2008b) The prevalence and epidemiology of Gilles de la Tourette syndrome. Part 2: Tentative explanations for differing prevalence figures in GTS, including the possible effects of psychopathology, aetiology, cultural differences, and differing phenotypes. J Psychosom Res 65(5): 473–486.

Robertson MM (2015a) A personal 35-year perspective on Gilles de la Tourette syndrome: prevalence, phenomenology, comorbidities, and coexistent psychopathologies. Lancet Psychiatry 2:68–87.

Robertson MM (2015b) A personal 35-year perspective on Gilles de la Tourette syndrome: assessment, investigations, and management. Lancet Psychiatry 2:88–104.

Robinson EB, Koenen KC, McCormick MC, Munir K, Hallett V, Happé F, Plomin R, Ronald A (2011) Evidence that autistic traits show the same etiology in the general population and at the quantitative extremes (5%, 2,5%, and 1%). Arch Gen Psychiatry 68: 1113–1121.

Rogers K, Dziobek I, Hassenstab J, Wolf OT, Convit A (2007) Who cares? Revisiting empathy in Asperger syndrome. J Autism Dev Disord 37: 709–715.

Rommelse NN, Franke B, Geurts HM, Hartman CA, Buitelaar JK (2010) Shared heritability of attention-deficit/hyperactivity disorder and autism spectrum disorder. Eur Child Adolesc Psychiatry 19: 281–295.

Rommelse NN, Geurts HM, Franke B, Buitelaar JK, Hartman CA (2011) A review on cognitive and brain endophenotypes that may be common in autism spectrum disorder and attention-deficit/hyperactivity disorder and facilitate the search for pleiotropic genes. Neurosci Biobehav Rev 35: 1363–1396.

Rüsch N, Boeker M, Büchert M, Glauche V, Bohrmann C, Ebert D, Lieb K, Hennig J, Tebartz van Elst L (2010a) Neurochemical alterations in women with borderline personality disorder and comorbid attention-deficit hyperactivity disorder. World J Biol Psychiatry 11: 372–381.

Rüsch N, Bracht T, Kreher BW, Schnell S, Glauche V, Il'yasov KA, Ebert D, Lieb K, Hennig J, Saur D, Tebartz van Elst L (2010b) Reduced interhemispheric structural connectivity between anterior cingulate cortices in borderline personality disorder. Psychiatry Res 181(2): 151–154.

Rüsch N, Luders E, Lieb K, Zahn R, Ebert D, Thompson PM, Toga AW, Tebartz van Elst L (2007a) Corpus callosum abnormalities in women with borderline personality disorder and comorbid attention-deficit hyperactivity disorder. J Psychiatry Neurosci 32: 417–422.

Rüsch N (2021) Das Stigma psychischer Erkrankung. Strategien gegen Ausgrenzung und Diskriminierung. München: Elsevier – Urban & Fischer.

Rutter M, Thapar A (2014) Genetics of autism. In: Volkmar FR, Rogers AJ, Pelphrey KA (Hrsg.) Handbook of Autism and Pervasive Developmental Disorders. 4th Edition. Hoboken: Wiley. S. 411–423.

Rutter M (2011) Research review: Child psychiatric diagnosis and classification: concepts, findings, challenges and potential. J Child Psychol Psychiatry 52(6): 647–60.

S1-Leitlinien der Deutschen Gesellschaft für Neurologie (2012) Tics.

Sanders MR (1999) The Triple P-Positive parenting program: Towards an empirically validated multilevel parenting and family support strategy for the prevention of behavior and emotional problems in children. Clinical Child and Family Psychology Review 2(2): 71–90.

Schaller UM (2021) Ätiologie der Autismus-Spektrum-Störungen. In: Tebartz van Elst L (Hrsg.) Das Asperger-Syndrom im Erwachsenenalter und andere hochfunktionale Autismus-Spektrum-Störungen. 3. Aufl. Berlin: Medizinisch Wissenschaftliche Verlagsgesellschaft.

Schneider K (1923) Die psychopathischen Persönlichkeiten. Zitiert nach: Bohus M, Stieglitz RD, Fiedler P, Hecht H, Herpertz SC, Müller-Isberner R, Berger M (2015) Persönlichkeitsstörungen. In: Berger M (Hrsg.) Psychische Erkrankungen. Klinik und Therapie. Urban & Fischer: München. S. 605–667.

Schneider K (1950) Die psychopathischen Persönlichkeiten. 9. Aufl. Franz Deuticke Verlag: Wien.

Schoenberger-Mahler M, Rangell L (1943) A psychosomatic study of maladie des tics (Gilles de la Tourette's disease). The Psychiatric Quarterly 17: 579–603.

Schramme T (2015) Psychische Krankheit als Störung wesentlicher Funktionen. Der Nervenarzt 86(1): 16–21.

Sebastian A, Gerdes B, Feige B, Klöppel S, Lange T, Philipsen A, Tebartz van Elst L, Lieb K, Tüscher O (2012) Neural correlates of interference inhibition, action withholding and action cancelation in adult ADHD. Psychiatry Res 202(2): 132–141.

Sigerist HE (1963) Anfänge der Medizin. Von der primitiven und archaischen Medizin bis zum Goldenen Zeitalter in Griechenland. Zürich.

Sizoo BB, van der Gaag RJ, van den Brink W (2015) Temperament and character as endophenotype in adults with autism spectrum disorders or attention deficit/hyperactivity disorder. Autism 19: 400–408.

Skirbekk G, Gilje N (1993) Geschichte der Philosophie. Eine Einführung in die europäische Philosophiegeschichte. Bd. 2. Frankfurt a. M: Suhrkamp Taschenbuch.

Sonuga-Barke EJS, Barton J, Daley D, Hutchings J, Maishman T, Raftery J, Stanton L, Laver-Bradbury C, Chorozoglou M, Coghill D, Little L, Ruddock M, Radford M, Yao GL, Lee L, Gould L, Shipway L, Markomichali P, McGuirk J, Lowe M, Perez E, Lockwood J, Thompson MJJ (2018) A comparison of the clinical effectiveness and cost of specialised individually delivered parent training for preschool attention-deficit/hyperactivity disorder and a generic, group-based programme: a multi-centre, randomised controlled trial of the New Forest Parenting Programme versus Incredible Years. Eur Child Adolesc Psychiatry 27(6): 797–809.

Springer Gabler Verlag (Hrsg.) (2015) Gabler Wirtschaftslexikon. Stichwort: Moral. (http://wirtschaftslexikon.gabler.de/Archiv/6468/moral-v7.html, Zugriff am 09.10.2015).

Stieglitz RD, Freyberger HJ (2015) Psychiatrische Diagnostik und Klassifikation. In: Berger M (Hrsg.) Psychische Erkrankungen. Klinik und Therapie. 5. Aufl. Urban & Fischer: München. S. 35–52.

Still GF (1902) The Goulstonian lectures on some abnormal psychical conditions in children. Lancet 1: 1008–1012.

Sturma D (2001) Person. Philosophiegeschichte – Theoretische Philosophie – Praktische Philosophie. Paderborn: Mentis.

Ssucharewa GE (1926) Die schizoiden Psychopathien im Kindesalter. Mon Psychiat Neurol 60: 235–261.

Szejko N, Robinson S, Hartmann A, Ganos C, Debes NM, Skov L, Haas M, Rizzo R, Stern J, Münchau A, Czernecki V, Dietrich A, Murphy TL, Martino D, Tarnok Z, Hedderly T, Müller-Vahl KR, Cath DC (2021) European clinical guidelines for Tourette syndrome and other tic disorders-version 2.0. Part I: assessment. Eur Child Adolesc Psychiatry 18: 1–20.

Szasz TS (1976) Schizophrenia: the sacred symbol of psychiatry. Br J Psychiatry 129: 308–316.

Tebartz van Elst L (1994) Neuere psychologische und neurobiologische Erkenntnisse zur Depression: Versuch einer Integration. Freiburg i. Br. Univ Dissertation.

Tebartz van Elst L (2003) BioLogik. Leben, Denken, Wirklichkeit. Berlin: NoRa.

Tebartz van Elst L (2007) Alles so schön bunt hier. Gehirn-Scans sagen viel weniger aus, als in sie hineininterpretiert wird. DIE ZEIT. 21. August 2007.

Tebartz van Elst L (2008) Persönlichkeitsstörungen als Frontalhirnsyndrom. Eine integrative neuropsychiatrische Modellvorstellung. In: Barnow S (Hrsg.) Persönlichkeitsstörungen: Ursachen und Behandlung. Bern: Verlag Hans Huber. S. 196–214.

Tebartz van Elst L (Hrsg.) (2021) Autismus-Spektrum-Störungen Asperger-Syndrom im Erwachsenenalter. 3. Aufl. Berlin: Medizinisch Wissenschaftliche Verlagsgesellschaft.

Tebartz van Elst L (2013a) Autismus-Spektrum-Störungen und Tic-Störungen. In: Tebartz van Elst L (Hrsg.) Das Asperger-Syndrom im Erwachsenenalter und andere hochfunktionale Autismus-Spektrum-Störungen. Medizinisch Wissenschafltiche Verlagsgesellschaft: Berlin. S. 223–228.

Tebartz van Elst L (2015) Autismus und ADHS. Zwischen Normvariante, Persönlichkeitsstörung und neuropsychiatrischer Krankheit. 1. Aufl. Stuttgart: Kohlhammer.
Tebartz van Elst L (2015a) Die Abschaffung der Schizophrenie. Freiburger Abendvorlesung 29. Juli 2015. (https://www.youtube.com/watch?v=bB_87iL_3Kc, Zugriff am 30.08.2021).
Tebartz van Elst L (2015b) Freiheit. Psychobiologische Errungenschaft und neurokognitiver Auftrag. Stuttgart: Kohlhammer.
Tebartz van Elst (2019) Hochfunktionaler Autismus bei Erwachsenen. Fortschr Neurol Psychiatr 87: 381–397.
Tebartz van Elst L (2021) Jenseits der Freiheit. Vom transzendenten Trieb. Stuttgart: Kohlhammer.
Tebartz van Elst L (2021a) Vom Anfang und Ende der Schizophrenie. Eine neuropsychiatrische Perspektive auf das Schizophreniekonzept. 2. Aufl. Stuttgart: Kohlhammer.
Tebartz van Elst L (in Vorb.) Entwicklungsstörungen und Persönlichkeitsstörungen. Konzeptuelle Gemeinsamkeiten und Differenzen. In: Tebartz van Elst L, Lahmann C, Zeeck A, Biscaldi M, Riedel A (Hrsg.) Entwicklungsstörungen. Stuttgart: Kohlhammer.
Tebartz van Elst L (2022a) Therapie der Zwangsstörung bei Autismus-Spektrum-Störung. In: Ulrich Voderholzer (Hrsg.) Praxishandbuch Zwangsstörungen. München: Elsevier Verlag. Kapitel 15.3
Tebartz van Elst L, Ebert D, Hesslinger B (2006) Depression augmentation or switch after initial SSRI treatment. New England Journal of Medicine 354(24): 2611–2613.
Tebartz van Elst L, Krishnamoorthy ES, Schulze-Bonhage A, Altenmüller DM, Richter H, Ebert D, Feige B (2011a) Local area network inhibition: a model of a potentially important paraepileptic pathomechanism in neuropsychiatric disorders. Epilepsy Behav 22: 231–239.
Tebartz van Elst L, Schulze-Bonhage A, Altenmüller D, Ebert D (2011b) Generalised spike-and-slow-wave complexes without seizures in schizophrenia. Br J Psychiatry 199(3): 253–254.
Tebartz van Elst L, Perlov E (2013) Epilepsie und Psyche. Psychische Störungen bei Epilepsie – epileptische Phänomene in der Psychiatrie. Stuttgart: Kohlhammer.
Tebartz van Elst L, Pick A, Biscaldi M, Riedel A (2013) High functioning autism spectrum disorder as a basic disorder in adult psychiatry and psychotherapy: psychopathological presentation, clinical relevance and therapeutic concepts. Eur Arch Psychiatry Clin Neurosci 263: 189–196.
Tebartz van Elst L, Biscaldi M, Riedel A (2014a) Autismus als neuropsychiatrische Entwicklungs- und psychiatrische Basisstörung. Autismus-Spektrum-Störungen im DSM-5. In|Fo|Neurologie & Psychiatrie 16(4): 51–59.
Tebartz van Elst L, Maier S, Fangmeier T, Endres D, Mueller GT, Nickel K, Ebert D, Lange T, Hennig J, Biscaldi M, Riedel A, Perlov E (2014b) Magnetic resonance spectroscopy comparing adults with high functioning autism and above average IQ. Mol Psychiatry 19: 1251.
Tebartz van Elst L, Maier S, Fangmeier T, Endres D, Mueller GT, Nickel K, Ebert D, Lange T, Hennig J, Biscaldi M, Riedel A, Perlov E (2014c) Disturbed cingulate glutamate metabolism in adults with high-functioning autism spectrum disorder: evidence in support of the excitatory/inhibitory imbalance hypothesis. Mol Psychiatry 19: 1314–1325.
Tebartz van Elst L, Stich O, Endress D (2015) Depressionen und Psychosen bei immunologischen Enzephalopathien. PsychUp2Date 9: 265–280.
Tebartz van Elst L, Riedel A, Maier S (2016) Autism as a Disorder of Altered Global Functional and Structural Connectivity. Biol Psychiatry 79: 626–627.
Tebartz van Elst L, Biscaldi M. Riedel A (2021) Asperger-Syndrom, Autismus-Spektrum-Störungen und Autismusbegriff: historische Entwicklung und moderne Nosologie. In: L. Tebartz van Elst (Hrsg.) Autismus-Spektrum-Störungen im Erwachsenenalter. 3. Aufl. Berlin: Medizinisch Wissenschaftliche Verlagsgesellschaft.
Tebartz van Elst L, Biscaldi –Schäfer M, Lahmann C, Riedel A, Zeeck A (in Vorb.) Entwicklungsstörungen. Interdisziplinäre Perspektiven aus der Psychiatrie, Psychotherapie und Psychosomatik des Kindes-, Jugend- und Erwachsenenalters. Stuttgart: Kohlhammer.
Torgersen S, Lygren S, Oien PA, Skre I, Onstad S, Edvardsen J, Tambs K, Kringlen E (2000) A twin study of personality disorders. Compr Psychiatry 41: 416–425.
Trousseau A (1873) De diverses especes de chorees. Clinique Medicale de L'Hotel Dieu. Paris 2: 264–271.

Uexküll T von, Wesiack W (1991) Theorie der Humanmedizin. Grundlagen ärztlichen Denkens und Handelns. 2. Aufl. Urban & Schwarzenberg: München.

Volkert J, Gablonski TC, Rabung S (2018) Prevalence of personality disorders in the general adult population in western countries: systematic review and meta-analysis. Br J Psychiatry 213: 709–715.

Walter H, Müller J (2015) Der Beitrag der Neurowissenschaften zum psychiatrischen Krankheitsbegriff. Der Nervenarzt 86(1): 22–28.

Weintraub (2011) Autism Counts. Shifting diagnoses and heightened awareness explain only part of the apparent rise in autism. Scientists are struggling to explain the rest. Nature 479: 22–24.

Wender P (1971) Minimal Brain Dysfunction in Children. Chichester: Wiley.

WHO (1946) Preamble to the Constitution of the World Health Organization as adopted by the International Health Conference, New York, 19–22 June, 1946; signed on 22 July 1946 by the representatives of 61 States (Official Records of the World Health Organization, no. 2, p. 100) and entered into force on 7 April 1948. (http://www.who.int/about/definition/en/print.html; Zugriff am 29.10.2015).

WHO (1991) Internationale Klassifikation psychischer Störungen. ICD-10 Kapitel V (F). Klinisch-diagnostische Leitlinien. Hrsg. von H Dilling, W Mombour, MH Schmit. Verlag Hans Huber: Bern, Göttigen, Toronto.

WHO (World Health Organisation) (2022) The International Classification of Diseases 11th Revision, frozen version 5/2021 (https://icd.who.int/browse11/l-m/en, Zugriff am 16.01.2022).

Wing L (1981) Asperger's syndrome: a clinical account. Psychological Medicine 11: 115–129.

Wilbertz G, Tebartz van Elst L, Delgado MR, Maier S, Feige B, Philipsen A, Blechert J (2012) Orbitofrontal reward sensitivity and impulsivity in adult attention deficit hyperactivity disorder. Neuroimage 60(1): 353–361.

Wilbertz G, Trueg A, Sonuga-Barke EJ, Blechert J, Philipsen A, Tebartz van Elst L (2013) Neural and psychophysiological markers of delay aversion in attention-deficit hyperactivity disorder. J Abnorm Psychol 122(2): 566–572.

Sachwortverzeichnis

A

Affektregulation 88
Asperger-Syndrom 96
Ätiologie 39
Aufmerksamkeitsdefizit-Hyperaktivitätsstörung 141
- als Persönlichkeitsstruktur 158
- Definition 150
- primäre 159
- sekundäre 159
- Subtypen 157
- und Autismus 166
- Ursachen 164
Ausgrenzung, normative 204
Autismus 74
- atypischer 99
- frühkindlicher 94
- primärer 103
- sekundärer 103
- Subtypen 94
- und ADHS 166
- Ursachen 123

B

Basisstörung 122, 160
Big Five 71

C

Copy Number Variant 178

D

Denken, kausales 47
Diagnostik
- multiaxiale 47
- operationalisierte 46
DSM 42, 113

E

Empathie
- kognitive 79
- soziale 77
Entwicklungsstörung 72, 193
Es 183
Extroversion 70

F

Freud, Sigmund 210

G

Gegensatzpaar, autistisch-holistisches 108
Geschlecht 110
Gesundheit 34, 208
- WHO-Definition 209
Gesundheitsbegriff, totalitärer 209
Gewissenhaftigkeit 70
Gilles-de-la-Tourette-Syndrom 55, 169
Gnothi seauton 211, 213

H

Heuristik 197
Heuristisches Modell 197
Holismus 105
Hypothese
- dysexekutive 128
- gestörte zentrale Kohärenz 129
- Theory-of-Mind 129

I

ICD 42, 113
Ich 183
Ich-Störungen 183
Identität 201

K

Kierkegaard, Sören 209
Klassifikation 46
Kohärenz, zentrale 129
Komorbiditätsprinzip 46
Konnektivitätsmuster
– autistisches 134
– holistisches 134
Konstitutionstyp 61
Körpergröße 25, 104
Krankheit 34, 40, 167, 179, 186, 187, 190, 193, 208
Krankheitsbegriff
– allgemeiner 34
– pragmatischer 36
Krankheitskonzept, kausales 53

L

Lipps, Theodor 55, 80

M

Mentalisierung 79
Mitleid 77

N

Netzwerkkonnektivität 130
Neurotizismus 70
Norm
– gesellschaftliche 208
– multikategoriale 32
– soziale 30, 32
– statistische 25, 35, 57
– technische 27
Normalität 25
– normative 30
Normvariante 55, 138, 167, 193

O

OCEAN-Modell 70
Offenheit 70
Orchester des Lebens 193

P

Pathogenese 39
Pathomechanismus, paraepileptischer 132
Persönlichkeit 210, 212
Persönlichkeitsstörung 60, 138, 167, 193

– Ausprägungsformen 65
– Ursachen 68
Persönlichkeitsstruktur, autistische 100
Pragmatik 87
Psychoanalytisches Strukturmodell 183
Pubertät 200

R

Regression, autistische 99

S

Selbst 183, 184
Selbst-Bewusstsein 184
Selbstbild 201
Selbsterfahrungen 184
Selbstwertgefühl 184
Selbstwirksamkeit 201
Sonderbegabung 81
Sprachpragmatik 86
SPZ-Modell 196
Stereotypie 81
Störung
– Definition 43
– primäre 52, 138
– psychische 42
– sekundäre 52, 138
Streit, autistischer 93
Stressreaktion, autistische 76, 88
Symptom 37
Synästhesie 85
Syndrom 37
– Aufmerksamkeitsdefizit-Hyperaktivitäts- 38
– autistisches 38
– schizophreniformes 38

T

Theory-of-Mind 77, 129
Thomas von Aquin 210
Tic-Störung 50, 55, 169
– dissoziative 177
Toleranz, chauvinistische 207
Tourette-Syndrom 169

U

Über-Ich 183
Unvollständige Penetranz 29

V

Verträglichkeit   70

W

Wahrnehmung
– akustische   82
– detailorientierte   85
– emotionale   85
– taktile   85
– visuelle   84

Willensfreiheit   201

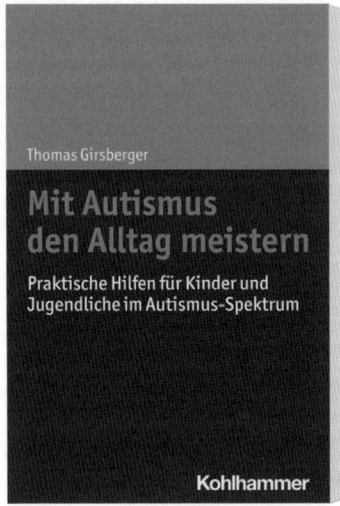

2022. 165 Seiten mit 50 Abb. Kart.
€ 29,–
ISBN 978-3-17-039198-7

Familien mit Kindern oder Jugendlichen aus dem Autismus-Spektrum sind im Alltag mit vielfältigen Herausforderungen konfrontiert. Dieses praktische Buch bietet sehr konkrete Hilfestellungen für alle erdenklichen Situationen und Probleme, wie etwa sozialer Umgang, Erziehung, Schule und Lernen, Freizeit, Zeitmanagement u. v. m. Neben fachlichen Hintergrundinformationen bildet eine Sammlung von „Rezepten" den Schwerpunkt des Buchs. Die modellhaften Handlungsabläufe folgen einem bestimmten Erziehungsansatz und sind für junge Menschen im Spektrum besonders geeignet. Die spielerischen Handlungsanleitungen zum Download können individuell angepasst werden und helfen so dabei, gemeinsam den Alltag zu meistern.

Auch als E-Book erhältlich.
Leseproben und weitere Informationen: **shop.kohlhammer.de**